CHARLOTTE GERSON
ET BEATA BISHOP

GUÉRIR

AVEC LA MÉTHODE

GERSON

COMMENT
VAINCRE LE CANCER
ET AUTRES MALADIES
CHRONIQUES

Traduit de l'anglais par Gérard Burnel.

ISBN : 978-2-8132-0794-4

www.gersonmedia.com

SOMMAIRE

Partie I
SANTÉ ET GUÉRISON DANS UN MONDE MALADE

PARTIE II
LE GUIDE PRATIQUE COMPLET DE LA THÉRAPIE GERSON

PARTIE III
SUPPLÉMENTS ESSENTIELS

REMERCIEMENTS

Ce livre est tout d'abord un hommage à mon père, le docteur Max Gerson. Il n'était pas seulement un docteur, mais un vrai guérisseur. Il a profondément compris la structure et l'organisation de base de l'organisme incroyablement complexe et merveilleux qu'est le corps humain et, par son génie, il a appris à rétablir et à guérir ceux qui tombaient malades. Il était non seulement un guérisseur, mais il espérait apporter la guérison à tout le monde, en finir avec la maladie et la souffrance.

Inspirés de ses connaissances énormes et de son expérience, nous pouvions souvent apporter la guérison complète, un retour à la vie et à la santé, à ceux qui ont été, une fois, déclarés « incurables » et qui ont fait face à la mort ou qui ont souffert pendant de longues années. Dans ce volume, nous aspirons à apporter les détails de son approche à ceux qui l'utiliseront pour avoir à nouveau des vies heureuses et productives.

Au cours des trente dernières années, le monde a changé, les conditions ont empiré et les connaissances pour guérir ont dû être adaptées à ces changements. Cela a demandé à de nombreuses personnes ayant les connaissances, l'expérience et la vision, de compléter avec succès ces adaptations. Bien d'autres personnes se joignirent à nous pour enregistrer tous les détails infinis du traitement Gerson.

Il est pratiquement impossible de remercier en les nommant tous ceux qui ont participé à la production de ce livre. Ce sont les médecins formés par l'institut Gerson, les infirmières et les aides qui produisent des jus horaires – d'une importance vitale, le personnel soignant consacré, qui remplit l'ordre du jour nécessaire pour la guérison. Les patients, aussi, sont nos héros, disciplinés et stables dans leur adhérence à la thérapie. Tout cela a inclus des amis, des connaissances et des membres de leurs familles pour les encourager à suivre la voie tracée et ne pas abandonner, du simple fait que les docteurs conventionnels les ont condamnés à mort.

Cela a demandé à mon fils Howard Straus d'investir d'innombrables heures de recherche pour les références, les idées et les suggestions, mettre ces informations sur Internet et donner des cours aux États-Unis, au Canada et en Asie, pour compléter ce livre. Pour ma fille Margaret Straus, qui a donné des cours, séminaires et écrit des articles et qui a présenté la thérapie Gerson en Angleterre et en Italie, et avec l'aide et l'encouragement de patients qui ont inspiré un de nos succès les plus célèbres, ma chère amie, Beata Bishop.

D'abord comme patiente consacrée, récompensée avec un rétablissement spectaculaire, Beata a mis de façon incalculable tout son temps et son énergie pour la rédaction et l'édition de ce livre. Son propre livre, *Un temps pour guérir*, dans lequel elle a décrit sa maladie mortelle et le rétablissement complet en suivant la thérapie Gerson, a été traduit dans huit langues et a vraisemblablement sauvé beaucoup de vies dans le monde entier. Il y a vingt ans, elle a présenté la thérapie Gerson en Hongrie, où aujourd'hui il y a un nombre croissant de patients rétablis. Elle a fondé le groupe hongrois d'entraide Gerson, qui a maintenant ses propres installations résidentielles, dirigé par un thérapeute formé à l'institut Gerson et épaulé par des docteurs compatissants. En 1993, Beata a participé à la fondation du groupe britannique d'entraide Gerson, dont elle est un membre actif.

Nous sommes aussi très reconnaissants à ce groupe de nous permettre d'utiliser la plupart des recettes de leur publication *Le Gourmet Gerson*. D'autres collaborateurs au chapitre des recettes incluent Yvonne Nienstadt, Susan DeSimone et plusieurs patients rétablis par la thérapie Gerson.

Cela a concerné beaucoup, beaucoup plus de gens encore, trop nombreux pour les nommer individuellement, pour nous aider, encourager et supporter psychologiquement et souvent financièrement, afin de pouvoir mener ce projet à sa réalisation. À tous, partisans consacrés continuant le travail de guérison du docteur Gerson, je consacre ce livre avec la gratitude la plus profonde.

MESSAGE IMPORTANT AU LECTEUR

L e livre que vous tenez dans vos mains est peut-être l'outil le plus précieux pour maintenir et améliorer votre santé si vous êtes en pleine forme et en bonne santé ou pour la regagner si vous êtes malade. Vous trouverez tous les conseils dont vous avez besoin pour l'un ou pour l'autre cas, mais il y a quelques points qui ont besoin d'être soulignés si vous devez choisir la thérapie Gerson pour vous guérir. Dans votre propre intérêt, prenez-les à cœur et gardez-les en tête.

La thérapie Gerson est un instrument de précision finement accordé, dont chaque composant joue un rôle important et affecte toutes les autres parties. Il doit être utilisé en entier sans omettre un seul détail. Faire autrement saperait non seulement la capacité de guérison de la thérapie, mais pourrait aussi causer de nouveaux problèmes de santé.

Ne vous engagez pas dans la thérapie Gerson sur une base expérimentale, en pensant que vous pouvez toujours la laisser tomber si vous trouvez le programme trop exigeant. Le programme est exigeant, intensif et prolongé – un monde totalement à part de celui où il suffit tout simplement d'avaler une pilule telle que le prescrit la médecine conventionnelle. Au lieu de supprimer les symptômes, elle peut vraiment guérir et offrir un avenir sain. Le choix est le vôtre. Étudiez ce livre et découvrez exactement ce que cela signifie d'entreprendre cette thérapie. S'il vous plaît, dans votre propre et meilleur intérêt, embarquez-vous seulement si vous êtes vraiment engagé et appliquez-le jusqu'à ce que vous soyez entièrement et vraiment guéri. Dans le monde entier, il y a des gens qui ont fait simplement cela et qui se sont rétablis de maladies mortelles à une santé radieuse et à une vie plus riche. Vous êtes invité à les rejoindre.

En lisant ce livre, vous trouverez beaucoup de références faites au travail très important du docteur Max Gerson, *Une thérapie de cancer : résultats de cinquante cas*[1], qui est d'abord paru en 1958, un an avant la mort de l'auteur. C'est maintenant la sixième édition qui a été traduite dans treize langues. Dans les années qui suivirent son commencement, la technologie médicale et la recherche ont fait d'énormes progrès, offrant des possibilités qui, à l'époque du docteur Gerson, auraient été difficiles d'imaginer. Pour cette raison, le lecteur d'aujourd'hui peut trouver des parties de la *thérapie de cancer* datées ou n'étant plus pertinentes. Cependant, ce qui est resté d'actualité et plus pertinent que jamais est l'approche étonnamment originale du docteur Gerson à la causalité, le traitement et la guérison du cancer, qui diffère totalement de la pratique courante oncologique actuelle. L'effondrement de l'organisme, qui est le résultat de ne pas respecter une loi ou un ordre au niveau cellulaire, aboutissant au cancer, est le même aujourd'hui qu'il a toujours été, et la capacité de la thérapie Gerson de traiter avec cette erreur demeure inchangée.

Il devrait aussi être rappelé qu'en plus d'être un médecin pratiquant le docteur Gerson était aussi un scientifique éminent, étroitement impliqué dans le débat au Congrès américain sur les politiques de traitement du cancer et qui a été reconnu pour sa grande intelligence par le lauréat du prix Nobel, le docteur Albert Schweitzer. Ses dossiers ont rencontré toutes les exigences traditionnelles de la médecine factuelle ; les approches scientifiques modernes d'aujourd'hui ont commencé à jeter un peu de lumière sur les raisons pour lesquelles sa thérapie fonctionne.

---

1. Max Gerson, *Une thérapie de cancer : résultats de cinquante cas et la cure de cancer avancé par le régime, un résumé de trente années d'expérience clinique*, institut Gerson, San Diego, 6e édition, 1999.

INTRODUCTION

Nous vivons dans des temps critiques, éprouvant une attaque sans précédent sur la santé : la nôtre et celle de la planète. Les deux sont liées et ne peuvent pas être séparées. Ceci est une crise que nous ne pouvons pas imputer aux forces extérieures – nous nous l'avons infligée à nous-mêmes.

C'est l'évidence de dire qu'au cours de nombreux siècles nous avons maltraité la Terre, notre seul habitat, l'exploitant brutalement, comme si elle était un morceau sans vie de matières premières de grande valeur pour notre utilisation. Aujourd'hui, plutôt de façon tardive, nous nous rendons compte qu'en fait notre planète est un complexe organisme vivant, doté d'un grand pouvoir, bien qu'il soit limité, autorégulateur – et qu'il peut riposter de façon draconienne si des activités humaines le poussent trop loin. Aujourd'hui, il faut être atteint d'une grande cécité pour ne pas remarquer que ce processus a déjà commencé.

Tout cela nous affecte directement. En ne respectant pas la nature, nous y sommes devenus étrangers, tant globalement que dans nos vies individuelles. La brillance de la haute technologie, des merveilles électroniques, de la navigation spatiale, de la puissance de calcul illimitée et de tous les conforts de la société de consommation nous ont fait oublier l'essentiel de l'existence humaine, à savoir que :

– Toute la vie sur la Terre dépend d'environ vingt-cinq centimètres de couche de terre arable, fertile, capable de supporter la flore, qui supporte à son tour la vie animale et humaine. Cette substance précieuse est rapidement perdue dans le monde entier par des inondations, l'érosion, les méthodes d'élevage intensif, le déboisement et d'autres pratiques destructives. Si cette destruction continue, ce n'est pas la haute technologie qui pourra nous nourrir.

– Nous sommes partie intégrante de la nature, nous nous sommes développés durant des millénaires à côté d'autres formes de vie, pour que nos organismes puissent seulement profiter de la nourriture naturelle, de l'air propre, de l'eau pure et d'un environnement sans toxines.

Malheureusement, ce n'est pas comme cela que nous vivons dans le monde développé. Malgré de hauts niveaux de vie, une bonne hygiène, les merveilles de la médecine moderne et la prospérité croissante, l'état général de la population est pauvre et empire. Il est reconnu que les gens vivent plus longtemps, mais avec des vies prolongées sans valeur, les personnes âgées passent leurs années supplémentaires tourmentées par les maladies allant de l'arthrite qui vous estropie à l'Alzheimer, une mobilité amoindrie, une mauvaise digestion et pire encore, subsistent en consommant des masses de médicaments. À l'autre bout de la tranche d'âge, les enfants succombent toujours de plus en plus jeunes aux maladies dégénératives chroniques qui, il n'y a pas si longtemps, n'affectaient que les personnes d'âge moyen et les vieillards. L'obésité, avec ses sinistres conséquences sur la santé, est une épidémie qui s'étend et affecte toutes les tranches d'âge. En considérant les sommes astronomiques dépensées pour la recherche médicale et les services médicaux, l'image générale est bien sombre.

Ironiquement, dans des pays en voie de développement où le mode de vie traditionnel, y compris les méthodes agricoles, a en grande partie survécu, et malgré les différents niveaux de pauvreté, les gens sont généralement plus sains. Ils n'ont pas divorcé de leurs racines avec la nature – et commencent seulement à être malades quand ils changent leur mode de vie pour notre style de vie occidental, malencontreusement envié.

Clairement, nous devons changer nos façons de vivre. «Laissez-nous retourner à la nature!» a suggéré le philosophe français du XVIIIe siècle J.-J. Rousseau, et c'est exactement ce que nous devons faire. Nous devons retrouver notre voie d'antan avec un style de vie naturel, pur, et apprendre à rétablir notre santé en traitant les causes, et non pas simplement les symptômes de nos problèmes.

La façon de guérir avec la méthode Gerson, qui est le sujet de ce livre, nous permet de le faire – si nous devons guérir une des maladies dégénératives chroniques innombrables, nous devons nous déplacer d'un état de santé non spécifique, avec ses nombreux symptômes mineurs, à un état de santé énergétique et de bien-être.

Le principe de base de ce programme est la totalité (aussi connu comme l'holisme). Cela signifie prendre en compte l'organisme entier en le traitant avec tous ses problèmes et faiblesses, ne se concentrant pas seulement sur un symptôme ou un organe, comme si c'était indépendant du reste du corps. Cela signifie aussi prendre en considération le cadre et les conditions physiques de la vie quotidienne de l'individu, son occupation et son style de vie. Cette approche diffère énormément de celle de la médecine allopathique conventionnelle, qui est caractérisée par la spécialisation croissante, se concentrant sur le symptôme, cherchant une cause unique, et essayant de la supprimer avec des médicaments.

Il est souvent dit que la médecine allopathique moderne est la seule science majeure liée à l'ère pré-Einstein. En effet, elle opère toujours avec l'esprit de Louis Pasteur, le scientifique français du XIXe siècle et prétendu « père de la théorie microbienne ». Pasteur a maintenu toute sa vie que les maladies sont causées par des microbes (qu'il a été le premier à identifier) et que l'on guérit en détruisant ces microbes. Contrairement à son contemporain et adversaire Antoine Béchamp, qui a prétendu que ce qui compte n'est pas le microbe, mais bien la condition de l'organisme qu'il attaque. Pasteur a respecté son dogme jusqu'à la toute fin. Ce n'est seulement que sur son lit de mort qu'il a admis que « le microbe n'est rien, le terrain est tout[2]. » Malheureusement, ce revirement est

---

2. « Le microbe n'est rien, le terrain est tout », Antoine Béchamp (1816-1908). Tandis que Pasteur a préservé sa position jusqu'à la fin de sa vie, il a concédé sur son lit de mort que la position d'Antoine Béchamp était la bonne. Pasteur a admis que « Antoine Béchamp avait raison ». « Le microbe n'est rien, le terrain est tout. » Louis Pasteur (1822-1895). Expliqué par Joseph Louis Pasteur Vallery-Radot sur la phrase prononcée par Louis Pasteur sur son lit de mort (www.originalquinton.com/history.php).

resté en grande partie inconnu, laissant la médecine moderne prise au piège de la théorie microbienne, la négligence «du terrain» et de la spécialisation implacable.

Le programme Gerson suit le chemin opposé. Sa méthode de guérison est non spécifique, ce qui explique pourquoi il peut traiter une vaste gamme de conditions : il aspire à rétablir «le terrain» (c'est-à-dire l'organisme dans sa totalité), qui devient alors capable de se guérir. La capacité d'autoguérison étonnante du corps, entièrement utilisée dans ce programme, est tristement négligée et ignorée même dans la médecine allopathique. Bien sûr, la non-sélectivité (l'opposé de la spécialisation) est l'anathème pour les docteurs conventionnellement formés. Ceci était vrai pour le jeune docteur Max Gerson quand il a découvert qu'il pouvait se débarrasser de ses attaques de migraine débilitantes fréquentes en adoptant un régime végétarien, faible en sel et en matières grasses. Cela a commencé le processus, qui a finalement fait que le docteur Gerson s'est rendu compte que son régime guérissait l'organisme en entier, pas une plainte spécifique, et que de là il n'y avait pratiquement aucune limite à sa capacité de guérir. Les antécédents étonnants de presque quatre-vingt-dix années de la thérapie prouvent qu'il avait raison.

Aujourd'hui, quand le monde est infiniment plus toxique et le régime occidental énormément plus nuisible que durant la vie du docteur Gerson, sa thérapie réalise toujours des résultats extraordinaires, bien que le travail de guérison soit plus dur et prenne plus longtemps. Cependant, il doit être souligné que la méthode Gerson pour guérir n'est ni une panacée universelle ni un remède miracle, et peut échouer pour une variété de raisons (par exemple si le patient y vient trop tard, après que la gamme complète des traitements conventionnels a manqué de produire une rémission ; n'observe pas les règles ; ou a eu un organe essentiel enlevé). De tels cas mis à part, le taux de réussite du programme Gerson avec le cancer avancé et beaucoup d'autres maladies dégénératives sérieuses devance de loin celui des traitements conventionnels. Les chapitres suivants expliqueront en détail pourquoi et comment il fonctionne.

XX

PARTIE I

SANTÉ ET GUÉRISON DANS UN MONDE MALADE

Savoir, c'est pouvoir. Le savoir nous aide à trouver notre voie dans un territoire peu familier, comme le chemin Gerson menant à la guérison et à la santé. La première section de ce livre vous fournit tout ce que vous devez savoir à propos du contexte et de la théorie strictement scientifique de cette méthode. « La théorie » peut sembler sèche ; dans ce cas-ci, c'est l'opposé. Elle présente les problèmes mornes de santé de la civilisation moderne sous un angle révolutionnaire, étonnamment original. Nous devons savoir ce qui ne va pas avec nos vies avant que nous ne puissions les remettre sur le droit chemin.

Lisez, s'il vous plaît, les chapitres suivants attentivement. Ils sont votre clé de la porte qui mène à la pratique fortifiante et guérissante basée sur la théorie. En somme, ce que vous apprendrez vous permettra de prendre en main la responsabilité de votre santé et de votre bien-être – et de les sauvegarder plutôt que de vous engager à contrôler les dommages et le travail de réparation.

Chapitre 1

L'HISTOIRE COMMENCE

« Les grands esprits rencontrent toujours
l'opposition violente d'esprits médiocres. »
– Albert Einstein

Certaines des découvertes scientifiques les plus grandes sont le résultat d'une perspicacité soudaine ou d'une inspiration qui est venue inopinément, comme par un coup de tonnerre. D'autres ont été faites après de longues années d'efforts patients et minutieux. Les accomplissements les plus fascinants sont ceux qui ont grandi d'une série de coïncidences apparentes, menant à des résultats stupéfiants. La thérapie Gerson appartient à cette dernière catégorie. Elle a surgi parce qu'un homme exceptionnel, le docteur allemand Max Gerson, a eu le don de poser les bonnes questions, au bon moment, et de chercher les réponses avec la plus grande rigueur scientifique. Son histoire nous aide à comprendre comment sa thérapie qui porte son nom, et qui permet de survivre, est née.

Comme petit garçon, Max Gerson a montré une certaine curiosité scientifique. Il a aimé jouer dans le jardin de sa grand-mère, qui cultivait des fleurs aussi bien que des fruits et légumes pour sa table. Une fois, elle a décidé d'essayer un nouvel engrais artificiel, qui supposément devait aider à produire une meilleure et plus grande récolte. Max a observé avec consternation que les vers de terre quittaient les sillons traités avec les nouveaux produits chimiques et allaient aux sillons traités avec des substances naturelles, traditionnelles, utilisées d'habitude. Le jeune Max a conclu qu'il devait y avoir quelque chose de nuisible et d'inquiétant dans les nouveaux produits chimiques, pour que les vers de terre ne puissent pas les supporter et qu'il faille fuir vers un environnement naturel. Il n'a jamais oublié cette première expérience.

En terminant ses études au lycée, Max a décidé de devenir médecin et a continué à étudier aux universités de Breslau, Wurtzbourg, Berlin et Fribourg-en-Brisgau. Au cours de ses études et pour le reste de sa vie, il est resté éternellement curieux, jouant toujours avec les possibilités, se demandant : « Qu'est-ce qui arriverait si… ? » Jeune médecin, travaillant comme assistant du professeur Otfrid Foerster à Breslau, il avait commandé les meilleurs rosiers de Hollande, les avaient plantés et avait changé leur engrais, leur nourriture et, en installant des filtres, changeant même la quantité de soleil qu'ils recevaient. Avec ces méthodes, il a même réussi à modifier la couleur des roses.

Ceci lui a appris que les substances nutritives et la lumière peuvent ainsi changer le métabolisme d'une plante vivante, mais il n'avait aucune idée de comment appliquer cette découverte aux humains, sans même vouloir parler de les guérir. Il se préoccupait sérieusement de son propre problème de santé – à savoir les attaques de migraines aiguës dont il souffrait – pour lui montrer le chemin.

Ces migraines étaient si dévastatrices et se reproduisaient si fréquemment qu'il mourait d'envie de faire quelque chose pour s'en débarrasser. Ses maîtres et professeurs qu'il avait consultés avaient été incapables de suggérer un traitement. Ils avaient dit qu'il se sentirait mieux quand il atteindra le milieu de la cinquantaine, mais le jeune médecin ne pouvait pas envisager de vivre pendant les prochaines trente années avec ces migraines. Elles le gardaient parfois au lit, dans une pièce obscurcie, avec des douleurs violentes et des nausées, pendant deux ou trois jours par semaine ! Il devait y avoir une meilleure réponse et il était déterminé à la trouver.

Pour commencer sa recherche, il a lu tout ce qu'il pouvait trouver et qui était apparemment pertinent. Rien de vraiment positif ne fit surface. Il avait rencontré un certain nombre de professeurs en tant que patient et n'avait trouvé aucune aide. Par chance (si nous croyons à la chance), un jour il a lu par hasard dans un journal comment une femme, souffrant de migraines, avait trouvé de l'aide quand elle avait changé son régime. Régime ! Personne ne lui avait appris quoi que ce fût sur un régime, ses professeurs n'avaient jamais mentionné non plus la possibilité que n'importe quelle maladie chronique puisse être liée à un régime nutritionnel. Comme d'habitude, il était enclin à s'utiliser comme cobaye. Il a alors abandonné son choix normal de nourriture et a essayé plusieurs régimes. Cela a pris quelque temps et un certain nombre d'échecs, avant qu'il ne parvienne à établir qu'un régime végétarien, sans sel, lui permettait de vivre sans douleurs, ni nausées, causées par les migraines.

Il a commencé alors à utiliser un traitement diététique dans sa pratique. Lorsque des patients vinrent à son cabinet de Bielefeld, souffrant de migraine, il leur a dit franchement que, selon tous les textes médicaux, il n'y avait aucun remède pour régler ce problème. Il leur a aussi dit qu'il avait souffert de migraines jusqu'au moment où il avait changé de régime, ce qui avait amené un soulagement et a donc suggéré qu'ils essayent la même méthode. Quand ces patients sont retournés le voir, environ trois ou quatre semaines plus tard, ils ont régulièrement rapporté qu'ils étaient libérés des migraines, pour autant qu'ils avaient adhéré aux règles diététiques strictes telles que prescrites et qu'ils n'avaient pas triché.

Cette expérience a conduit le docteur Gerson à référer sa méthode comme « la diète contre la migraine », un traitement unique pour un mal spécifique, tel que spécifié dans la médecine convention-nelle, jusqu'à ce qu'un événement se produise qui a changé son opinion. Un jour, un patient ayant la migraine a consulté le docteur Gerson qui a été, en quelque sorte, forcé d'adopter « le régime pour la migraine », ce qu'il fit. Quand il est revenu, environ un mois plus tard, il avait quelque chose d'extraordinaire à rapporter. Ses migraines avaient disparu et la tuberculose de peau (*lupus vulgaris*), dont il avait souffert, était en train de guérir. Le docteur Gerson était sceptique. « Non, vous ne pouviez pas avoir eu de lupus. Cela devait être quelque chose d'autre. Le lupus est incurable », a-t-il déclaré. Le patient a alors fourni les résultats de tests du laboratoire, qui ont prouvés qu'en effet il y avait eu des bacilles tuberculeux dans les lésions des tissus. Le docteur Gerson était abasourdi. Il ne pouvait pas voir le lien qu'il pouvait y avoir entre la migraine et le lupus, se demandant pourquoi ces deux conditions guérissaient-elles ?

Ceci fut un de ces moments décisifs dans sa vie quand il a dû poser une question fondamentale et trouver une réponse. Pour commencer, il a demandé à son patient s'il connaissait d'autres victimes du lupus et, si c'était le cas, les envoyer le voir pour traitement, et cela, gratuitement. Certains sont venus et ont été guéris. Le docteur Gerson a dû accepter que « son régime pour la migraine » pouvait aussi guérir la tuberculose de la peau, réputée incurable.

Ses résultats remarquables ont atteint les oreilles du célèbre spécialiste de la tuberculose pulmonaire, Ferdinand Sauerbruch de Munich, en Allemagne. Il a mis alors quatre cent cinquante de ses patients affectés de lupus « incurable » sur le régime du docteur Gerson, disant que si Gerson pouvait arrêter le progrès de la maladie chez un seul patient, il croirait tout ce que le jeune docteur avait revendiqué. Le régime Gerson a non seulement arrêté le processus de la maladie, mais il a, en réalité, guéri quatre cent quarante-six d'entre eux, tous des patients sérieusement malades. La réponse de Sauerbruch fut de publier « ses » résultats dans de nombreux journaux scientifiques[1].

Le docteur Gerson n'était pas satisfait. Il en déduisit que si la TB (tuberculose) de la peau a répondu positivement à son régime, pourquoi n'en serait-il pas de même pour d'autres formes de TB ? Que dire de la maladie tueuse telle que la tuberculose pulmonaire ? Que dire des reins, des os, des lésions encéphaliques et d'autres formes que peut prendre cette maladie ? Il a aussi commencé à traiter de tels patients avec son régime – parmi eux, la femme

---

1. Ferdinand Sauerbruch, *La Vie d'un chirurgien*, André Deutsch, Londres, 1953 ; voir aussi Howard Straus, *Dr Max Gerson : guérir les désespérés*, Totality Books, Carmel, 2002.

du docteur Albert Schweitzer – et a trouvé qu'ils se sont aussi remis. Ce qui est encore plus important, c'est que beaucoup de ces patients ayant la TB avaient des problèmes supplémentaires : hyper ou hypotension, allergies, asthme, maladie des reins et plus. Ces maladies ont aussi disparu avec ledit « régime pour la migraine » !

À ce moment, il est apparu très clairement au docteur Gerson qu'il ne guérissait plus de maladies avec des modifications diététiques ; mais bien que le métabolisme et le système immunitaire des patients répondaient, signifiant que le régime guérissait l'organisme en entier. Ceci a ouvert la porte à la cure de toutes les maladies chroniques « incurables ». À partir de ce moment, son chemin l'a mené dans une direction totalement différente de celui de la médecine orthodoxe. Ses patients étaient maintenant guéris, et non plus drogués.

La première grande étape vers la guérison du cancer fut en 1928, où une dame l'a appelé à son chevet. Rapportant les propres paroles du docteur Gerson : « Je lui ai demandé ce qui n'allait pas, mais elle n'a pas voulu me le dire au téléphone[2] ». Quand il est parvenu à sa maison, la patiente lui a dit qu'elle avait eu une opération du cancer du canal biliaire ; maintenant elle avait la jaunisse, une forte fièvre et avait besoin d'aide. Le docteur Gerson lui dit qu'il ne savait pas comment traiter le cancer, mais elle a insisté, citant son succès avec les cas de TB. Elle lui demanda alors de regarder le grand livre placé sur sa table, ouvert au chapitre intitulé « la guérison du cancer ». Dans ce livre sur la médecine populaire, le docteur Gerson se rappelle « qu'il y avait quelque chose au sujet d'Hippocrate qui avait vécu quatre cent vingt-cinq ans avant Jésus-Christ [...] qui avait eu l'idée que le patient devait être détoxiqué avec un potage spécial et avec quelques lavements[3]. »

Il a répété, à nouveau, à la patiente qu'il était incapable de la traiter, mais, à son insistance, il a consenti d'essayer. Il a alors prescrit un traitement pour elle, essentiellement le même que son

---

2. Max Gerson, *Une thérapie de cancer : résultats de cinquante cas et la cure de cancer avancé par la thérapie de régime, un résumé de trente ans d'expérimentation clinique*, institut de Gerson, San Diego, 1999, appendice II.
3. *Ibid.*

traitement pour la TB. Comme il l'a écrit, « j'ai essayé – et environ six mois plus tard la patiente était guérie ! Elle était sur pied en pleine forme. Elle m'a référé deux autres cas de cancer. L'un qui, avait des glandes métastasées autour de l'estomac – qui a aussi guéri ! L'autre cas a été également guéri ! Trois cas ont été traités et tous les trois ont été guéris[4] ! »

Plus tard, à Vienne, il a essayé à nouveau, traitant six cas, mais tous les six ont échoué. Cela lui donna un choc et il était découragé, mais « [...] une fois que ce problème était dans ma tête, mes mains et mon cœur, je ne pouvais plus m'en séparer[5]. »

Quelques années plus tard, Gerson s'est installé aux États-Unis. Pour obtenir sa licence afin de pouvoir exercer, il a d'abord dû passer un examen de médecine ; ensuite il fut incapable de trouver un hôpital où il pourrait traiter des patients. « Je ne pouvais pas, dans mon esprit, me débarrasser de ces trois premiers cas. Je continuais à y penser, cela doit être possible. Ce serait un crime de ne pas le faire[6]. »

Il a étudié toute la littérature médicale et les documents de recherche qu'il pouvait trouver et a découvert qu'il y avait une différence entre les patients chroniquement malades et ceux souffrant du cancer. Il a décrit plus tard cette différence en spécifiant que « le patient souffrant de maladie chronique a un foie faible, endommagé ; le cancéreux a un foie toxique[7] ». Gerson a aussi constaté que le cancéreux ne pouvait pas complètement digérer et assimiler les graisses et les huiles. Ces résidus non digérés étaient capturés par le tissu tumoral, qui ainsi grandissait et prospérait. Après des années d'essais et d'erreurs, amassant directement son expérience au chevet des malades, il a développé un traitement remarquablement efficace, qui a fonctionné – même pour des patients en phase terminale.

---

4. *Ibid.*
5. *Ibid.*, p. 403-405.
6. Margaret Gerson, *Dr Max Gerson : Une vie sans peur*, manuscrit non publié, New-York, 1968-1969.
7. Note 2 (Gerson), *supra.*

Les idées étonnamment originales de Gerson et les nouvelles méthodes n'ont pas été adoptées par le système médical allopathique. Il a écrit un certain nombre d'articles sur son travail et sur les résultats obtenus avec des patients et les a soumis à plusieurs journaux médicaux ; tous les articles ont été refusés sous divers prétextes. Par la suite, l'Association médicale américaine a dit aux patients qui se sont informés sur Gerson que sa méthode était « secrète », étant donné qu'« il avait refusé de la publier[8] ».

Le Conseil des censeurs de l'Association médicale new-yorkaise a écrit au docteur Gerson cinq fois, lui demandant de soumettre des données prouvant son travail[9]. Cinq fois il a patiemment assemblé un nombre grandissant de rapports et, occasionnellement, a même présenté certains de ses patients guéris. Sa seule requête était que le conseil publie sa découverte ; ils ne l'ont jamais fait.

En voulant assurer la continuité de son travail, le docteur Gerson tenait beaucoup à former d'autres docteurs et/ou des assistants dans

---

8. Patricia Spain Ward, « Historique de la thérapie Gerson » selon le contrat du Bureau du Congrès américain d'évaluation et de technologie : « Comparé au témoignage de Miley, Gerson était innocent, en se concentrant sur les anamnèses des patients qu'il a amenés avec lui et sur les mécanismes probables par lesquels son régime a provoqué la régression de tumeurs et la guérison. Seulement sous la pression du sénateur Pepper, Gerson a déclaré qu'environ 30 % de ceux qu'il a traités ont montré une réponse favorable. » (le Congrès américain, 1946, 115). Néanmoins, *JAMA* a consacré deux pages pour saper l'intégrité de Gerson (*JAMA, Journal américain de l'association médicale*, 1946). Ne montrant aucune restreinte envers ce qui concernait Gerson, Fishbein, contrairement au fait, a allégué que les succès du régime Gerson-Sauerbruch-Hermannsdorfer « n'étaient pas susceptibles apparemment d'être reproduits par la plupart des autres observateurs ». Il a prétendu aussi faussement que Gerson avait refusé plusieurs fois de fournir à l'AMA (Association médicale américaine) les détails du régime. (Fishbein a dit qu'il pourrait leur fournir les détails dans cet éditorial seulement parce qu'« ils lui sont parvenus par un patient potentiel qui les lui a donnés » venant du programme de régime que Gerson lui avait donné pour son traitement.) Fishbein a accentué, sans commentaire, la prudence de Gerson envers l'utilisation d'autres médications, surtout les anesthésiques, parce qu'ils ont produit de dangereusement fortes réactions dans l'état allergique élevé de ses patients les plus sensibles. La déclaration était dans l'éditorial de Morris Fishbein, cité par Ward ci-dessus. « Le Traitement de Cancer de Gerson », éditorial, *Journal de L'Association médicale américaine* n° 132, 645-646, 16 novembre 1946.
9. S. J. Haught, *Censuré pour avoir guéri le cancer : l'expérience américaine du Dr Max Gerson*, institut Gerson, San Diego, 1991.

la pratique de sa thérapie. Plusieurs fois, de jeunes docteurs, pas encore établis dans leurs propres cabinets, s'approchaient de Gerson et demandaient d'être acceptés comme assistants pour apprendre le traitement. Toujours prêt à transmettre son expérience à un jeune collègue à l'esprit vif, il acceptait de telles offres.

La « période d'assistance » n'a jamais duré plus de quatre ou cinq jours. Après cette période, le jeune docteur, dans l'embarras, expliquait au docteur Gerson qu'il avait reçu des menaces sérieuses et que s'il devait continuer de travailler avec lui, il serait banni des associations hospitalières, qu'aucun autre docteur ne lui référerait des patients et qu'il serait incapable d'exercer. Ayant beaucoup de dettes liées au coût de ses études médicales sur ses épaules, le jeune docteur ne pouvait pas se permettre d'être placé dans une telle situation et, tristement, devait renoncer à travailler avec le docteur Gerson. (Des situations semblables arrivent encore aujourd'hui, quand un docteur qui n'est pas encore suffisamment établi souhaite visiter la clinique Gerson au Mexique pour étudier la thérapie : ses supérieurs lui expliquent qu'un tel mouvement mettrait en danger son développement de carrière. Ceci explique pourquoi il y a si peu de docteurs formés au protocole Gerson.)

Pas découragé par tous ces obstacles, le docteur Gerson a continué son travail, perfectionnant son traitement au fur et à mesure qu'il avançait. Depuis, malgré tous ses efforts, il a été empêché de publier son travail dans les journaux médicaux, et il a finalement rassemblé tous ses documents et les a transcrits dans son dernier livre, qui est ainsi son testament médical perpétuel.

Il y a quelques années, nous avons reçu des informations étonnantes de la part d'un auteur, écrivant des articles sur la santé, bien connu, et journaliste à New York. Il rassemblait des manuscrits pour son travail et a voulu publier le témoignage du docteur Gerson, donné en 1946 devant un comité du Congrès[10], sous le parrainage

---

10. *Ibid.* Voir aussi la transcription du témoignage de Dr Gerson devant le sous-comité Pepper-Neeley. « Recherche sur le cancer, audiences devant un sous-comité du comité des relations étrangères, sénat américain, 79e Congrès, deuxième séance sur S. 1875, loi pour autoriser et demander au président de s'engager à mobiliser à un endroit commode aux États-Unis un nombre adéquat d'experts exceptionnels du monde entier afin de

du sénateur Claude Pepper. Le chercheur est allé à Washington, D.C., examiner le rapport du témoignage dans le *Journal officiel du Congrès* qui, comme document officiel du gouvernement américain, n'est pas supposé être changé ou falsifié. Il savait que le témoignage avait pris plusieurs pages, y compris les réponses du docteur Gerson à un certain nombre de questions sur son travail et sur l'apparition de cinq de ses patients guéris, qui avaient à l'origine été envoyés chez eux pour mourir de cancer terminal. Le chercheur a inspecté le *Journal officiel du Congrès* et a trouvé seulement un espace vide sous la date où le témoignage aurait dû apparaître. Contre toutes les règles, il avait été enlevé sans explication.

La médecine « scientifique » orthodoxe rejette, par habitude, les études basées sur un petit nombre de sujets (moins de deux cent cinquante), sans tenir compte de leurs mérites. Voici une citation pertinente non reliée à l'histoire du docteur Gerson :

« Le petit nombre de sujets à être testés expose le ridicule des études, que la science médicale a utilisé pendant plus de cent ans, pour écorcher les expériences qui ne cadrent pas dans ses préjugés. "Quels étaient les contrôles ?", "Où sont les statistiques ?", "Comment savez-vous si les patients ne se sont pas améliorés à cause de quelque chose d'autre ?", "Statistiquement les mathématiques ne soutiennent pas le cas", "Ont-ils vraiment contrôlé toutes les variables ?", "Comment savez-vous que les médicaments ne sont pas tout aussi bons ?", "Des stimulateurs cardiaques fonctionnent aussi bien", "Ce que nous avons déjà est assez bon, si bien utilisé."[11] »

---

coordonner et utiliser leurs services dans un effort suprême pour découvrir des moyens de guérison et de prévention du cancer. Les 1-2-3 juillet 1946. » (Washington, district de Columbia : Imprimerie américaine, 1946).

11. R. J. Glasser, *Le Corps humain est le héros*, Random House, New York, 1976, p. 242.

CHAPITRE 2

LA THÉRAPIE AVANCE

Les nouveaux venus qui arrivent pour suivre la méthode de guérison de Gerson expriment parfois l'opinion qu'une thérapie développée il y a plus de soixante ans et laissée telle quelle depuis ce temps là doit sûrement être désuète. Après tout, la médecine a fait des progrès énormes depuis la mort du docteur Gerson en 1959. Cette critique est fausse en tout point.

La physiologie humaine et la nature des maladies chroniques n'ont pas changé et donc l'approche de Gerson à la guérison n'est pas devenue désuète. Au contraire, la recherche mondiale récente est arrivée à des résultats qui confirment et justifient le choix de la méthode et des matériaux[1] faits par le docteur Gerson. Au cours des années, loin de rester stagnante et inchangée, la thérapie a été enrichie de compléments soigneusement choisis, dans l'esprit du docteur Gerson, qui n'a jamais été satisfait des résultats qu'il obtenait, même excellents et spectaculaires. Il a estimé qu'ils pourraient toujours être améliorés.

Depuis sa mort, le travail de guérison est devenu de plus en plus difficile. L'air, le sol et l'eau sont mondialement pollués ; la

---

1. Carmen Wheatley, dans Michael Gearin-Tosh, *Preuve vivante : une mutinerie médicale*, Simon & Schuster, Londres, 2002, appendice.

nourriture cultivée sur le sol appauvri a perdu la majeure partie de sa valeur nutritionnelle à mesure que l'utilisation d'additifs chimiques l'altérait. Pis encore, l'utilisation de médicaments, tant prescrits qu'en vente libre, a énormément augmenté. Certaines habitudes autodestructrices (par exemple, fumer, l'abus d'alcool et des drogues prétendument douces) sont devenues partie intégrante du style de vie moderne. En conséquence, les gens sont devenus plus sévèrement toxiques et leurs organismes sont plus endommagés de nos jours.

En conséquence, à la clinique Gerson, au Mexique, nous avons noté dès le début que les résultats obtenus avec la thérapie du docteur Gerson appliquée strictement n'étaient pas aussi bons et spectaculaires que ceux qu'il avait enregistrés. De plus, certains des médicaments originels ont été changés tandis que d'autres ne sont plus disponibles ou utilisables. Par exemple, le docteur Gerson a utilisé de l'extrait de foie brut (du manufacturier Eli Lilly) pour stimuler la fonction du foie de ses patients. L'extrait de foie d'aujourd'hui est plus raffiné et vraisemblablement pas aussi efficace. Le docteur Gerson a aussi utilisé et préparé du jus de foie frais et cru de veau pour aider à réparer les dommages causés au foie du patient par les pesticides. Ceci ne peut plus être fait parce qu'il a été découvert que même les jeunes foies des meilleures sources disponibles de veaux ont été infectés de bactéries du genre *campylobacter* qui peuvent causer diarrhée, douleur abdominale, fièvre, nausée et vomissement.

Pour compenser les manques résultants, plusieurs nouveaux articles et procédures ont été ajoutés au protocole Gerson. L'un d'entre eux est la coenzyme Q10, qui remplace une partie du contenu du jus de foie cru, stimule le système immunitaire et permet à l'organisme de résister à certaines infections et certains types de cancer. Un autre est le colostrum dégraissé, le premier liquide qui est sécrété dans le sein d'une mère (ou dans la glande équivalente de tous les mammifères) pour alimenter le nouveau-né. Cet élément de valeur aide à installer et à organiser le système immunitaire du nouvel enfant et fait le même effet pour renforcer le système de défense immunitaire affaibli et déficient des patients.

À l'origine, les enzymes pancréatiques ont été une médication essentielle. Le docteur Gerson les a utilisées pour attaquer, disséquer et digérer le tissu tumoral. Pour aider aujourd'hui les patients plus sévèrement atteints, la thérapie a été renforcée avec des quantités accrues de pancréatine aux concentrations plus élevées. Aussi, des comprimés Wobe-Mugos (enzymes pancréatiques fabriquées en Europe), contenant une gamme de substances de soutien immunitaire et d'antitumeur, s'avèrent être utiles. Une des fonctions de ce médicament est de détruire la couche externe de cellules cancéreuses pour qu'elles puissent être reconnues et détruites par les éléments précisément ciblés de la thérapie.

Les docteurs de la clinique Gerson utilisent aussi le traitement de fièvre artificielle (hyperthermie) pour engendrer une fonction immunitaire améliorée et accélérer les réactions de guérison. Ce traitement nécessite l'utilisation de laétrile (aussi connu comme la vitamine B17), extrait des noyaux d'abricots. Développé par le docteur Ernst Krebs, avec son fils cadet, le laétrile contient une fraction de cyanure qui peut attaquer et détruire des cellules cancéreuses sans nuire aux cellules saines. Il a aussi été trouvé qu'une injection intraveineuse de laétrile augmente la température du tissu tumoral d'un degré – un bonus important, puisque le tissu tumoral ne peut pas survivre dans des températures élevées alors que les tissus d'un corps normal les tolèrent facilement. Pour améliorer cet effet, le patient est immergé dans un bain chaud (hyperthermie), qui augmente la température corporelle totale, développant chez le patient une « fièvre ». Dans sa totalité, ce traitement promeut la destruction des tumeurs, la réduction de la douleur et améliore le bien-être du patient. (Bien sûr, une tumeur entière n'est pas immédiatement détruite en une seule fois !)

S'il vous plaît, veuillez noter : tandis que le laétrile peut être utile dans la réduction de la masse tumorale et de la douleur – particulièrement la douleur osseuse –, il ne rétablit pas les systèmes de l'organisme et les organes, ni n'aide à éliminer les toxines. C'est un complément utile à la thérapie, mais ce n'est pas un remède.

Une autre addition utile au protocole Gerson est l'ozone (utilisé par insufflation rectale) ou le peroxyde (appliqué par frottement sur la peau). En conséquence, il est disponible en deux formes :

eau oxygénée ou gaz d'ozone. Dans l'un ou l'autre cas, il tue les microbes et les virus, détruit les tissus cancéreux, oxygène le flot sanguin – et par conséquent tous les systèmes d'organes – et convertit les radicaux libres nuisibles en composés excrémentiels. L'eau oxygénée, sous forme liquide à 3 % ou de concentration inférieure, telle que vendue dans les pharmacies, est frottée partout sur le corps du patient une ou deux fois par jour, afin d'être absorbée dans le système par les pores. Si l'eau oxygénée est seulement disponible dans une concentration plus haute, elle doit être diluée à 3 % ou moins. Elle ne doit jamais être utilisée intérieurement.

Les générateurs d'ozone sont utilisés routinièrement dans les chambres de la clinique Gerson et recommandés aux patients vivant à des altitudes élevées (au-dessus de neuf cents mètres) et dans des zones où des vapeurs toxiques ont été utilisées, où il y a beaucoup de pollution atmosphérique industrielle. L'inhalation d'air ozoné est rafraîchissante et énergisante et a même amélioré l'humeur des patients.

Une innovation dans le domaine du régime affecte certains patients qui sont intolérants au lactose (c'est-à-dire qu'ils sont incapables de tolérer les protéines de lait dégraissées et prédigérées, comme le yaourt et le fromage blanc, qui sont normalement ajoutés au protocole après six à dix semaines). Dans ces cas, des substances végétales, riches en protéine, comme la spiruline, sont utilisées.

EXTRAIT DE GRAINE DE PAMPLEMOUSSE

Puisque la capacité immunitaire des patients est généralement basse, un grand soin est pris pour les protéger des rhumes ou, pis encore, de la grippe. L'extrait de graine de pamplemousse, qui a des propriétés antivirales et antibactériennes, a été récemment ajouté au programme et a été utile. Pris oralement et utilisé comme un gargarisme, il peut parer contre un rhume si pris au tout premier signe. Une autre préparation excellente est la solution contre la grippe homéopathique par Dolisos America, Inc. (www.dolisosamerica.com).

TAHEBO, PAU D'ARCO OU LAPACHO

Le lapacho est l'écorce intérieure du pin des Andes traditionnellement utilisée, dans le but de guérir en général, par beaucoup de tribus des Andes sud-américaines. Préparé comme thé, il a été utilisé, en plus du traitement Gerson, sur un nombre de patients qui l'ont trouvé d'une valeur supplémentaire, augmentant leur bien-être et aidant même à réduire les tumeurs. Le lapacho consiste en éclats boisés minces qui doivent être trempés pendant cinq à dix minutes dans de l'eau bouillante, et qui doit être tamisé avant d'être servi. Comme ce remède est utilisé par un certain nombre de tribus, on le connaît sous les noms de tahebo, pau d'Arco ou lapacho.

SÉLÉNIUM

Cet élément chimique a été découvert par plusieurs chercheurs – incluant Gerhard N. Schrauzer de l'université de Californie à La Jolla[2] et le professeur Harold D. Foster de Victoria, B.C.,

---

2. L. Olmsted, Gerhard N. Schrauzer, M. Flores-Arce et J. Dowd, « L'addition d'un supplément de sélénium aux patients infectés du virus d'immunodéficience symptomatique humain », 1 : *Trace de Biol Elem Res.* (avril/mai 1989) ; 20 (1-2) : 59-65. Département de médecine familliale, École de médecine, université de Californie, San Diego, La Jolla. « Les niveaux moyens de sélénium entier du sang des mâles à San Diego, chez les patients de Californie avec le syndrome immunodéficitaire acquis (sida) sont de 0.123 +/-0.030 microgrammes/millilitre (n = 24) et 0.126 +/-0.038 microgrammes/millilitre (n = 26) chez les patients avec le complexe relié au sida (CRS), comparé à 0.195 +/-0.020 microgrammes/millilitre (n = 28) chez les mâles en bonne santé comme groupe de contrôle à San Diego. Pour établir si l'absorption intestinale de sélénium alimentaire est diminuée dans le sida ou le CRS, un essai d'ajout de complément a été conduit dans lequel 19 patients mâles positifs ayant l'anticorps du VIH symptomatique avec le sida ou le CRS prenaient 400 microgrammes de sélénium par jour sous forme de levure de sélénium pendant une durée allant jusqu'à 70 jours. Les niveaux moyens de Se dans le sang entier ont augmenté de 0.28 +/-0.08 microgrammes/millilitre après 70 jours d'addition de complément ; les compléments de sélénium ont été bien tolérés. On a donc proposé un ajout de complément de sélénium adjuvant pour personnes ayant le VIH symptomatique et asymptomatique. » PMID : 2484402 [PubMed a établi un index pour MEDLINE].

Canada[3] – comme étant un stimulant important pour le système immunitaire. C'est pourquoi il est inclus dans le traitement Gerson de beaucoup de patients.

Traitement « glucose-potassium-insuline »

La perfusion intraveineuse de « glucose-potassium-insuline » a été développée par le célèbre spécialiste du cœur, le docteur Demetrio Sodi-Pallares. Le glucose et l'insuline fournissent l'énergie nécessaire pour transporter le potassium au travers de la membrane cellulaire des tissus. Puisque le protocole Gerson procure un taux élevé de glucose et de potassium des jus et des sels de potassium, seulement une petite quantité d'insuline (3-5 unités) est utilisée, et administrée par voie sous-cutanée (c'est-à-dire injectée sous la peau).

Picolinate de chrome

Il a été découvert que le chrome, en forme de picolinate de chrome, stimule la production d'insuline par le pancréas. Des capsules ou comprimés de 200 µg (microgrammes) de cette substance ont été ajoutées au protocole, particulièrement pour des diabétiques, afin de les aider à surmonter leurs déficiences.

En résumé

Ceux-ci sont seulement certains des articles ajoutés ces derniers temps au programme fondamental de Gerson pour augmenter son efficacité. Évidemment, ils doivent être prouvés comme étant « non toxiques ». En évaluant des innovations prometteuses et des compléments possibles avec la plus grande prudence, on peut être assuré que la thérapie Gerson continue de bien faire son travail dans des circonstances de plus en plus difficiles de nos jours.

---

3. Harold D. Foster, doctorat, *Ce qui provoque vraiment le sida*, Édition de Trafford, Victoria, 2002.

CHAPITRE 3

CONNAÎTRE L'ENNEMI

L'approche de Gerson envers la santé et la maladie est si diffé-rente des méthodes médicales habituelles qu'il est important de bien comprendre ses principes de base. Une fois cela acquis, la théorie de la thérapie et son application deviennent totalement clairs et affichent leur logique profonde. En fait, de nombreux patients guéris admettent qu'ils ont choisi le programme Gerson au milieu d'une crise de santé mortelle, parce que cela faisait du sens et que la promesse crédible de les guérir a été tenue.

Le but de la thérapie est de traiter la cause de la maladie, et non pas ses symptômes. Sa focalisation est dirigée sur ce qu'elle voit comme les deux ennemis majeurs de la santé : la toxicité et la déficience. Toutes les deux sont le résultat d'un style de vie dénaturé, artificiel d'aujourd'hui ; les deux sont, dans une certaine mesure, reliées au régime nutritif occidental moderne et à notre environnement pollué. Examinons de plus près ces deux choses.

TOXICITÉ

L'air que nous respirons – nécessité absolue de vie – est contaminé avec les gaz d'échappement de la circulation routière, des particules invisiblement minuscules qui s'envolent des pneus et se blottissent dans nos poumons, les résidus des carburants d'avions descendant du ciel et les vapeurs toxiques des innombrables industries rejetant par leurs cheminées des fumées empoisonnées ou des établissements de nettoyage à sec de nos voisinages. L'eau – un autre élément essentiel de base de vie – est tout autant en mauvaise posture, contaminée par le chlore et le fluorure ainsi que par les résidus d'une large variété de médicaments, qui résistent à toutes les techniques de purification existantes (sauf la distillation). L'épandage ou l'écoulement des liquides industriels et agricoles contaminent les rivières et les lacs.

La dernière addition à la pollution environnementale est le smog électronique, les champs électromagnétiques invisibles mais constamment ajoutant à ce qui nous entoure partout. À l'intérieur, ils sont produits par des postes de télévision, des réfrigérateurs, des ordinateurs, des fours à micro-ondes et des téléphones cellulaires. En se heurtant aux champs électromagnétiques naturels du corps humain, ils ont un impact nuisible sur la santé[1]. En plein air, les antennes radio servant les téléphones cellulaires causent des préoccupations sérieuses : des groupes de personnes malades, principalement de cancer, ont été trouvés aux alentours de mâts[2] nouvellement érigés (voir le chapitre 5, « Effondrement des systèmes de défense corporels », p. 33)

La toxicité commence dans le sol avec les plantes qui y grandissent. Les pesticides fortement toxiques, les fongicides, les herbicides et d'autres produits chimiques utilisés dans l'agriculture commerciale, souvent jusqu'au jour de la récolte, laissent des

---

1. Dr Robert O. Becker, comme indiqué dans le magazine *Icon* dans Eileen O'Connor, administrateur du cartel de radiation EM (électromagnétique) : « Radiation de mât de téléphone mobile et cancer du sein : l'histoire personnelle d'Eileen O'Connor », le Centre interdisciplinaire pour l'obésité, la nutrition et la santé (CIONS), université de Leeds (Royaume-Uni), n° 34 (hiver 2006) ; *Bulletin Curatif de Gerson* (San Diego, institut Gerson, mars/avril 2007) ; Dr Joseph Mercola : « Est-ce que les champs électromagnétiques sont dangereux pour notre santé ? » (www.mercola.com/article/emf/emf_dangers.htm).
2. Note 1 (Becker), *supra* ; voir aussi Ronni Wolf et Danny Wolf : « L'Incidence accrue de cancer près d'une station de transmission pour téléphones cellulaires », *Le Journal international de prévention du cancer* 1 (2), avril 2004.

résidus sur les plantes qui deviennent notre nourriture. Beaucoup de ces poisons sont systémiques (c'est-à-dire qu'ils pénètrent les produits alimentaires et ne peuvent pas être enlevés en les lavant). À moins que nous ne mangions seulement des produits alimentaires cultivés biologiquement, notre consommation quotidienne est richement arrosée avec un cocktail de produits chimiques agricoles, dont l'effet cumulatif n'a jamais été évalué.

Au cours de la transformation des aliments, un nombre énorme d'additifs chimiques sont ajoutés, beaucoup sont dangereux[3]. Leur but est de prolonger la durée de vie des produits presque indéfiniment, de rendre l'apparence des produits plus séduisante et de substituer des saveurs artificielles aux naturelles disparues. « La cosmétique alimentaire », comme on l'appelle ironiquement, sert seulement les intérêts centrés sur le bénéfice des fabricants et n'a aucun rapport avec une nutrition saine.

Cependant, les dangers d'additifs alimentaires ne devraient pas nous aveugler du fait que le premier criminel majeur du régime moderne moyen est le sel – la substance même qui est la plus difficile d'éviter. Malgré les avertissements officiels contre son abus[4], la consommation de sel dans le monde occidental est à un niveau alarmant, obligeant le corps à retenir l'eau dans les cellules, ce qui mène à l'œdème. Le sel place aussi un fardeau peu raisonnable sur les reins, augmente la tension, amortit les papilles gustatives ce qui amène à une consommation excessive, qui produit ainsi un effet perturbant le processus digestif. Le sel, comme nous le verrons plus tard, joue aussi un rôle dangereux dans le processus cellulaire menant au cancer.

Puisque la viande est un article de base estimé du régime alimentaire moderne, il peut sembler surprenant que trop de protéines animales consommées se comportent comme des toxines dans

---

3. Sally Fallon, « Secrets sales de l'industrie de transformation des aliments », présentation donnée lors de la conférence annuelle de santé des consommateurs du Canada, mars 2002, www.westonaprice.org/modernfood/dirty-secrets.html.

4. « L'excès de sodium est une des plus grandes menaces de santé dans les aliments », rapport de l'Organisation mondiale de la santé (OMS) d'octobre 2006 se rencontrant à Paris, partie de la mise en œuvre de la stratégie mondiale de l'OMS sur le régime, l'activité physique et la santé.

le corps. Le fait est que l'organisme humain, avec son long tube digestif, n'est pas conçu pour faire face à un régime contenant trop de protéines animales. (En contraste, le tube digestif des carnivores, comme celui des lions et autres félins, est court, permettant ainsi aux déchets de la viande digérée d'être rapidement éliminés.) La base du régime idéal pour les gens devrait être principalement végétale, avec un minimum de protéines animales ; aujourd'hui, l'opposé est la norme.

Lorsque nous avançons dans notre vie, nous devenons de moins en moins capables de digérer les protéines animales. Ces particules mal digérées, réduites en partie seulement, s'attardent dans le corps et agissent comme des toxines. Les graisses animales contenues dans presque toutes les viandes, les volailles et les produits laitiers sont aussi très mal digérées, quand les corps vieillissent, les enzymes ne fonctionnent plus très efficacement. Les animaux destinés à la consommation sont élevés avec de la nourriture malsaine, traités avec des hormones, des antibiotiques et des promoteurs de croissance synthétiques. On retrouve ensuite cette nourriture malsaine dans la viande, les œufs et les produits laitiers qui atterrissent sur nos tables, ajoutant à la charge toxique déjà très lourde que nous portons inconsciemment.

Le corps essaie de se débarrasser de toutes ces substances nuisibles pour se protéger. Malheureusement, en plus du fardeau massif de toxines avec lequel il doit faire face, il a aussi à confronter le problème de la déficience.

DÉFICIENCE

Comme la toxicité, cet ennemi de la bonne santé commence aussi dans le sol. Pendant plus d'un siècle et demi, des engrais artificiels ont été de plus en plus utilisés dans l'agriculture commerciale, fournissant le sol avec trois minéraux majeurs : l'azote, le phosphore et le potassium. Ils ne fournissent pas les plus ou moins cinquante minéraux et oligo-éléments qui sont essentiels pour la préservation d'un sol sain, fertile et riche en enzymes et micro-organismes qui caractérisent la terre naturellement fertilisée, riche en humus. Comme conséquence, le sol appauvri ne peut seulement produire que des plantes déficientes, pauvres en substances nutritives, qui deviennent notre nourriture quotidienne également déficiente.

Cela est encore plus amenuisé par la transformation industrielle. Tous les aliments appertisés, mis en bocaux, en boîtes, fumés, saumurés, embouteillés et autrement préservés sont drainés du peu de leurs substances nutritives restantes et endommagés par la haute température et agents de conservation. Ils manquent de vitamines et d'enzymes. Les dernières, extrêmement importantes pour la bonne digestion, sont détruites à une température de plus de 60 °C et ne peuvent être fournies seulement au corps que par les fruits crus frais et salades. Cependant, il n'y a que peu de personnes qui mangent assez de ces bonnes choses pour avoir adéquatement la quantité d'enzymes nécessaires pour le bon fonctionnement d'un système sain.

À ce point, il devrait être clair que les deux ennemis principaux d'une bonne santé sont la toxicité et la déficience – que le programme Gerson essaie d'aborder en première priorité – et s'ajoutent à un cercle vicieux. Si notre nourriture était vraiment nutritive, nos corps pourraient mieux combattre la toxicité, mais ce n'est pas le cas. En conséquence, tôt ou tard le processus dégénératif survient, ouvrant la porte aux maladies chroniques sérieuses. Évidemment, les deux ennemis de la santé doivent être traités ensemble pour amorcer la guérison et rétablir les défenses naturelles du corps. Ceci est le sujet des chapitres suivants.

CHAPITRE 4

DÉFENSES DU CORPS

Le corps humain est un merveilleux instrument de précision vivant dont chaque partie est étroitement reliée à chaque autre partie. Chacune de ses triliards de cellules a sa propre intelligence, fonction et place dans le système total. Ce n'est pas une exagération de dire que le corps est un miracle vivant dont le potentiel est loin d'être entièrement compris. Malgré le développement rapide de la recherche de haute technologie, les scientifiques commencent tout juste à démêler les énormes complexités de la vie au niveau cellulaire.

Le corps, laissé à lui-même avec ses propres moyens et dans des conditions idéales, fonctionne pour survivre et rester dans un état d'homéostasie (c'est-à-dire un état d'équilibre dynamique). Dans cet état, l'organisme humain maintient la stabilité en s'ajustant au changement de conditions. Aussitôt que cette stabilité est en danger, plusieurs systèmes de défense incorporés passent à l'action. Laissez-nous explorer ces systèmes sophistiqués en profondeur.

SYSTÈME IMMUNITAIRE

dans toute la nature, des millions d'organismes vivants en chassent d'autres. Cela s'applique aussi au corps humain, puisqu'il est quotidiennement exposé aux attaques des microbes, virus et parasites qui transmettent des maladies. Son protecteur principal est le système immunitaire, qui a dans des temps récents gagné un peu de notoriété parmi le grand public, principalement par l'intermédiaire de publicités offrant des remèdes « pour renforcer le système immunitaire ». Sans tenir compte de savoir si cela fonctionne ou pas, les gens les achètent sans savoir quoi que ce soit du système immunitaire – en ce qu'il consiste et où il est situé –, pourtant le sujet mérite toute notre attention.

Le système immunitaire n'est pas un seul organe ou une glande unique ; ses parties sont situées partout au travers du corps. Plusieurs organes (par exemple le foie, le cerveau et le pancréas) sont si importants qu'ils ont leur propre mécanisme immunitaire – ce qui leur fournit une protection supplémentaire.

Il y a aussi le système lymphatique, qui transporte les excédents de liquide provenant des tissus dans le système sanguin. La lymphe elle-même est un liquide de couleur jaunâtre contenant des cellules qui attaquent les infections. Le système contient environ sept cents ganglions chez une personne normale, distribués partout dans le corps. Contrairement au système sanguin, qui circule grâce à l'action de pompage du cœur, la lymphe est déplacée dans le corps par l'action musculaire.

Cependant, le composant de base principal du système est localisé dans la moelle osseuse, où les leucocytes (globules blancs du sang) sont formés. Quand ils sont relâchés, ils ne sont pas complets. Certains vont à la glande du thymus, où ils sont complétés et libérés comme lymphocytes T ; d'autres vont à la rate et dans le tissu lymphoïde où ils murissent pour devenir des lymphocytes B. Tous ingèrent des microbes, virus, cellules malignes ou des substances toxiques, soit en les tuant, soit en les neutralisant.

Comme toutes les autres parties de l'organisme, le système immunitaire est composé de cellules qui doivent être nourries. Elles exigent toute une panoplie complémentaire de minéraux, d'enzymes et de vitamines dans leur forme naturelle qui est facilement assimilée. Les pilules et les médicaments ne peuvent pas couvrir ce besoin ; parfois ils ne sont pas absorbés du tout. Ici, comme dans le reste du corps, l'apport de substances biologiques fraîches et vivantes pour nourrir et entretenir ce système est essentiel au maintien de la vie.

Système d'enzymes

Les enzymes sont souvent mal comprises par le non-initié. Selon une définition bien établie, elles sont « des protéines complexes qui sont capables d'inciter des réactions chimiques d'autres substances sans être modifiées elles-mêmes[1] ». Tout ce qui se passe dans le corps – comme respirer pour fournir de l'oxygène au sang, comme la digestion de la nourriture pour ensuite l'unir à l'oxygène afin de produire de l'énergie – produit des centaines de réactions qui exigent l'intervention d'enzymes.

Le corps doit créer ses propres enzymes puisqu'il ne peut même pas utiliser celles trouvées dans les plantes biologiques crues ni dans les substances animales. Pour produire les centaines d'enzymes nécessaires, les systèmes d'organes exigent des minéraux spécifiques comme catalyseurs. (Les catalyseurs sont des substances qui accélèrent une réaction chimique sans qu'ils soient changés.)

Les chercheurs Dixon et Webb[2] ont publié une étude détaillée pour savoir comment le corps construit de telles enzymes. Ils ont constaté que, dans la plupart des enzymes qu'ils ont étudiées, le corps a besoin de potassium comme un catalyseur, tandis que le sodium agit comme un inhibiteur d'enzymes (c'est-à-dire comme une substance de blocage). Puisque les enzymes sont détruites à des températures au-dessus de 60 °C, le corps ne reçoit aucune enzyme de produits alimentaires cuisinés ou traités. S'il ne reçoit pas de substances nutritives vivantes fraîches, comme la thérapie Gerson en fournit, des difficultés sérieuses surgiront. Ceci est particulièrement vrai pour des patients faisant déjà face aux problèmes de santé majeurs comme une digestion affaiblie, un mauvais appétit, constipation, diarrhée et gaz douloureux. Les enzymes

---

1. *Dictionnaire médical encyclopédique de Taber*, F. A. Davis Company, Philadelphie, 2005.
2. Malcolm Dixon et Edwin C. Webb, *Enzymes*, Academic Press Inc., New York, 1964.

pancréatiques ne font pas leur travail d'attaquer les tissus tumoraux et les enzymes d'oxydation ne produisent pas l'énergie adéquate, pour nommer seulement quelques déficiences.

La raison pour laquelle les enzymes, et en particulier les pancréatiques, sont capables d'attaquer et de détruire le tissu tumoral, tout en digérant des produits alimentaires, est qu'ils reconnaissent les cellules tumorales comme étant « étrangères » et qui, par conséquent, doivent être éliminées. Cependant, la fonction primaire de ces mêmes enzymes est de digérer les protéines. Puisque le régime moyen est élevé en protéines animales, la plupart des enzymes pancréatiques sont utilisées pour la digestion de ces protéines, et peu – sinon aucune – sont disponibles pour détruire des tissus tumoraux, permettant à ces derniers de grandir et de s'étendre.

Clairement, une activité d'enzymes inadéquate constitue un des problèmes majeurs pour lequel les gens sont malades, et particulièrement les cancéreux, qui doivent lutter. La réponse se trouve en leur fournissant des aliments biologiques frais et sans toxines, et en accélérant leur désintoxication intensive au moyen des lavements de café. De plus, en leur fournissant des doses supplémentaires d'enzymes digestives et pancréatiques qui font partie intégrante du protocole Gerson, à côté des jus frais avec leur grand contenu d'oxygène.

SYSTÈME HORMONAL

Les hormones sont des substances produites par certaines glandes qui les déversent directement dans le sang et sont donc appelées glandes endocrines (c'est-à-dire sans canal). La plupart des personnes associent les hormones spécifiquement avec la fonction sexuelle, pourtant il y a beaucoup d'autres rôles significatifs que remplissent ces glandes dans le corps (par exemple, l'insuline, la thyroxine et l'adrénaline). Les hormones, particulièrement la thyroxine et l'adrénaline, règlent le métabolisme du corps dans son entier.

La thyroïde mérite une attention particulière étant donné qu'elle joue un rôle important dans le système immunitaire. Parmi ses nombreuses autres fonctions, elle règle la température corporelle, y compris la fièvre. Si et quand l'organisme est envahi par des microbes ou des virus, le système immunitaire répond en produisant de la chaleur supplémentaire, à savoir de la fièvre. Nous devons nous rappeler que la plupart des microbes et virus et même les tissus tumoraux ne tolèrent pas des températures élevées, que des cellules saines peuvent facilement supporter. De là, une thyroïde en bon état aide à rétablir la santé si on lui fournit de l'iode dont elle a besoin pour fabriquer sa très importante hormone, la thyroxine.

De nos jours, l'iode est malheureusement disponible en quantité limitée. Le chlore dans l'approvisionnement en eau peut l'enlever de la thyroïde. Le fluorure, une toxine dangereuse[3], est encore plus puissant dans le blocage de cet élément important. De plus, à cause des méthodes agricoles commerciales, le sol contient trop peu d'iode, produisant ainsi des plantes déficientes en iode. En connaissance de ce fait, les gouvernements de nombreux pays ont exigé d'ajouter de l'iode au sel de table ordinaire, avec l'idée que, les gens consommant des quantités importantes de sel, cela les ferait consommer de l'iode. D'un autre côté, une consommation excessive de sel est malsaine et, de fait, officiellement découragée[4], ce qui entraîne un sérieux déficit en iode, même pour les gens suivant un bon régime.

D'autres inhibiteurs d'enzymes incluent des additifs alimentaires comme les agents de conservation, les émulsifiants, les agents colorants, les saveurs artificielles et beaucoup d'autres cosmétiques alimentaires ainsi appelés, plus les pesticides et autres poisons agricoles dans notre approvisionnement en nourriture. Quelques résidus de pesticides ont même été trouvés qui empêchent la production de sperme[5] chez l'homme. Le système hormonal, une

---

3. John Yiamouyiannis, *Fluorure : Facteur vieillissant*, Health Action Press, Delaware (États-Unis), 1986.
4. « L'excès de sodium est une des plus grandes menaces de santé dans les aliments », rapport de l'Organisation mondiale de la santé (OMS), réunion d'octobre 2006 à Paris, partie de la mise en œuvre de la stratégie mondiale de l'OMS sur le régime, l'activité physique et la santé.
5. D. Whorton, R. M. Krauss, S. Marshall et T. H. Milby, « Infertilité des ouvriers masculins travaillant avec les pesticides », *The Lancet* 2 (8051) (1977) : 1259-1261.

partie importante de défense de l'organisme, est lui-même attaqué sévèrement.

ORGANES ESSENTIELS

Certains organes (par exemple le foie, le pancréas, les poumons, les reins, le cœur et le cerveau) sont appelés « essentiels ». Bien qu'ils méritent certainement cette appellation, il ne faudrait pas supposer que, par exemple, le colon n'est pas essentiel ! Il en est de même pour l'intestin grêle, la moelle osseuse, la rate – même l'appendice, qui fait partie du système immunitaire. En fait, il n'y a rien de non essentiel dans le corps.

Au cours de la guérison, il est donc extrêmement important de traiter avec tous les systèmes du corps. Puisque le foie joue un rôle majeur dans la guérison du corps, la thérapie Gerson place une attention particulière à la reconstitution de son fonctionnement aussi rapidement et aussi complète que possible. Le foie est un organe étonnant. C'est le seul dans le corps qui peut se régénérer et donc se refaire si des parties sont enlevées. Il joue un rôle dans la plupart des processus physiques ainsi que dans toutes les activités physiologiques qui commencent avec lui et y aboutissent. Souvent décrit comme un organe de détoxication, qu'il est certainement, le foie a beaucoup d'autres fonctions – des douzaines sinon des centaines – que la médecine moderne avec ses installations de haute technologie n'a pas réussi à définir.

Selon le docteur Gerson, chaque nouvelle génération de cellules du foie prend environ cinq semaines pour surgir. Il a supposé que cela prendrait de douze à quinze générations de nouvelles cellules pour former un foie totalement nouveau et sain. Il a spécifié une période de dix-huit mois pour entièrement guérir et reconstituer le foie d'un cancéreux au stade avancé et, avec cela, l'organisme entier. Malheureusement, ce n'est plus un modèle valable.

Approximativement dans les cinquante dernières années, à la suite de la détérioration de l'environnement et de l'approvisionnement en nourriture, les gens sont devenus plus sérieusement malades que ceux que le docteur Gerson avait traités. Encore plus aggravant, un pourcentage de cancéreux choisissant la thérapie Gerson ont été traités auparavant avec la chimiothérapie, ce qui signifie encore plus de dommages causés à leurs systèmes. De nos jours, cela prend deux ans – pas dix-huit mois – pour se remettre entièrement ; ceux qui sont prétraités avec la chimiothérapie peuvent mettre encore plus longtemps pour se désintoxiquer et guérir.

ÉQUILIBRE MINÉRAL

Pour bien fonctionner et garder ses défenses vigoureuses, l'organisme a besoin d'un grand nombre de minéraux – cinquante-deux à peu près. Avec la thérapie Gerson, cette exigence est amplement accomplie par la provision généreuse de jus biologiques fraîchement faits et de produits alimentaires cultivés sur un sol riche. Cependant, le docteur Gerson a aussi reconnu que deux de ces minéraux, le sodium et le potassium, sont principalement responsables dans la création du déséquilibre minéral de l'organisme.

Au cours des millénaires, le corps humain est devenu « un animal de potassium », ayant besoin de 90 % de potassium contre 10 % de sodium dans son régime – pourcentage approximatif découvert dans des produits alimentaires végétaliens naturels, frais et biologiques. Cependant, de nos jours, le régime moderne moyen est très loin de ces proportions ; et au lieu de cela, il est surchargé de sodium, que l'organisme doit excréter. Le sodium en excès est un inhibiteur d'enzymes, tel que décrit par Dixon et Webb[6]. On a aussi démontré que le sodium stimule la croissance de tumeurs et d'œdèmes[7] que le corps combine avec de l'eau pour réduire sa toxicité.

Pour remédier à cette situation, le docteur Gerson a introduit de grandes quantités de potassium au régime du patient – jusqu'à quarante cuillérées à thé par jour dans une solution à 10 % pendant les deux à trois premières semaines, en plus d'un régime riche en

---

6. Note 2 (Dixon/Webb), *supra.*
7. Max Gerson, *Une thérapie de cancer : résultats de cinquante cas et la cure de cancer avancé par la thérapie de régime, un résumé de trente ans d'expérience clinique,* institut Gerson, San Diego, 6e édition, 1999, p. 210.

potassium. Cela a abouti à une réduction immédiate des œdèmes, ascites et douleurs. Il a aussi remarqué qu'en ajoutant d'autres minéraux, comme le magnésium, le calcium ou le fer, cela changeait l'équilibre minéral du patient et l'endommageait. Son avertissement principal était contre le calcium ajouté au régime. Il a découvert – avec son ami proche, le biochimiste de haut niveau Rudolf Keller[8] – que le calcium appartient au groupe des minéraux du sodium et stimule la croissance des tumeurs. Même dans les cas de destruction osseuse sévère par le tissu tumoral, ou dans l'ostéoporose, le traitement Gerson – avec son niveau élevé de minéraux bien équilibrés – est capable de réaliser la restauration osseuse. À la lumière de tout cela, il est facile de voir pourquoi l'équilibre minéral est une composante importante des défenses de l'organisme.

---

8. Rudolf Keller, comme indiqué dans la note 7 (Gerson), *supra*, p. 64.

CHAPITRE 5

EFFONDREMENT DES SYSTÈMES DE DÉFENSE CORPORELS

Dans le chapitre précédent, nous avons exploré les diverses défenses du corps qui, dans des circonstances idéales, permettent de maintenir son équilibre dynamique appelé homéostasie. Cependant, si nous considérons aujourd'hui le niveau élevé de mauvaise santé prévalant dans le monde développé, il devient clair que ces systèmes sophistiqués de défense sont incapables de faire leur travail et que l'homéostasie ne peut plus être prise pour acquise. Pour comprendre pourquoi ceci est arrivé, nous devons regarder le problème d'un point de vue plus général.

Tel que mentionné auparavant, l'organisme humain s'est développé au cours de millions d'années, comme partie intégrante de la nature, à côté des plantes et des animaux. Il était seulement exposé aux substances naturelles ; l'environnement, la nourriture et l'abri ne contenaient rien d'artificiel ou d'étranger. La vie de nos ancêtres les plus éloignés était sans aucun doute dure et courte, mais leur évolution lente était totalement naturelle et s'est bien adaptée au monde dans lequel ils ont vécu.

Des changements sont survenus avec la civilisation, mais ils ne sont seulement devenus radicaux et rapides qu'après l'arrivée de la révolution industrielle dans la dernière partie du XVIIIe siècle. Une deuxième vague d'innovations encore plus radicales suivit, dans le monde développé de l'après Seconde Guerre mondiale, changeant la vie quotidienne des gens, leur travail routinier, les conditions de vie et, par-dessus tout, leur régime alimentaire – le facteur le plus important qui nous affecte tous. Le développement énorme de l'agriculture industrielle et l'expansion apparemment illimitée de l'industrie alimentaire a changé la nature de notre « pain quotidien » presque rendue méconnaissable.

Cependant – et ceci est le point principal – l'organisme humain, infiniment complexe, n'a pas eu le temps de s'adapter à ces changements fondamentaux et, par conséquent, ses mécanismes de défense n'ont pas pu faire face aux défis multiples qui se présentent. Ils se battent pour continuer à fonctionner normalement, mais, sapés par l'air pollué, l'eau et une nourriture de mauvaise qualité, ils s'effondrent tôt ou tard. Malheureusement, pour chaque nouvelle génération, l'effondrement survient de plus en plus tôt.

Dans ce chapitre, nous examinerons les causes de cet effondrement plus en détail.

PRODUITS CHIMIQUES EN AGRICULTURE

Les engrais artificiels ont été utilisés de façon croissante pendant bien plus de cent cinquante ans, endommageant et appauvrissant le sol et les micro-organismes sur quoi la santé du sol et de toute la flore dépend. Les plantes, à leur tour, constituent la nourriture des animaux et des gens et leurs valeurs nutritives réduites ont des effets d'une grande portée. Le docteur Gerson était l'un des rares scientifiques visionnaires qui s'est rendu compte dès le début qu'il y avait un lien bien défini entre déficiences diététiques et maladies – et entre maladies et un sol malade, épuisé. Il a écrit : « Il y a un métabolisme externe et interne sur lequel toute la vie dépend ; les deux étant étroitement et inextricablement liés l'un à l'autre ; en outre, leurs réserves ne sont pas inépuisables[1]. »

---

1. Max Gerson, *Une thérapie de cancer : résultats de cinquante cas et la cure de cancer avancé par la thérapie de régime, un résumé de trente ans d'expérience clinique*, institut Gerson, San Diego, 6ᵉ édition, 1999.

Une fois que les réserves du sol ont été épuisées, les plantes ont aussi commencé à être malades. Étant devenues déficientes, elles ont perdu beaucoup de leur potentiel de défense contre les parasites, la rouille, les champignons et une multitude d'autres envahisseurs. De là, les fongicides, pesticides et autres produits chimiques toxiques ont été développés pour surmonter les attaquants. Bien sûr, il a été présumé que ces produits chimiques agricoles étaient inoffensifs, si appliqués « comme prescrit » ; malheureusement, tel n'est pas le cas.

Les pesticides importants – spécifiquement le DDT (dichlorodiphényltrichloroéthane) – ont été d'abord distribués vers le milieu de la Seconde Guerre mondiale, autour de 1943. Comme le docteur Gerson l'a écrit dans son livre[2], celui-ci et d'autres matières toxiques ont été trouvés dans la viande, le beurre, le lait et même le lait maternel dans les dix-huit mois qui suivirent !

Par la suite, il est devenu clair que les produits chimiques agricoles toxiques pénétraient aussi dans le sol et la nappe phréatique. On peut voir ces résultats aujourd'hui dans plusieurs endroits en Californie, traités intensivement chaque année avec des quantités énormes de pesticides, où l'eau et le sol sont si toxiques qu'une épidémie de cancer du foie a principalement frappé les enfants qui ont joué en plein air[3].

La situation s'est encore plus détériorée par la suite. Après l'utilisation du DDT pendant un certain temps, les insectes parasitaires sont devenus résistants, amenant à utiliser des matières encore plus toxiques, comme la dieldrine, qui a dû être fabriquée. En même temps, on a appris par la suite que le corps humain n'a pas pu développer de résistance à ces poisons. Leurs effets sur les adultes sont assez nocifs ; tragiquement, les embryons, les bébés et petits enfants avec leurs constitutions délicates subissent des dommages

---

2. *Ibid.*, p. 145-173.

3. B. P. Baker, Charles M. Benbrook, E. Groth III et K. Lutz Benbrook, « Résidus de pesticide dans la conventionnelle, gestion intégrée de lutte contre les insectes nuisibles (IPM) – aliments cultivés et organiques : aperçus de trois données de statistiques américaines », Taylor et Francis Ltd., *Additifs alimentaires et polluants* 19 (5), mai 2002, 427-446 (20).

plus importants dans leur corp en pleine croissance. C'est matière à réflexion que de penser que le cancer, autrefois une maladie dégénérative des personnes âgées, afflige maintenant les enfants. Évidemment, l'incidence du cancer parmi le grand public augmente à un taux beaucoup plus rapide.

Pour illustrer la mesure et la vitesse de l'augmentation, cela vaut la peine de se rappeler qu'en 1937, quand la famille Gerson venait de s'installer aux États-Unis, les affiches aux coins des rues proclamaient qu'une personne sur quatorze mourait du cancer. En 1971, le président Nixon avait déclaré « la guerre au cancer », et avait assuré le public que si assez d'argent était investi dans la recherche, un remède contre le cancer serait trouvé[4]. Cette année-là, environ 215 000 personnes sont mortes du cancer[5]; vingt-cinq ans plus tard, en 1996, *U.S. News & World Report* publiait le résultat de la recherche : après que vingt-neuf milliards de dollars ($) furent dépensés cette année, on s'attendait à ce que 555 000 personnes meurent du cancer[6]. La recherche avait été faite sur des produits chimiques, des médicaments de chimiothérapie plus toxiques – et non pas sur la nutrition. À titre d'information, on s'attend à ce que plus de deux personnes sur cinq aujourd'hui développent le cancer[7] et, selon des évaluations canadiennes[8], cette proportion pourrait concerner une personne sur deux.

Au cours des années, les effets nocifs des produits chimiques agricoles dans la nourriture sont mieux compris. Une étude[9] suédoise en a fourni la preuve, montrant que le lymphome malin

----

4. Discours sur l'état de l'Union, Richard M. Nixon (1970), qui a mené à la loi nationale sur le cancer de 1971.

5. Dépêches de la « Guerre contre le cancer, rapport spécial », *Nouvelles américaines et rapport mondial*, 5 février 1995.

6. *Ibid.*

7. « Probabilité de développer des cancers envahissants par intervalles d'âge sélectionnés par genres (homme ou femme), États-Unis, 2001-2003 », Société de cancer américaine, recherche sur le contrôle, 2007, www.cancer.org/downloads/stt/CFF2007ProbDevelInvCancer.pdf).

8. « En pourchassant la réponse de cancer », émission de l'organisme canadien de radiodiffusion, 5 mars 2006.

9. L. Hardell et M. Eriksson, « Une étude de contrôle du cas de lymphome non hodgkinien et exposition aux pesticides », *Cancer* 85 (6) (1999) : 1353-1360.

non hodgkinien (LMNH) est lié aux pesticides. (Une étude précédente de 1981 a spécifié que la phytohormone herbicide en était la responsable[10].) Un autre herbicide impliqué dans l'incidence accrue de LMNH est le glyphosate, commercialisé par Monsanto sous le nom commercial de Roundup®. Plutôt de façon alarmante, ce poison est maintenant incorporé dans les graines génétiquement modifiées par Monsanto, permettant l'utilisation de plus de pesticides, sans tuer pour autant la plante[11] . Une étude antérieure par le même groupe suédois a impliqué le Roundup dans la cause de la leucémie à tricholeucocytes[12], tandis que des études sur les animaux ont montré que le Roundup peut causer la mutation et les aberrations chromosomiques[13].

On connaît le pesticide DDE (dichlorodiphenyldichloroéthylène), un dérivé du DDT, pour son interférence au développement sexuel masculin en désactivant la testostérone[14], hormone sexuelle de l'homme. Partout en Europe, la fertilité masculine – mesurée par le dénombrement des spermatozoïdes dans le sperme – est en déclin[15]. (Le compte de spermatozoïdes le plus élevé a été trouvé parmi les fermiers biologiques danois qui n'ont aucun

---

10. L. Hardell, « Relation du sarcome de tissu doux, du lymphome malfaisant et du cancer du côlon aux acides phénoxy, agents chlorophénols et autres », *Journal scandinave du travail, de l'environnement et de la santé* 7 (2) (1981) : 119-130.
11. Dr Charles M. Benbrook, « Évidence de l'ampleur et des conséquences des traînées de l'herbicide Roundup sur les graines de soja prêtes à être récoltées, basé sur des tests variés d'université 1998 », *BioTech Ag InfoNet Bulletin technique*, n° 1, 13 juillet 1999.
12. « Expositions d'occupations, exposition aux animaux, et à la fumée comme facteurs de risque pour les cellules de leucémie à tricholeucocytes et évaluées dans une étude de contrôle du cas », *Journal britannique de cancer* 77 (1998) : 2048-2052.
13. Caroline Fox, « Fiche d'information du désherbant Glyphosate », *Journal de réforme des pesticides,* 108 (3), automne 1998.
14. Dr Gina M. Solomon, « Cancer du sein et l'environnement », école de médecine, université de Californie, San Francisco et le Conseil de sauvegarde des ressources minérales, avril 2003 révisé, www.healthandenvironment.org/breast_cancer/ peer_reviewed.
15. Elizabeth Carlsen *et al.*, « L'évidence de la diminution de la qualité du sperme pendant les cinquante dernières années », *Journal médical britannique,* 305, 1992, 609-613.

contact avec les produits agrochimiques toxiques[16].) Également alarmante est l'augmentation du cancer du sein parmi les femmes de toutes les tranches d'âge. Chaque semaine au Royaume-Uni, environ deux cent cinquante femmes meurent de la maladie[17], et au moins huit cent cinquante sont nouvellement diagnostiquées avec ce cancer[18]. Bien que d'autres facteurs contribuent aussi à cette tendance, les effets des produits chimiques agricoles ne peuvent pas être dénombrés.

Comme si les problèmes existants causés par les produits chimiques agricoles n'étaient pas suffisants, la santé humaine fait face à une nouvelle menace posée par la nourriture (OMG) d'organismes génétiquement modifiés. Ceci est un domaine où le conflit entre les intérêts commerciaux puissants et la santé publique a ouvertement fait surface, malgré les meilleurs efforts du fabricant de produits GM, Monsanto, de supprimer toutes les données qui pourraient sérieusement mettre en doute la sécurité des produits alimentaires GM de consommation[19]. Ceci est bien conforme à la routine habituelle des fabricants agrochimiques qui invariablement mettent tous leurs efforts à prouver la sécurité de tel ou tel autre de leurs produits. Cependant, quelqu'un qui suit le régime habituel moderne doit nécessairement consommer des résidus de plusieurs substances toxiques contenues dans les fruits et les légumes, bien que personne n'ait jamais fait de recherches sur l'effet cumulatif de cette sorte de cocktail toxique.

L'image se présente comme étant sombre, mais cependant tout n'est pas perdu. De petits commencements, la production biologique de fruits et légumes a grandi exponentiellement ces dernières années, permettant au consommateur éclairé de vivre avec des produits alimentaires non empoisonnés. Les aliments biologiques, cultivés sur le sol traditionnellement fertilisé, ont l'avantage de

---

16. Annette Abell *et al.*, «Haute densité de sperme parmi les membres de l'association des fermiers biologiques», *The Lancet* 343, 11 juin 1994, 1498.

17. «Statistiques britanniques sur le cancer du sein», Recherche sur le cancer au Royaume-Uni (http://info.cancerresearchuk.org/cancerstats/types/breast/).

18. *Ibid.*

19. G. Maigre, «Révélé : les craintes de santé au sujet de l'étude secrète de la nourriture GM», *Le Journal indépendant du dimanche*, Londres, 22 mai 2005.

contenir tous les minéraux, oligo-éléments, enzymes et vitamines nécessaires pour la bonne santé. C'est pourquoi, pour guérir, les patients de Gerson ne doivent utiliser que des produits biologiques.

Assez a été dit pour montrer le cercle vicieux dans lequel se trouvent les gens qui suivent un régime normal, moderne et qui en sont les victimes. Avec le temps, les gens qui vivent de repas « prêt-à-manger » particulièrement riches en toxines, mais déficients en substances nutritives – commencent à souffrir de maux de tête, d'arthrite, d'insomnie, de dépression, de rhumes fréquents, d'infections, de problèmes digestifs et plus encore. Ils utilisent plus de médicaments, obtenus en vente libre, et les docteurs prescrivent plus d'analgésiques, somnifères, antidépresseurs et autres médicaments soulageant les symptômes, qui ne traitent pas les problèmes sous-jacents. Comme tous les médicaments sont toxiques à long terme[20], les défenses du corps sont affaiblies et s'effondrent finalement. La relation entre le sol malade et l'être humain malade est péniblement évidente.

MÉDICAMENTS

> « Un des premiers devoirs du médecin est d'éduquer les masses à ne pas prendre de médicaments. »
>
> – Sir William Osler, 1849-1919, historien médical,
> appelé « le médecin le plus influent de son époque.

---

20. Dr Carolyn Dean, *Mort par la médecine moderne*, Matrix Vérité Inc., Belleville, (Canada), 2005 ; Dr Carolyn Dean et Gary Null, « Mort par la médecine » (www. healthe-livingnews.com/articles/death_by_medicine_part_1.html). Pour leurs statistiques annuelles sur le nombre et le coût des morts américains causés par les réactions défavorables des médicaments, voir aussi J. Lazarou, B. Pomeranz et P. Corey : « Incidence de réactions défavorables aux médicaments chez les patients hospitalisés », *Journal de l'Association médicale américaine* 279 (1998) : 1200-1205 ; D. C. Suh, B. S. Woodall, S. K. Shin et E. R. Hermes – De Santis, « Impact clinique et économique de réactions défavorables aux médicaments chez les patients hospitalisés », *Annales de Pharmacothérapie* 34 (12) (décembre 2000) : 1373-9 ; Dr Abram Hoffer, « Médicaments achetés librement au comptoir pharmaceutique », *Journal de médecine orthomoléculaire,* Ontario, mai 2003. Cela est réimprimé dans le livre *Mort par la médecine moderne* (*supra*), annexe C, p. 349-58.

> La moitié des médicaments modernes peuvent être jetés par
> la fenêtre, sauf que les oiseaux pourraient les avaler.
> – Docteur M. H. Fisher

« Une pilule pour chaque maladie » résume la confiance extrême
dans les médicaments qui est devenue une partie intégrante du
style de vie d'aujourd'hui. On a simplement à allumer la télévision
ou à écouter la radio pour entendre une déclamation infinie des
derniers médicaments étant promus pour soigner chaque sorte
de maladie. Invariablement, il y a aussi une déclamation rapide
et désaccentuée des nombreux effets secondaires nuisibles pour
chacun d'entre eux. Ce démenti de risques n'est pas toujours réussi :
regardez le scandale qui a éclaté vers la fin de 2004 éclaboussant
le géant du médicament Merck & Co., Inc., concernant leur
médicament Vioxx®[21] pour l'arthrite. D'abord, Merck a publiquement admis qu'environ seize mille personnes étaient mortes
dans le monde entier des effets secondaires de ce médicament
dans les deux ou trois années antérieures et a retiré VIOXX du
marché. Assez remarquablement, Merck avait pendant quelques
années publié les effets secondaires mortels et les avertissements
concernant ce médicament dans le *Dictionnaire Vidal* (DV)[22]. En
élargissant les enquêtes, Merck a finalement dû admettre qu'environ cinquante-cinq mille personnes étaient mortes des effets
secondaires du médicament, pris pour diminuer la douleur causée
par l'arthrite. Le fait vraiment scandaleux est que le FDA (l'organisme américain de certification des aliments et des médicaments)
a invité Merck à remettre le médicament meurtrier sur le marché,
prétendant que ses bénéfices étaient plus grands que ses risques[23].

---

21. « Communiqué de presse : Merck annonce le retrait volontaire mondial de Vioxx® »
(Whitehouse Station, New Jersey : Merck & Co., Inc., 30 septembre 2004).
22. Note 20 (Dean), *supra*, p. 182. (« L'OACAM (FDA) s'est couvert en disant à
Merck d'amender leur insertion dans les paquets du médicament Vioxx en incluant
un avertissement sur le potentiel de maladie cardiovasculaire, mais d'un autre côté
permettait toujours au médicament d'être commercialisé en masse sur les médias. »)
23. Mike Adams, « Alerte d'action pour la liberté de la santé : l'OACAM (FDA)
essayant de régulariser les compléments, herbes et jus comme "des médicaments" »,
NewsTarget / Truth Publishing, Tuscon (Arizona), 11 avril 2007.

Un autre médicament trop utilisé de façon croissante aux yeux du public est le Ritalin®, prescrit de façon routinière aux enfants souffrant du trouble déficitaire de l'attention avec hyperactivité. Le *Dictionnaire Vidal*, qui inscrit et décrit tous les médicaments sur le marché utilisés par les médecins, spécifie qu'il ne devrait pas être utilisé par des enfants de moins de 6 ans et indique les effets secondaires suivants : suppression de croissance, perte d'appétit, douleur abdominale, perte de poids, insomnie et trouble visuel[24]. (Il ne mentionne pas beaucoup les cas bien documentés[25] de suicides et de meurtres non provoqués commis par des jeunes prenants du Ritalin.)

En dépit de l'avertissement, on connaît des cas d'enfants aussi jeunes que 2 et 4 ans à qui on a prescrit ce médicament, qui crée aussi une forte dépendance, causant des symptômes de privation sévères. Le docteur Peter R. Breggin, directeur du Centre international d'étude de psychiatrie et de psychologie, a publié un livre intitulé *Talking Back to Ritalin* (*En réponse au Ritalin*) dans lequel il liste les nombreuses études scientifiques qui ont été ignorées par les avocats du Ritalin. Il écrit : « Ritalin ne corrige pas de déséquilibres biochimiques – il en est la cause. Il y a des preuves qu'il peut causer des dommages permanents au cerveau de l'enfant et sur son fonctionnement[26]. » Il n'est pas difficile d'imaginer ce que cela peut faire à l'ensemble de son organisme en voie de développement et de ses défenses naturelles encore immatures. Au moment de cette déclaration écrite, plus de cinq millions d'enfants américains sont traités au Ritalin[27]. À quoi leur état de santé ressemblera-t-il,

---

24. Information sur le médicament de PDr pour le RITALIN® HYDROCHLORIDE (Novartis) (chlorhydrate de méthylphénidate), comprimés USP RITALIN-SR® (chlorhydrate de méthylphénidate), comprimés de libération soutenue d'USP (www. ritalindeath.com/Ritalin-PDR.htm).

25. « Apprendre et difficultés d'apprentissage : effets secondaires de Ritalin », Audiblox (www.audiblox2000.com/learning_disabilities/ritalin.htm).

26. Peter R. Breggin, *Réponse à Ritalin*, Common Courage Press, Monroe (États-Unis), 1998.

27. « Ritalin : Gardez les enfants calmes à l'école » (« Il y a actuellement un estimé de cinq millions d'enfants d'âge scolaire sur le médicament. Deux autres millions d'enfants, croit-on, sont sur d'autres médicaments psychiatriques, tels qu'Adderall et

disons, dans quinze ans ? (Voir « l'hyperactivité » dans le chapitre 7, « Maladies de la civilisation moderne », p. 111)

En ce qui concerne la consommation abusive de médicaments en général, le véritable problème est qu'ils suppriment seulement les symptômes et permettent aux gens de vaquer à leurs tâches quotidiennes, du moins pour quelque temps. Cependant, ils ne guérissent jamais, ni n'éliminent la cause sous-jacente de la douleur ou de la défaillance. Le problème continue et empire ; étant masqué par le médicament, cela devient alors plus difficile à diagnostiquer. Puisque le corps est un tout indivisible, les effets toxiques du médicament touchent non seulement le foie, mais aussi le cœur, les poumons, les reins et le système digestif qui en souffrent aussi – et le système de défenses du corps s'affaiblit en conséquence.

Parce que tous les médicaments sont pratiquement toxiques[28], on conseille aux patients qui suivent la thérapie Gerson de les éliminer. Cependant, les antibiotiques font exception. Bien que leur abus dans la pratique médicale générale a contribué à affaiblir le système immunitaire des gens, et a renforcé la résistance des bactéries, à l'occasion, ils doivent être utilisés par les patients suivant la thérapie Gerson. Nous devons nous rappeler qu'un cancéreux a un système immunitaire sérieusement affaibli, autrement cette personne n'aurait pas de cancer !

Étant donné que le système immunitaire ne peut pas être rétabli à son niveau normal en quelques semaines ou même en quelques mois (cela peut prendre de neuf à douze mois), en cas d'infection aiguë, les antibiotiques sont exigés. Pour le travail dentaire, la

---

Dexedrine. La production de ces médicaments a augmenté de 2 000 %, selon l'Agence de surveillance des médicaments. ») (http://social.jrank.org/pages/1011/Special-Needs-Gifts-Issues-Ritalin-Keeping-Kids-Cool-in-School.html).

28. Note 20 (Dean/Nul), *supra*. Pour leurs statistiques annuelles sur le nombre et le prix des morts américains à la suite des réactions défavorables de médicaments, voir aussi J. Lazarou, B. Pomeranz, et P. Corey, « Incidence de réactions défavorables de médicaments chez les patients hospitalisés », *Journal de l'Association médicale américaine* 279 (1998) : 1200-1205 ; D. C. Suh, B. S. Woodall, S. K. Shin et E. R. Hermes De Santis, « Impact clinique et économique de réactions défavorables aux médicaments chez les patients hospitalisés », *Annales de pharmacotherapie* 34 (12) (décembre 2000) : 1373-9.

recommandation du dentiste devrait être suivie. Les antibiotiques sont aussi utilisés pour aider à combattre les rhumes et les cas de grippe. Bien sûr, les antibiotiques ne tuent pas les virus ; mais ils aident à contrôler les infections des agents infectieux opportunistes qui peuvent s'implanter en raison de la condition affaiblie de l'organisme. Les antibiotiques les moins toxiques sont utilisés pour le traitement des rhumes, à savoir la pénicilline, à moins que le patient n'y soit allergique. Autrement, un antibiotique approprié doit être utilisé pour une infection particulière. Dans tous les cas, l'efficacité de l'antibiotique peut être énormément renforcée, sans en augmenter le dosage, en le prenant avec un cachet d'aspirine, un comprimé de 500 mg de vitamine C et 50 mg d'acide nicotinique (niacine).

Une fois que nous comprenons la sévérité, l'étendue des dommages causés par la consommation abusive de médicaments, il apparaît alors clairement pourquoi la consommation de médicaments disponibles sans ordonnances constitue une telle menace. Utilisés par les jeunes – et par les moins jeunes – comme s'il s'agissait de confiserie, ces médicaments peuvent finalement mener à la dépendance et détruire des vies. En plus de tous les composants nocifs du style de vie moderne, ces médicaments pris pour le plaisir peuvent être la cause qui va abattre les mécanismes de défense de l'organisme.

ADDITIFS ALIMENTAIRES

Une façon de manger sainement s'inscrit sous le nom de « régime de l'âge de pierre », qui dirait : « Mangez seulement des produits alimentaires dont rien n'a été enlevé, auquel rien n'a été ajouté et qui se détérioreraient si vous ne les consommez pas immédiatement[29] ». Vous auriez du mal à trouver de tels produits alimentaires dans un supermarché sur cette Terre. Ce que ces temples de l'industrie

---

29. Richard Mackarness, *Mangez du gras et maigrissez*, Harvill Press, Londres, 1958 ; Fontana/Collins, Londres, édition révisée et étendue, 1975.

alimentaire vendent – à moins qu'ils n'aient une gamme de produits alimentaires biologiques – est l'opposé absolu de la susdite règle.

L'utilisation omniprésente d'additifs alimentaires, dont le nombre est à présent aux environs de quatre mille[30], sert uniquement aux fabricants à donner une meilleure apparence aux produits alimentaires, un bon goût, malgré le fait qu'ils contiennent des matières premières de qualité inférieure, une durée de vie plus longue sur les tablettes et, par conséquent, plus profitable. La chimie alimentaire est si développée qu'elle peut imiter presque n'importe quelle saveur naturelle ou parfum. Ce qu'elle ne peut pas faire est duper l'organisme humain à répondre à ces faux articles, comme s'ils étaient véritables alors qu'ils ne libèrent seulement que des produits chimiques à toxicité variable, au lieu des substances nutritives essentielles.

Les additifs les plus largement utilisés incluent le nitrate de sodium, la saccharine, la caféine, olestra (un remplaçant de gras), des colorants artificiels et des arômes, des antioxydants, des émulsifiants, des rehausseurs de goût, des épaississants, de l'aspartame, des acides gras trans et du glutamate de sodium – en plus des taux malsains de sucre, de sel et de matières grasses. Ils peuvent causer une multitude de réactions allergiques, comme la fatigue, des troubles du comportement, des sautes d'humeur et, après une utilisation à long terme, peuvent même mener à des maladies cardiaques et au cancer.

ASPARTAME

L'aspartame est vendu sous les noms de NutraSweet®, Spoonful®, Neotame et Canderel®. Il mérite un examen minutieux spécial, parce qu'il est présent dans plus de cinq mille aliments[31], incluant les boissons pétillantes, confitures, céréales de petit-déjeuner, vitamines, régimes et nourritures diabétiques. Il ne contient

---

30. Tuula E. Tuormaa, « Les effets néfastes d'additifs alimentaires sur la santé », *Journal de médecine orthomoléculaire* 9 (4) (1994) : 225-243.
31. Nutrasweet Co. (www.nutrasweet.com).

aucune calorie et est donc séduisant aux personnes conscientes de leur poids mais friandes de sucreries. Après sa découverte aux États-Unis, à l'origine développé comme une médication pour ulcère, l'OACAM (FDA) a refusé d'accorder un permis pendant huit ans, le considérant dangereux pour la consommation humaine[32]. Cependant, après des années de pression par les fabricants, au début des années 1980, et malgré les craintes des scientifiques[33], l'aspartame a été officiellement sanctionné comme un additif alimentaire.

L'aspartame contient environ six substances chimiques, y compris le méthanol (alcool méthylique), un poison cumulatif, qui se convertit en formaldéhyde, un carcinogène connu[34]; le DKP (diketopiperazine), qui dans des expériences animales a produit des tumeurs cervicales[35]; et la phénylalanine, qui peut produire des problèmes neurologiques graves[36]. Quant à la demande des fabricants d'aspartame d'aider les gens à contrôler leur poids, l'épidémie de surpoids et d'obésité partout aux États-Unis, au Royaume-Uni et ailleurs contredit cette réclamation.

Encore plus alarmant, des réactions parmi les gros consommateurs d'aspartame contenu, par exemple, dans le soda hypocalorique, peuvent imiter des conditions comme la sclérose en plaques, la dépression, le diabète, le lymphome, l'arthrite, la maladie d'Alzheimer, des attaques de panique, l'épilepsie/convulsions, la maladie de Parkinson et l'hypothyroïdie. Le docteur H. J. Roberts, spécialiste du diabète, de l'institut de Palm Beach pour la recherche

---

32. « Aspartame, décision de la Commission d'enquête publique », 30 septembre 1980, département de santé et des services humains de l'Office américain de certification des aliments et des médicaments [Numéro du registre 75F-0355] (www.sweetpoison. com/articles/pdfs/fdapetition.pdf).

33. *Ibid.* Note 20 (Dean), *supra.*

34. Dr Betty Martini, « Aspartame : pas un canular, le crime du siècle (Groupes proéminents en violation de l'article 18, Section 1001. Quand ils mentent au sujet du problème d'Aspartame et font trébucher les autres) » (Duluth, Géorgie, É.-U.), Mission possible internationale (18 juillet 2004) (www.wnho.net/aspartame_no_hoax.htm).

35. Luis Elsas témoigne devant le Congrès. Les animaux ont développé des tumeurs cérébrales ; voir aussi note 34 (Martini), *supra.*

36. *Ibid.*

médicale, a inventé l'expression « la maladie d'aspartame[37] » pour couvrir les nombreuses conditions pathologiques parmi ses patients. Environ les deux tiers de ses patients ont vu leur état de santé s'améliorer aussitôt qu'ils ont exclu l'aspartame de leur régime.

GLUTAMATE DE SODIUM

Le rehausseur de goût, le glutamate de sodium (ou glutamate monosodique), qui est insipide en tant que tel, a été développé par un chimiste alimentaire japonais en 1907. Dans sa formule originelle, c'était un dérivé du sel d'un acide aminé naturel appelé glutamate, une substance commune trouvée dans toutes les espèces animales et végétales. Finalement, métamorphosé en glutamate de sodium, il a trouvé sa voie dans presque chaque sorte d'aliment prêt-à-manger – tels que potages, sauces appertisées, vinaigrettes, allant des repas congelés aux chips et dans les chaînes mondiales de restaurants rapides servant des repas « prêt-à-manger ». (Sur les étiquettes alimentaires, il est souvent caché derrière le nom de « protéine végétale hydrolysée ».)

La raison de l'utilisation prodigue de glutamate de sodium a été découverte par John E. Erb, un assistant de recherche à l'université de Waterloo, Ontario, Canada, quand il a découvert que des souris et des rats de laboratoire, utilisés pour des études sur des animaux obèses, ont dû être injectés avec du glutamate monosodique peu après leur naissance pour les rendre gras[38]. Dans des circonstances naturelles, aucun rongeur ne devient obèse. Ils ne le font que lorsqu'ils sont injectés avec du glutamate de sodium triplant la dose d'insuline produite par leur pancréas. Une fois gras, ils sont reconnus comme des rats traités au glutamate de sodium.

Loin du laboratoire de recherche, le glutamate de sodium est ajouté à la nourriture humaine pour son effet provoquant une

---

37. Dr H. J. Roberts, *Défense contre la maladie d'Alzheimer*, Sunshine Sentinel Press, West Palm Beach (Étas-Unis), janvier 1995 ; voir aussi note 20 (Dean), *supra*.
38. John E. et T. M. Erb, « L'Empoisonnement lent de l'Amérique » (disponible en ligne à https://www.spofamerica.com).

dépendance. Déjà en 1978, il avait été scientifiquement prouvé que le glutamate de sodium était une substance provoquant la dépendance[39]. Depuis que le groupe de pression représentant les fabricants alimentaires a déclaré ouvertement que le but du glutamate de sodium est de faire que les gens mangent plus[40], cet additif joue clairement un rôle majeur dans l'épidémie d'obésité actuelle. Un très grand nombre de gens souffrent des effets secondaires sérieux du glutamate de sodium, qui incluent maux de tête, palpitation, vomissements, nausée, engourdissement, douleur de poitrine, somnolence, pression faciale et faiblesse. Certains de ces effets secondaires sont aussi surnommés « le syndrome du restaurant chinois ».

John E. Erb a résumé ses découvertes dans son livre *The Slow Poisoning of America* (*L'Empoisonnement lent de l'Amérique*)[41] sur les activités nocives des additifs de l'industrie alimentaire. Bien que l'on ait largement connu les dangers du glutamate de sodium depuis des décennies, l'OACAM (FDA) n'a placé aucune limite au montant qui peut être ajouté aux produits alimentaires.

Produits alimentaires modifiés

Acides gras trans

Décrite comme la nourriture la moins saine au monde et/ou comme « la crise cardiaque dans une boîte », ces composants alimentaires, omniprésents, sont produits par l'huile végétale hydrogénée transformée en une substance solide. Les acides gras trans ou huiles végétales hydrogénées sont reconnues pour augmenter les niveaux de β-lipoprotéine, ou « mauvais cholestérol », en réduisant ceux de l'α-lipoprotéine, la « bonne » variété de cholestérol. Ils laissent des dépôts de gras dans les artères, causent des problèmes digestifs et

---

39. *Ibid.*
40. Note 38 (Erb), *supra.*
41. *Ibid.*

réduisent le taux d'absorbation des vitamines essentielles et des minéraux.

Les acides gras trans sont créés en chauffant de l'huile végétale à une température très élevée, la transformant en solide qui peut être utilisé dans la margarine, la pâtisserie, les tartes, la glace, la confiserie ainsi que dans d'innombrables plats prêts-à-manger. (Les clients non informés avalent souvent la publicité qui revendique que la margarine, faite d'huile de tournesol, est plus saine pour le cœur que, disons, le beurre ; ils ne s'arrêtent pas pour se demander comment au juste l'huile liquide de couleur or est devenue blanche comme la neige et solide.)

La graisse hydrogénée est bon marché, n'a aucune saveur et garantit à n'importe quel produit une longue durée de vie, d'où sa popularité dans l'industrie alimentaire. Cependant, une preuve récente a indiqué qu'au lieu de protéger le cœur, en réalité, les acides gras trans l'endommagent, sont essentiellement toxiques, causent l'obésité et ont même été liés avec quelques formes de cancer. Une étude à long terme, effectuée à la faculté de santé publique de l'université Harvard sur 18 555 femmes saines essayant de tomber enceinte, a démontré que pour chaque augmentation de 2 % du taux de calories qu'une femme obtient des acides gras trans, son risque d'infertilité s'accroît de 73 %[42].

L'expert britannique sur les acides gras trans, le docteur Alex Richardson, a commenté : « Les acides gras trans ne devraient pas être dans notre régime alimentaire. Ils sont toxiques et ne présentent aucun bénéfice connu pour la santé, mais beaucoup de risques identifiés[43]. » En 2003, l'Organisation mondiale de la santé (OMS) a recommandé que la consommation d'acides gras trans

---

42. J. E. Chavarro, J. W. Rick-Edwards, B. A. Rosner et W. C. Willett, « Consommation diététique d'acides gras et le risque d'infertilité ovulatoire », *Journal américain de nutrition clinique* 85 (1) (janvier 2007) : 231-237.
43. Dr Alex Richardson, « Nourriture du cerveau : pourquoi le gouvernement veut que votre enfant prenne de l'Oméga-3, le complément d'huile de poisson », *Nourriture et recherche de comportement*, 11 juin 2006, www.fabresearch.org/view_item. aspx?item_id=956.

soit limitée à moins de 1 % de l'énergie globale consommée[44] et, en Grande-Bretagne, toutes les chaînes de supermarchés principales ont promis d'interdire les huiles hydrogénées dans leurs propres produits alimentaires de marque et boissons aussi rapidement que possible[45].

L'université Harvard – faculté de la santé publique – a évalué qu'au moins trente mille personnes – et probablement cent mille – meurent chaque année aux États-Unis de maladies cardiovasculaires, causées par la consommation d'huiles végétales hydrogénées trouvées dans la plupart des produits alimentaires prêts-à-manger[46]. La nutritionniste américaine Mary Enig a déclaré que les acides gras trans perturbent les fonctions cellulaires de l'organisme, affaiblissant leur capacité d'expulser les déchets et toxines[47]. Ceci ouvre la porte aux maladies cardiaques, au diabète, au cancer, à l'immunité affaiblie et à l'obésité.

Les bonnes nouvelles sont que, depuis janvier 2006, conformément aux règlements gouvernementaux américains, les

---

44. « Régime, nutrition et prévention de maladies chroniques », Organisation mondiale de la santé, rapport d'une consultation d'experts de l'OMS/OAA (Organisation de l'alimentation et de l'agriculture) conjointement, série de rapports techniques de l'OMS 916 (2003).

45. Jeremy Laurence, rédacteur de santé, « Devrait-on interdire les acides gras trans ? », *L'Indépendant*, 17 novembre 2006.

46. D. Mozaffarian *et al.*, « Les acides gras trans et maladies cardiovasculaires », *Journal de médecine de la Nouvelle-Angleterre* 15 (354), (13 avril 2006) : 1601-1613 ; voir aussi « Acides gras trans et maladies coronariennes » (« Dans une analyse actualisée du lien entre maladie de cœur et acides trans, les chercheurs de l'université Harvard pour la santé publique ont trouvé que le fait d'enlever les acides gras trans de l'approvisionnement alimentaire industriel pourrait prévenir des dizaines de milliers de crises cardiaques et de morts cardiaques chaque année aux États-Unis. Leurs conclusions sont publiées dans l'édition du 13 avril 2006 dans le *Journal de médecine de la Nouvelle-Angleterre*. [...] Les acides gras trans ont été aussi associés à un risque accru des maladies coronariennes dans les études épidémiologiques. [...] Basé sur les études disponibles du métabolisme, nous avons estimé dans un rapport de 1994 qu'environ 30 000 morts de maladies coronariennes prématurées pourraient être attribuables annuellement à la consommation d'acides gras trans. » Note 4 : W. C. Willett, A. Ascherio, « Acides gras trans : les effets ne sont-ils que marginaux seulement ? », *Suis-je la santé publique* 1994 ; 84 : 722-724. (www.hsph.harvard.edu/reviews/transfats.html)

47. Entrevue avec Richard A. Passwater, « Les risques sanitaires des aliments traités ; et les dangers des graisses trans. »

fabricants alimentaires doivent indiquer le montant d'acides gras trans contenu dans leurs produits[48]. Certains ont déjà commencé à enlever les acides gras trans de leur fabrication. La British Soil Association (Association britannique du sol), vaisseau amiral du mouvement biologique au Royaume-Uni, a récemment déclaré que tous les additifs, y compris les acides gras trans, le glutamate de sodium et l'aspartame, sont absolument interdits dans tous les produits biologiques[49].

La seule façon d'exclure ceux-ci et d'innombrables autres additifs nocifs de son régime est d'éviter tous les produits alimentaires fabriqués ; prenez la voie demandant le plus de main-d'œuvre – mais aussi la voie qui rétablit la santé en mangeant seulement des produits alimentaires naturels frais et biologiques ; et en limitant les repas au restaurant seulement à des occasions rares.

Les aliments vides, remplis d'additifs, nuisent non seulement à l'organisme, mais sont aussi un déclic puissant pour déclencher un comportement antisocial. Les chercheurs tant en Californie qu'en Angleterre ont conduit des expériences dans des prisons logeant de jeunes criminels masculins, leur donnant des suppléments contenant des vitamines, minéraux et acides gras essentiels pendant plusieurs mois et ont surveillé leur comportement. Dans les deux pays, les délits mineurs ont baissé de 33 % ; pour les délits majeurs, y compris la violence, ils ont baissé de 37 % à 38 %[50]. Si vous transposez ces données du cadre carcéral, il devient clair que le comportement antisocial dans la société peut être attribué directement aux additifs alimentaires toxiques et nocifs – un autre argument puissant pour éviter les aliments vides de toute sorte.

---

48. « Étiquetage de la nourriture : Les acides gras trans dans l'étiquetage de la nutrition… » Le département américain de santé et services sociaux, L'OACAM (FDA) 21, partie 101 CFR, registre fédéral, 11 juillet 2003, p. 41434.
49. « Ce que nous pouvons dire – la qualité et les avantages de la nourriture biologique », *Bulletin d'information de l'Association du sol britannique*, version 4, 24 novembre 2005.
50. B. Gesch, conférence de presse de Londres, Collège royal des psychiatres (25 juin 2002) ; S. Schoenthaler, *Publications médicales antivieillissantes*, vol. III. Health Quest Publications, Marina Del Rey (États-Unis), 1999.

FLUORURE

Parmi les facteurs sapant le potentiel de défense de l'organisme, le fluorure mérite une attention toute spéciale. Bien que des réclamations de santé dentaire exorbitantes soient faites de ce produit pour des intérêts commerciaux, c'est en fait un poison dangereux, provenant des déchets industriels contenant de petites quantités de plomb, mercure, béryllium et arsenic[51]. La raison officielle pour laquelle le gouvernement américain promeut l'apport obligatoire de fluorure à l'eau potable est d'améliorer la santé dentaire des enfants, même si le bon sens nous dit bien que ces problèmes ne sont pas causés par un manque de fluorure mais bien par un régime malsain, une hygiène dentaire insuffisante, et un excès de sucreries. Selon quelques experts[52], le fluorure protège seulement les dents des enfants jusqu'à l'âge de 5 ans. Étant donné que cette tranche d'âge constitue seulement un petit pourcentage de la population, il semble indéfendable de forcer à la consommation de ce produit chimique fortement controversé sur chacun, sans tenir compte de leur âge et de leur condition dentaire.

De plus, il y a des preuves[53] qui montrent que la fluorisation n'améliore pas durablement la santé dentaire des enfants. D'autre part, il cause la fluorose dentaire d'un enfant sur huit, aboutissant à des dents tachetées et décolorées[54]. Aux États-Unis, selon des figures apparues en 2003, malgré la fluorisation, plus de la moitié des enfants âgés de 6 à 8 ans et les deux tiers de toutes les personnes âgées de 15 ans souffrent de caries dentaires[55]. Il est aussi admis que

---

51. Emma Young, « Les traces d'arsenic dans l'eau augmentent le risque de cancer », *Nouveau scientifique* (14 septembre 2001).
52. J. A. Brunette et J. P. Carlos, « Tendances récentes des caries dentaires aux États-Unis. Les enfants et l'effet de la fluoration de l'eau », *Journal de recherche dentaire* 69 (édition spéciale de février 1990) : 723-727.
53. Ibid.
54. M. A. Awad, J. A. Hargreaves et G. W. Thompson, « Caries dentaires et la fluorose chez les enfants de 7-9 et de 11-14 ans qui ont reçu des compléments de fluoration depuis leur naissance », *Journal de l'Association dentaire canadienne* 60 (4) (1991) : 318-322.
55. C. H. Shiboski *et al.*, « L'association des premières caries d'enfance et race/ethnicité parmi les enfants préscolaires de Californie », *Journal de santé publique dentaire* 63 (1) (2003) : 38-46.

la consommation prolongée de fluorure peut être liée à une augmentation du risque de cancer, de fracture de la hanche, d'ostéoporose, de troubles rénaux et même d'anomalies congénitales[56].

Le défunt docteur Dean Burk, qui avait travaillé pendant plus de trente ans comme chimiste en chef à l'Institut national américain du cancer (INAC), avait déclaré que « le fluorure cause plus de morts par cancer et plus rapidement que n'importe quel autre produit chimique[57] ». Après une étude d'une durée de dix-sept ans, le INAC a constaté que plus on consomme du fluorure plus on a de cancer buccal et d'ostéosarcome, une forme rare de cancer osseux chez les jeunes hommes[58]. Une augmentation tant dans le cancer buccal que d'ostéosarcome noté dans la décennie précédente est convergente avec les observations statistiquement significatives entre fluorisation de l'approvisionnement d'eau et de dentifrice, et du potentiel cancérigène du fluorure de sodium dans ces deux cancers[59].

Malgré les conclusions de l'étude de l'Institut national américain du cancer, le camp pro-fluorure fait tout son possible pour réfuter les effets nocifs du produit chimique. Une telle tentative a mené à un tapage parmi les scientifiques en 2006, quand il est apparu que le professeur Chester Douglass de la faculté dentaire de Harvard avait gardé secret les découvertes faites par son étudiante diplômée Elise B. Bassin pendant quatre ans. Dans sa thèse de 2001, Bassin a discuté de l'association qui existe entre le fluorure et le cancer, en

---

56. Elise B. Bassin, D. Wypij, R. B. Davis et M. A. Mittleman, « Spécifique de l'âge, exposition de fluorure dans l'eau potable et ostéosarcome par tranches d'âge spécifiques (États-Unis) », *Causes de cancer et contrôle* 17 (2006) : 421-428.
57. Dr Dean Burk, registre du Congrès (21 juillet 1976).
58. Perry D. Cohn, « Un rapport abrégé sur la relation entre la fluoration de l'eau potable et l'incidence d'ostéosarcome parmi de jeunes mâles », Service de la santé de l'environnement, Département de santé du New Jersey (8 novembre 1992). En 1992, le Département d'État de santé du New Jersey a publié les résultats d'une étude qui a trouvé six fois plus de cancers des os parmi les mâles de moins de vingt ans, vivants dans les communautés avec de l'eau fluorée.
59. K. H. Gelberg, E. F. Fitzgerald, S. Hwang et R. Dubrow, « Une étude contrôlée de cas d'exposition au fluorure et ostéosarcome enfantile », *Journal de santé publique américaine* 85 (1995) : 1678-1683 ; voir aussi J. K. Maurer, M. C. Cheng, B. G. Boysen et R. I. Anderson, « Étude de deux ans sur la carcinogéité du fluorure de sodium chez les rats », *Journal de l'Institut national de cancer* 82 (1990) : 1118-1126.

particulier l'ostéosarcome-osseux des jeunes hommes. Quand ses découvertes furent finalement publiées en mai 2006 et que la vérité apparut au grand jour, cela créa la consternation générale parmi les chercheurs, et le professeur Douglass de Harvard fut disculpé de tous conflits d'intérêts bien que l'on sache partout qu'il est un conseiller payé par l'industrie du dentifrice, qui est un utilisateur majeur de fluorure[60]. Jusqu'à cinq cents lettres de protestation ont été envoyées au président Bok de Harvard ; parmi elles, celle du professeur Samuel Epstein, président de la Coalition pour la prévention du cancer, demandait une explication complète et sans faille de cette décision extraordinaire[61]. Au moment de la rédaction de ce texte, le professeur Douglass, dit-on, aurait contribué à hauteur d'un million de dollars à la construction du nouvel édifice consacré à la dentisterie – et que son crime a été ainsi « pardonné ».

Cette histoire est juste un exemple parmi bien d'autres, montrant à quel point le combat pour protéger certains produits très rentables est assidu, au risque même de mettre en danger la santé publique. Pour deviner la vérité sur l'effet prétendument inoffensif du fluorure, il suffit de lire l'avertissement présent sur n'importe quel tube de dentifrice du commerce : « Gardez hors de la portée des enfants de moins de 6 ans. Si une quantité plus grande que celle utilisée pour le brossage des dents est avalée accidentellement, obtenez l'aide médicale ou contactez un centre de contrôle de poison immédiatement. Enfants de 2 à 6 ans : utilisez seulement une dose de la taille d'un petit pois et surveillez le brossage de l'enfant et le rinçage pour réduire au minimum le risque de l'avaler. »

Beaucoup de marques de dentifrice, de formules pour enfants et boissons commercialement préparées utilisent de l'eau fluorée. Un grand soin doit être pris pour les éviter.

---

60. Juliet Eilperin, « Enquête d'un professeur de Harvard, le lien fluorure-cancer a peut-être été caché », *Washington Post*, 13 juillet 2005, p. A03.
61. Lettre du professeur Samuel Epstein au président de l'université Harvard, Derek C. Bok, 31 août 2006.

Nicotine et alcool

Depuis longtemps, nous connaissons les ravages causés par le tabac sur la santé, pourtant l'habitude persiste. Les fumeurs utilisent des cigarettes soit comme un stimulant, soit comme une aide à la relaxation. Dans l'un ou l'autre cas, l'effet désiré se dissipe rapidement et doit être renouvelé, d'où la routine autodestructive des fumeurs qui fument cigarette sur cigarette.

L'ingrédient actif principal du tabac est la nicotine, décrite avec compétence comme « un des poisons le plus toxique et provoquant une dépendance agissant aussi vite que le cyanure[62] », la nicotine n'étant pas le seul produit toxique qu'avale le fumeur. Les goudrons produits par le processus de combustion enduisent les poumons et causent finalement l'emphysème et le cancer[63]. Les fumeurs ont tendance à croire qu'ils n'endommagent que leurs poumons.

Cependant, les poisons contenus dans les cigarettes se répandent dans l'organisme entier, endommageant tous les organes. Le cancer de la vessie, par exemple, arrive plus fréquemment parmi les fumeurs que les non-fumeurs[64]. Il y a aussi l'effet nocif et bien documenté de « la fumée de tabac ambiante » sur la famille du fumeur et confrères de travail[65]. Ce qui peut apparaître à beaucoup, même aujourd'hui, comme une habitude sociale acceptable est en fait une attaque sérieuse sur nos défenses naturelles.

Il en est de même pour l'alcool, qui devrait idéalement être consommé de temps en temps seulement, et en petite quantité. Si consommé en excès, l'alcool peut mener à l'alcoolisme chronique. C'est toxique pour le cerveau et encore plus pour le foie, et peut

---

62. *Le dictionnaire médical cyclopédique de Taber*, F. A. Davis Company, Philadelphie, 2005.
63. « Questions à propos des fumeurs de tabac et de la santé », Société américaine de cancer (www.cancer.org/docroot/PED/content/PED_10_2x_Questions_About_Smoking_Tobacco_and_Health.asp).
64. « Guide détaillé : cancer de la vessie, quels sont les facteurs de risque du cancer de la vessie ? », Société américaine de cancer (www.cancer.org/docroot/cri/content/cri_2_4_2x_what_are_the_risk_factors_for_bladder_cancer_44.asp).
65. « […] Fumée secondaire – Cela vous coupe le soufle : la fumée secondaire est malsaine… », département d'État de santé de New York (www.health.state.ny.us/prevention/tobacco_control/second/second.htm).

causer gastrite, pancréatite, convulsions et délire. Dans les cas extrêmes, cela mène à la cirrhose du foie et à la mort[66]. Étant donné que le foie est un organe clé, il est facile de voir comment sa destruction par consommation non contrôlée sape l'organisme en entier.

COSMÉTIQUES

Comparé aux substances fortement toxiques, comme la nicotine et l'alcool, les cosmétiques peuvent sembler quelque peu hors de propos dans notre liste noire. Après tout, ils ont été utilisés pour améliorer la beauté et la splendeur depuis des milliers d'années ; les archéologues ont trouvé beaucoup de restes de pommades précieuses, des lotions et d'autres cosmétiques dans des sites royaux antiques et des temples.

Cependant, les cosmétiques d'aujourd'hui diffèrent énormément des substances naturelles utilisées dans la Babylone antique et l'Égypte. Ils contiennent un nombre étonnant d'ingrédients, dont beaucoup (par exemple, la vaste gamme des parabènes) sont toxiques. Le laurylsulfate de sodium (utilisé d'habitude pour nettoyer les sols de garage et dégraisser les moteurs), les dioxines (soupçonnés d'être cancérigènes) et le formaldéhyde (une substance toxique fortement irritante) sont aussi utilisés. Puisque toutes les toxines aident à démolir les défenses de l'organisme, il est normal d'en déduire que toutes les sources de toxicité doivent être éliminées de nos vies quotidiennes, incluant les cosmétiques riches en toxines.

Le fait est que jusqu'à 60 % de toutes les substances pulvérisées ou frottées sur la peau sont promptement absorbées et circulent directement dans le système sanguin. La médecine orthodoxe s'en sert avec l'application de patchs divers, qui libèrent des substances, surtout des analgésiques, dans le système sanguin. De la même manière, les poudres, crèmes, pommades, vaporisateurs et parfums

---

66. Dr Howard J. Worman, « Maladie de foie alcoolisé », université Columbia, département de médecine (http://cpmcnet.columbia.edu/dept/gi/alcohol.html).

entrent aussi dans l'organisme à toute vitesse. Quelques évaluations suggèrent que les femmes absorbent autour de deux kilos de produits chimiques au travers d'articles de toilette et cosmétiques chaque année[67]. Pis encore, ce qui est absorbé par la peau contourne le système métabolique normal de l'organisme et n'est pas détruit ou neutralisé, y compris les substances cancérigènes. (Nous disons toujours à nos patientes : « Si vous ne le mangez pas ou ne le buvez pas, ne le mettez pas sur votre peau ou lèvres ! » Cependant, nous faisons une concession minuscule : on permet des crayons à sourcils.)

Une des substances « de soins » la plus risquée est le déodorant d'aisselle. Presque toutes les marques contiennent de l'aluminium, qui est sérieusement nocif[68], particulièrement quand on se souvient qu'il y a beaucoup de glandes lymphatiques dans la région de l'aisselle qui transmettent les toxines absorbées au système lymphatique. Même ces crèmes et bâtons qui sont authentiquement libres de matières toxiques et qui se prétendent biologiques doivent être évités parce qu'ils se heurtent à la tentative de l'organisme d'éliminer les poisons par la simple transpiration !

Les patients, suivant la thérapie intensive, ressentent souvent des sueurs nocturnes, représentant l'effort du corps de se désintoxiquer au repos. C'est un lavage de cerveau que de penser que cette transpiration n'est pas « agréable », car ils peuvent chercher à prendre une crème déodorante, un vaporisateur ou un bâton ; les personnes saines transpirant pendant une chaude journée ou pendant un effort physique peuvent vouloir en faire autant. Dans l'un ou l'autre cas, ceci serait une grave erreur. Quand le corps essaie de se désintoxiquer par les glandes sudoripares, le processus ne doit pas être arrêté ou gêné.

Le blocage de ces voies de sortie sous l'aisselle avec un déodorant refoulera les toxines dans le système lymphatique aux alentours

---

67. « Est-ce que les produits de maquillage vous rendent malade ? Dangers cachés sur les tablettes de votre salle de bains », *The Telegraph* (Royaume-Uni) (18 mars 2005).
68. M. S. Petrik, M. C. Wong, R. C. Tabata, R. F. Garry et C. A. Shaw, « L'aluminium lié de façon adjuvante aux maladies de la guerre du Golfe résulte dans la mort des neurones moteurs chez les souris », *Médecine neuro-moléculaire* 9 (1) (2007) : 83-100.

de la cage thoracique et des épaules et augmentera le risque de cancer du sein, même chez les hommes[69]. Depuis que les hommes utilisent aussi ces produits couramment, l'incidence du cancer du sein masculin a augmenté. Nous pouvons donc présumer que la grande partie de ce développement est l'utilisation routinière de déodorants sous l'aisselle de l'homme.

Alors, comment devrions-nous traiter le problème de la transpiration? La première règle est d'éviter les produits alimentaires et boissons toxiques et non biologiques afin que le corps n'ait pas à travailler dur pour se débarrasser des résidus. Le savon et l'eau sont les meilleurs démaquillants. La transpiration saine est inodore et n'exige aucune arme chimique pour l'élimination.

La poudre de talc devrait aussi être interdite. En plus du blocage des pores, il a été démontré qu'elle cause le cancer du poumon chez les bébés quand ils l'inhalent[70] et le cancer des ovaires chez les femmes qui l'appliquent à la zone génitale[71].

Un autre article fortement toxique utilisé tant par les hommes que par les femmes est la vaste gamme de colorants capillaires. Le cuir chevelu est fortement irrigué (c'est-à-dire riche en vaisseaux sanguins à fleur de peau) de telle sorte que ce qui est mis à sa surface est rapidement absorbé dans le système sanguin. La plupart des colorants capillaires sont fortement toxiques[72], même les types les plus récents, contenant des matières végétales, principalement non toxiques, introduisent quand même une substance étrangère dans l'organisme. C'est la raison pour laquelle on ne permet pas aux patients suivant la thérapie Gerson d'utiliser des colorants capillaires d'aucune sorte et ils ne peuvent utiliser que des shampooings les plus doux. On leur conseille aussi d'éviter les parfums, qui

---

69. P. D. Darbre *et al.*, « Produits chimiques de déodorant trouvé dans le cancer des tissus du sein », *Journal de toxicologie appliquée* 24 (1) (2004).

70. M. A. Hollinger, « Toxicité pulmonaire de talc inhalé et intraveineux », *Lettres de toxicologie* 52 (1990) : 121-127.

71. B. L. Harlow, D. W. Cramer, D. A. Bell et W. R. Welch, « Exposition périnéale au talc et au risque de cancer ovarien », *Gynécologie d'obstétrique* 80 (1992) : 19-26.

72. F. N. Marzulli, S. Green et H. I. Maibach, « Toxicité de colorant de cheveux – une révision », Journal de pathologie de l'environnement, Toxicologie et Oncologie 1 (4) (mars-avril 1978) : 509-30.

contiennent des arômes synthétiques, mais peuvent utiliser de la glycérine pure diluée (sans eau de rose) pour humidifier la peau sèche. Les patients doivent à leur tour se passer de lotions d'après-rasage et de crèmes à raser sous forme d'aérosol.

Il existe certains produits cosmétiques doux non toxiques et des toilettages sur le marché qui sont faits de matières premières naturelles, qui peuvent être utilisés par les patients guéris et par ceux qui ne suivent pas la thérapie. Vous devriez examiner diligemment la liste des ingrédients inscrits en minuscule sur les contenants avant de les acheter, mais, quand il s'agit de la protection de votre santé, aucun effort n'est de trop.

IMMUNISATION - VACCINATION

Les vaccins peuvent vous sauver la vie ; mais ils peuvent aussi être mortels. Leur histoire remonte au travail du médecin britannique Edward Jenner (1749-1823). Il a observé que les trayeuses, qui avaient contracté la variole, ne subissaient qu'une forme douce de la maladie et étaient par la suite immunisées contre la variole. De cette constatation, il a conclu que l'introduction d'une forme douce de la maladie permettait au corps de produire une immunité capable de combattre une forme plus mortelle de la même maladie[73]. La supposition était correcte, mais, dans des tentatives postérieures faites pour obtenir les mêmes résultats, on n'avait pas pris en considération que les trayeuses étaient jeunes et vraisemblablement saines, permettant à leurs systèmes immunitaires de répondre. Depuis lors, bien des générations d'enfants ont été vaccinées contre la variole ; dans les années 1980, les autorités médicales ont déclaré que la variole avait été éradiquée[74].

Depuis des années, cependant, les enfants américains ont reçu le vaccin DCT « diphtérie-coqueluche-tétanos » à un âge toujours plus

---

73. John Baron et H. Colburn, « La vie d'Edward Jenner », avec illustrations de ses doctrines et sélection de sa correspondance (Londres, 1838).

74. « Ce pour quoi vous devriez être au courant concernant une épidémie de variole », Département de santé et services humanitaires, Centres pour contrôle et prévention de maladies (www.bt.cdc.gov/agent/smallpox/basics/outbreak.asp).

jeune. Feu docteur Robert S. Mendelsohn (1926-1988), l'ex-responsable de la Société pédiatrique américaine de l'hôpital pédiatrique de Chicago, n'a jamais cessé d'avertir contre l'immunisation des bébés, rapportant de nombreux cas d'enfants qui étaient atteints de façon permanente, y compris les cas de grands dommages cérébraux. Il a noté que le docteur William Torch de l'université du Nevada, faculté de médecine à Reno, a rapporté que les deux tiers des cent trois enfants qui sont morts du syndrome de mort subite de nourrisson (SMSN) avait été immunisés avec le vaccin DCT dans les trois semaines précédant leur mort, et beaucoup sont morts dans la journée suivant la vaccination[75]. Une étude faite en 1994 a constaté que les enfants diagnostiqués d'asthme (une maladie respiratoire ressemblant à la mort subite de nourrisson) avaient une probabilité cinq fois plus grande d'avoir reçu le vaccin contre la coqueluche. Une autre étude a constaté que les bébés meurent à un rythme huit fois plus grand que la normale dans les trois jours après avoir reçu le vaccin DCT[76]. Quand le Japon a interdit l'immunisation d'enfants en bas âge de moins de deux ans, le problème de mort subite de nourrisson a pratiquement disparu[77]. En temps utile, le gouvernement américain a dû garantir la sécurité des injections DCT, puisque les laboratoires pharmaceutiques qui les produisaient ont été poursuivis de multiples fois pour dommages et décès causés par les vaccins[78].

Les vaccins DCT sont toujours utilisés aux États-Unis. Leur utilisation est en fait non scientifique, puisqu'un petit bébé n'a pas encore son propre système immunitaire et est donc incapable de répondre. Un bébé né a six mois d'immunité provenant de sa mère, néanmoins les pédiatres continuent à vacciner les bébés de 2 à

---

75. Dr Robert S. Mendelsohn, « La bombe médicale à retardement de l'immunisation contre les maladies », *Journal Est-Ouest*, novembre 1984 (www.whale.to/vaccines/mendelsohn.html).
76. Le café de bonne santé de Shirley (www.shirleys-wellness-cafe.com/vaccine_sids.htm).
77. Communication personnelle à Charlotte Gerson du professeur Takaho Watayo, sous-directeur de l'hôpital Ohtsuka à Tokyo, septembre 2006.
78. Programme national de compensation pour dommages de vaccins, 1er octobre 1988.

3 mois avec le DCT. Clairement, ceci contrevient au développement naturel du système immunitaire de l'enfant à un stade ultérieur.

En Grande-Bretagne, la controverse a fait rage sur la sécurité du vaccin « rougeole-oreillons-rubéole », par habitude donné aux bébés et qui a, selon quelques docteurs, le potentiel de causer l'autisme et des maladies intestinales[79]. Ces assertions ont été vigoureusement rejetées par les autorités médicales[80]. Aux États-Unis, la présence de thimérosal (mercure d'éthyle) dans les vaccins administrés aux bébés et petits enfants a suscité beaucoup de débats passionnés, liant le mercure toxique aux nombreux cas d'autisme, aux retards dans la faculté de la parole et aux tics chez les jeunes et contribuant aux troubles mentaux et immunitaires dans une proportion significative de la population[81]. À ce jour, tous les vaccins utilisés en pédiatrie sont fabriqués sans thimérosal ou à doses réduites de thimérosal. En somme, beaucoup de questions concernant l'immunisation routinière demeurent sans réponse.

Bien trop souvent, ce qui semble comme une innovation médicale de valeur s'avère avoir des inconvénients considérables. En général, l'intervention d'agents chimiques puissants – additifs alimentaires, médicaments ou toxines environnementales – affaiblit les défenses naturelles du corps et conséquemment ouvre la voie à des maladies graves, de là, le besoin de les reconstituer suivant la thérapie Gerson, comme nous l'établirons dans les chapitres suivants.

---

79. Bill Parish, « Vaccin ROR (rougeole-oreillons-rubéole) et cas ultérieurs d'autisme soupçonné », *Sightings*, Parish & Company (23 mai 2000), FreeRepublic.com (www. freerepublic.com/forum/a3931156b1dee.htm).

80. « Questions fréquemment posées sur le vaccin contre la rougeole et maladies inflammatoires de l'intestin (MII) », Département de santé et des services humains, Centres pour le contrôle et prévention de maladies (www.cdc.gov/nip/vacsafe/concerns/autism/ibd.htm).

81. James F. et Phyllis A. Balch, *Prescription pour la bonne santé alimentaire : utilisation d'aliments guérissants*, Avery, New York, 2ᵉ édition, 26 mai 2003.

CHAMPS ÉLECTROMAGNÉTIQUES

Chaque être vivant est entouré par son propre champ électromagnétique – une couche invisible mais mesurable d'énergie rayonnante. Pendant des millions d'années, ces champs ont existé sans perturbations humaines. À la fin du XIXe siècle, la première ampoule à filament incandescente a été inventée en Grande-Bretagne et plus tard en Amérique. Avec cette invention, l'électricité est devenue une partie vitale de la vie quotidienne et son utilisation a grandi exponentiellement.

Aujourd'hui, toutes les populations sur la Terre sont exposées aux champs électromagnétiques d'intensités variables. Les lampes, postes de télévision, radios, réfrigérateurs, fours à micro-ondes, ordinateurs et récemment les téléphones cellulaires émettent tous des fréquences électromagnétiques invisibles. Si nous ajoutons la radiation géopathique naturelle à nos instruments de ménage, ce n'est pas une exagération de dire que nous existons dans un « potage » électronique et de voir que tout ceci doit nécessairement avoir un impact nuisible sur la santé humaine et le bien-être.

Comme l'utilisation des téléphones cellulaires augmente dans le monde entier, de plus en plus d'antennes radio sont érigées pour les servir. Jusqu'à présent, les agents officiels ont prétendu que ces mâts ne présentent aucun risque pour la santé des personnes vivant à proximité[82], mais des individus concernés rapportent une histoire bien différente, révélant des ensembles de maladies, principalement de cancer, survenant aux alentours de mâts récemment érigés[83], ainsi que des maux de tête, des éruptions cutanées, des palpitations de cœur et le vertige, constatés dans la même période[84].

---

82. « Faits sur les téléphones cellulaires : information au consommateur sur les téléphones sans fil », l'OACAM, Organisme américain de certification des aliments et médicaments (www.fda.gov/cellphones/qa.html#4).
83. « Concentration de cancer aux mâts téléphoniques », *Sunday Times* de Londres (22 avril 2007).
84. Eileen O'Connor, « Groupe de discussion sur les champs électromagnétiques à l'Agence pour la protection de la santé sur la protection des radiations (HPA-RPD), 2 mars 2006 », (octobre 2006), téléphone mobile/radiation de mât (www.mast-victims. org/&&&index.php?content=journalaction=viewtype=journalid=111). Six autres études

Quelques scientifiques sont d'accord avec les préoccupations émises par le public. Par exemple, le docteur Robert O. Becker, deux fois nommé pour le prix Nobel, qualifie la prolifération de champs électromagnétiques comme « l'élément polluant le plus grand dans l'environnement de la Terre[85] ». Tant l'OMS que le

à court terme de mâts pour téléphones mobiles ont trouvé aussi des effets significatifs sur la santé tels que les maux de tête, le vertige, la dépression, la fatigue, le désordre du sommeil, difficulté dans la concentration et problèmes cardiovasculaires : 1) H.-P. Hutter, H. Moshammer, P. Wallner et M. Kundi (http://oem.bmjjournals.com/cgi/content/abstract/63/5/307), symptômes subjectifs, problèmes de sommeil et de performance cognitive chez les personnes résidant près des bases de stations pour téléphones mobiles. Conclusion : en dépit d'une exposition très basse aux hautes fréquences-champs électromagnétiques, les effets sur le bien-être et la performance ne peuvent pas être exclus, tels que montrés par les résultats expérimentaux récemment obtenus ; cependant, les mécanismes d'action à ces faibles niveaux sont inconnus... 2) Santini *et al.* (Paris) [Pathologie Biologie (Paris)] 2002 (http ://www.emrnetwork.org/position/santini_hearing_march6_02.pdf). 3) Ministères des Pays-Bas des Affaires économiques, Logement, Planification spatiale et Environnement et bien-être de santé et sport. (TNO) 2003 (http://www.unizh.ch/phar/sleep/handy/tnoabstractE.htm). 4) Syndrome des micro-ondes – aspects supplémentaires d'une étude espagnole, Oberfeld Gerd., conférence de presse internationale à Kos (Grèce), 2004 (http://www.mindfully.org/Technology/2004/Microwave-Syndrome -Oberfeld1may04.htm), « Les scientifiques ». 5) Des scientifiques autrichiens envoient un communiqué de presse le 1er mai 2005 avec ce rapport : « Une étude en Autriche a examiné la radiation de mâts pour téléphones mobiles à une distance de 80 mètres ; des tests EEG sur 12 personnes électrosensibles ont prouvé des changements significatifs dans les courants électriques du cerveau. Les volontaires pour l'épreuve ont signalé des symptômes comme le bourdonnement dans la tête, palpitations du cœur, le fait d'être indisposé, tête légère, inquiétude, essoufflement, problèmes respiratoires, nervosité, agitation, mal de tête, acouphène, sensation de chaleur et dépression. 6) Bamberg, Allemagne, le 26 avril 2005, Dr C. Waldmann-Selsam, Dr U. Säeger, Bamberg, Oberfranken, ont évalué les plaintes médicales de 356 personnes qui ont été exposées à long terme [radiation] dans leurs maisons par des pulsations de champs magnétiques à haute fréquence (de bases de stations pour téléphones mobiles, de téléphones sans fils DECT, parmi d'autres). Voir aussi Dr Warren Brodey, « Radiation et santé », Oslo, Norvège (13 septembre 2006), p. 14 (www.computer-clear.com/radiation_and_health.pdf).
85. Linda Moulton Howe, « Alerte de Sécurité britannique pour téléphones cellulaires et entrevue avec le Dr Robert O. Becker », Conseil des impacts de technologie sans fil (www.energyfields.org/science/becker.html).

Parlement européen ont tenu des discussions sur l'impact des champs magnétiques sur l'environnement[86].

En appliquant le principe de la précaution, «s'il y a un doute, ne le faites pas», tout le possible doit être fait pour limiter les risques envahissants du smog électronique. L'utilisation du téléphone cellulaire doit être limitée à un minimum, l'éteindre immédiatement après son utilisation et ne pas continuer à le porter sur soi quand il est éteint. Si possible, des dispositifs à distance devraient être utilisés pour garder les mains, la tête et le corps loin de l'appareil.

Mis à part les téléphones, il est sage de ne pas garder des dispositifs électroniques, quels qu'ils soient, près des lits où les dormeurs seraient exposés à la radiation pendant la nuit. Tout l'équipement électronique devrait être éteint quand on ne l'utilise pas, non gardé en attente. On dit que quelques plantes d'intérieur communes (par exemple, le lis de paix) absorbent les radiations nocives[87] et devraient être partout dans la maison en grand nombre.

STRESS : L'ENNEMI INTÉRIEUR

À part des influences nuisibles qui attaquent les mécanismes de défense du corps de l'extérieur, il y en a une autre interne créé par nous-même, à savoir le stress que l'on se doit de considérer. Le stress est pris pour acquis comme faisant partie intégrante du style de vie pressé et agité d'aujourd'hui, et pourtant il n'a pas même

---

86. «Minutes de la septième réunion internationale de comité consultatif», le projet international des CEM (champs électromagnétiques) (Genève), Organisation mondiale de la santé (6-7 juin 2002) (www.who.int/peh-emf/publications/IAC_minutes_2002MR_update.pdf).

87. Mary Lambert, *Débroussailler le fatras pour du bon feng shui* (New York : Michael Friedman Publishing Group, 1er janvier 2001). Lambert suggère que les plantes suivantes sont surtout bonnes pour absorber les émissions électromagnétiques des ordinateurs et autres équipements électroniques : lis de paix, *Peperomia*, *Cirrus peruvianus* (un cactus) et plantes de bananes naines. Les études conduites par l'Aéronautique nationale et l'Administration spatiale ont montré une efficacité particulière des plantes dans l'absorption du formaldéhyde, xylène, le benzène et l'oxyde de carbone de l'air dans les maisons ou les bureaux.

été identifié, sans parler même d'être exploré, jusqu'à la première moitié du XXe siècle.

C'est alors qu'un endocrinologiste hongrois éminent, le docteur Hans Selye (1907-1982), a d'abord commencé à se demander pourquoi tant de personnes souffraient de ce qu'il a appelé un état de sous-santé, n'étant ni malades ni bien portantes et manquant de vitalité. Il a finalement identifié la cause comme étant le stress, qu'il a défini avec les mots suivants : « Le stress est la réponse non spécifique du corps à n'importe quelle demande, soit qu'elle soit causée par, ou le résultat de, conditions agréables ou désagréables. La façon avec laquelle vous la prenez détermine si vous pouvez vous adapter avec succès au changement[88]. » Autrement dit, le stress en lui-même n'est pas mauvais. Au contraire, pour citer Selye à nouveau, « on croit généralement que les organismes biologiques exigent un certain montant de stress pour maintenir leur bien-être. Cependant [...] l'excès de stress souligne ce que le système ne peut pas supporter, produisant des changements pathologiques[89]. »

Le problème est que les êtres humains modernes répondent au danger réel ou imaginaire avec les mêmes changements biologiques instantanés que nos ancêtres les plus éloignés le faisaient quand ils étaient confrontés à un mammouth ou attaqués à la hache de silex par un ennemi : la réaction de « lutte ou fuite » intervient, donnant à l'organisme une explosion d'énergie pour se battre avec l'attaquant ou fuir à une vitesse extraordinaire, supérieure à la normale. La réaction d'alarme amène la glande pituitaire-corticosurrénale à répondre en produisant les hormones essentielles pour lutter ou fuir. Les battements du cœur augmentent, le taux de glycémie augmente, les pupilles se dilatent pour mieux voir et la digestion ralentit pour détourner l'énergie aux membres. L'adrénaline et le cortisol se précipitent dans le système. Tous ces changements disparaissent quand la situation est résolue, soit en luttant ou en fuyant pour être en sécurité.

---

88. Dr Hans Selye, *Le Stress de la vie*, McGraw-colline, New York, 1956.
89. Dr Hans Selye, « Le concept du stress et certaines de ses implications » dans Vernon Hamilton et David M. Warburton, *Tension humaine et connaissance : une approche de traitement de l'information*, John Wiley and Sons Ltd., New York, 1979.

De nos jours, les menaces sont principalement non violentes et les défis ont tendance à causer la frustration, faisant bouillir la colère ou réprimant la tension, ne trouvant aucun débouché. Après tout, nous ne pouvons pas lutter avec un patron hypercritique ou sortir d'un embouteillage qui nous met en colère, ce qui fait que l'organisme demeure dans un état anormalement éveillé. Comme nos ancêtres troglodytiques, les gens modernes passent aussi par les trois phases, l'alarme, la résistance et, finalement, l'épuisement. En temps utile, les changements hormonaux induits par le stress peuvent mener à une vaste gamme de maladies, y compris l'hypertension, l'infarctus du myocarde[90], l'hémorragie cérébrale, les ulcères gastriques ou duodénaux[91], l'artériosclérose[92], l'arthrite, la maladie de reins et les réactions allergiques[93]. Par-dessus tout, le système immunitaire est affaibli et nous savons à quel point cela est dangereux.

C'est rare de voir quelqu'un passer sa vie sans éprouver des périodes de grand stress. Échec dans les affaires, problèmes financiers, dette sérieuse, divorce, maladie dans la famille ou perte d'un travail – la liste est longue. Les gens réagissent souvent en faisant des heures supplémentaires au travail, vivant d'aliments sous vide et de casse-croûte malsains, prenant des somnifères pour combattre l'insomnie et des médicaments pour se stimuler, afin de faire face au nouveau jour, buvant plus de café et d'alcool et fumant plus de cigarettes – le tout accélérant la descente vers la mauvaise santé. Cependant, c'est leur réaction au stress – pas le stress en tant que tel – qui cause les ennuis. Le stress et ses conséquences peuvent

---

90. Vijay Sood et R. N. Chakravarti, « Tension systémique dans la production de thrombose cardiaque chez les rats hypercholestérolémiques », *Recherche en médecine expérimentale* 167 (1) (février 1976) : 31-45.

91. « Désordres digestifs : Estomac et ulcères duodénaux (ulcères digestifs) », Centre médical de l'université du Maryland (www.umm.edu/digest/ulcers.htm).

92. E. C. Lattime et H. R. Strausser, « Artériosclérose : est-ce-que la suppression immunitaire induite par le stress est un facteur de risque ? », *Science* 198 (4314) (21 octobre 1977) : 302-303.

93. M. Lekander, « Le système immunitaire est affecté par les facteurs psychologiques. Les hauts niveaux de tension peuvent changer la susceptibilité à l'infection et à l'allergie », *Lakartidningen* 96 (44) (3 novembre 1999) : 4807-11.

agir comme la goutte qui fait déborder le vase, particulièrement si nous traitons avec un des individus en « sous-santé » de Selye dont le foie est déjà dans un état piteux, avec le reste de l'organisme toxique et sous-alimenté.

Le stress doit être inclus parmi les facteurs qui sapent les mécanismes de défense du corps et nous devons le traiter raisonnablement. Des techniques de relaxation, de yoga, des exercices respiratoires et des conseils pour aider à reprogrammer les réactions spontanées, profondément destructrices aux problèmes inévitables de la vie. (Voir le chapitre 26, « Vaincre le stress et la tension », p. 309.) Combiné avec la nutrition optimale, ceci peut aboutir à l'exposé idéal du docteur Selye quand il a recommandé, « le stress sans détresse[94] ».

---

94. Dr Hans Selye, *Stress sans détresse*, Lippincott, Philadelphie, 1974.

CHAPITRE 6

POURQUOI LA THÉRAPIE GERSON EST SANS SEL

LE MÉTABOLISME DU POTASSIUM-SODIUM

Notre métabolisme entier dépend dans son ensemble de l'échange constant qui se fait entre le flot sanguin de notre corps apportant des nutriments aux trillions de cellules et remportant les déchets qui doivent être éliminés. C'est le sang qui transporte nos aliments et l'oxygène à chacune de nos cellules et par la suite ramène les déchets à l'extérieur des tissus pour être excrétés, servant ainsi les besoins du corps dans son entier. **Cet échange stupéfiant est très étroitement relié à la balance du rapport potassium/sodium et à sa capacité de passer et sortir des cellules dans le flot sanguin.**

Le sang (et l'autre liquide essentiel du corps, le sérum) a besoin de contenir des minéraux de sodium tandis que dans chaque cellule le potassium doit être disponible en abondance. L'échange entre les liquides du corps et les cellules ne peut survenir seulement lorsque le sodium dans le liquide libère les nutriments (et ramasse les déchets), c'est grâce à la balance de ces deux minéraux que l'échange ou le transport se fait. C'est pour cette raison que le sodium doit rester dans les liquides du corps et le potassium dans les tissus !

Les aliments naturels, tels que fruits biologiques et légumes, se combinent naturellement pour donner l'équilibre exact nécessaire entre ces deux minéraux essentiels. Les liquides de notre corps constituent environ 10 % de sa masse, et les tissus 90 %. Si l'être humain mange correctement un régime végétarien, sans sel, ce dernier fournit le niveau optimal de ces minéraux ; c'est-à-dire environ 10 % de ce régime est élevé en sodium (fourni naturellement par les aliments, et aucun ajout n'est nécessaire), pendant que le reste, soit environ 90 %, est élevé en potassium provenant des fruits et légumes biologiques non salés.

Le problème survient quand des procédés artificiels, tels que la cuisine, la mise en conserve, la congélation, la mise en bouteille, la préservation, etc., sont introduits dans notre système d'approvisionnement alimentaire. Le potassium est toujours perdu dans de tels procédés, alors que le sodium est constamment augmenté par des quantités constamment ajoutées. Clairement, cela change totalement la chimie normale du corps et est ainsi la cause du début de toute maladie.

Pourquoi un régime sans sel ?

Le sel a toujours été utilisé par les humains. Il a certainement été utilisé comme rehausseur de goût pour la nourriture, mais aussi pour beaucoup d'autres utilisations, incluant la conservation de la nourriture, le contrôle des insectes nuisibles, le dentifrice, la poudre à récurer, pour faire fondre la glace des allées et des routes et pour beaucoup d'autres choses encore. Le sujet que nous nous proposons de traiter ici est son utilisation, en fait sa surutilisation, dans la préparation de la nourriture et de la conservation.

Avant que la réfrigération n'ait été inventée et largement disponible, le sel de table (chlorure de sodium ou NaCl) était un des moyens les plus populaires de conservation de la nourriture, en permettant à la viande, au poisson et à d'autres substances mangeables d'être produits dans une partie du monde, puis ensuite expédiés dans un autre partie, pour être consommés ou produits dans des temps d'abondance et préservés pour consommation ultérieure, en temps de rareté. En plus, le sel a des propriétés qui suppriment les goûts désagréables, rendant ainsi quelques aliments plus savoureux ou même délicieux au goût. Comme il a été largement utilisé comme un agent de conservation, nous devenons accoutumés au goût « salé » et la nourriture n'a pas un si bon goût sans y ajouter du sel.

Au fil des années, le palais humain perd sa sensibilité au sel, donc la tendance est pour l'utilisateur d'en prendre de plus en plus pour maintenir ce goût « salé » qu'il recherche. Cependant, il y a un problème avec l'utilisation répandue et habituelle du sel. Cela a été d'ailleurs reconnu depuis longtemps, qu'il y a un fort rapport entre le sel et l'hypertension[1]. Si vous avez de l'hypertension, une des premières recommandations qu'un médecin fera est de vous dire de diminuer votre consommation de sel. Dans notre culture moderne, ce n'est pas une chose facile.

Le sel est composé de deux éléments, tous les deux très actifs chimiquement : le sodium et le chlore (le sel de table est du chlorure de sodium ou NaCl. Na pour sodium, et Cl pour chlore). Chacun de ces deux éléments est malfaisant, à sa propre façon, pour le métabolisme de votre corps.

Le chlore a pour effet direct de chasser l'iode essentiel de la glande thyroïde, réduisant ainsi dangereusement les fonctions de cette glande. Le sodium, de son côté, est un inhibiteur d'enzymes[2] et a des effets beaucoup plus extensifs. Il promeut le syndrome de dommage tissulaire en perturbant le métabolisme, la production d'énergie, la nutrition et l'écoulement des déchets de chaque cellule dans votre corps, promouvant l'œdème en retenant environ

---

1. « La relation positive de consommation de sodium et de tension artérielle, d'abord reconnue il y a un siècle, a été bien établie dans les études humaines écologiques, épidémiologiques et expérimentales. » « Sel, tension et santé humaine », Michael H. Alderman, « Hypertension », *Amer. Heart. Journal*, mars 2000 (http://hyper. ahajournals.org/content/36/5/890.full).
2. Malcolm Dixon et Edwin C. Webb, *Enzymes*, Longmans Green and Co., Londres, New York, Bombay, 1966, p. 422-3.

quinze fois son propre poids d'eau et il est essentiel pour la croissance des cellules cancéreuses.

Son élément chimique opposé est le potassium, qui est nécessaire en grande quantité pour notre santé et bien-être. En fait, quelques études médicales ont contesté le besoin de réduire le montant de sel ingéré, en suggérant plutôt que ce qui est important est la « balance » entre le sel et la consommation de potassium[3]. Le régime standard américain (Standard American Diet dont l'acronyme est SAD, voulant dire « triste » en anglais) est très pauvre en potassium et très riche en sodium, établissant les bases d'un environnement très propice au développement de maladies chroniques.

Le docteur Gerson a vu le dommage qu'un niveau élevé de sodium peut faire dans un corps humain, aussi bien qu'un niveau bas de potassium et a ainsi exigé que ses patients évitent totalement le sel *et tous les composés de sodium*. Il a déterminé que le corps humain a besoin en fait d'un certain montant de sodium pour fonctionner correctement, exigeant seulement environ 100 mg (1/300 d'once !) par jour de sodium, taux facilement contenu dans les légumes à feuilles vertes[4]. Le régime standard américain, d'autre part, contient entre 3 400 et 10 000 mg de sel au quotidien, une surdose de 34 à 100 fois supérieure[5] ! Peu importe quelle substance vous ingérez, même si c'est bon au goût pour vous, une surdose de

---

3. Q. Yang, T. Liu, E. V. Kuklina, W. D. Flanders, Y. Hong, C. Gillespie, M. H. Chang, M. Gwinn, N. Dowling, M. J. Khoury et F. B. Hu. « Sodium et consommation de potassium et mortalité parmi les adultes américains : données prospectives de la troisième enquête sur la santé nationale et la nutrition. » *Arch Intern Med.* 171 (13) : 1183-91, le 11 juillet 2011.

4. Max Gerson, « Contenu de sodium et de potassium des aliments » (table), *Une thérapie de cancer : résultats de cinquante cas et la cure de cancer avancé par la thérapie de régime, un résumé de trente ans d'expérimentation clinique*, Institut Gerson, San Diego, 6ᵉ édition, 1999, p. 225-9.

5. « Avec tant de sel dans notre nourriture, ce n'est pas étonnant que l'Américain moyen reçoive 3,436 milligrammes de sodium par jour. C'est plus que le double de la limite recommandée par l'Association américaine du cœur qui est de 1,500 milligrammes. » « Aliments traités : d'où vient tout ce sel ? » Association américaine du cœur, page d'hypertension du web. Le 17 juillet 2013 (www.heart.org/HEARTORG/Conditions/HighBloodPressure/PreventionTreatmentofHighBloodPressure/Processed-Foods-Where-is-allthat-salt-coming-from_UCM_426950_Article.jsp).

cinquante fois provoquera sûrement de graves dommages à long terme et souvent à court terme aussi.

Le nombre de composés de sodium contenus dans nos aliments, particulièrement ceux qui sont traités et les aliments de restaurant, est très élevé. Non seulement nous sommes gavés de sel de table, mais on y ajoute du GMS (glutamate monosodique), de la saccharine de sodium, du bicarbonate de soude et une foule des produits chimiques de transformation des aliments contenant du sodium. Le dentifrice contient du fluorure de sodium, un composé tellement plus toxique que le sel de table qu'il est souvent utilisé comme poison pour tuer les rats[6] !

Le résultat est que nous ne pouvons pas éviter cette substance toxique sans soigneusement sélectionner et manger de la nourriture fraîche, biologique, que nous préparons nous-mêmes. En fait, la grande majorité de notre consommation de sodium provient des aliments de restaurant et de ceux qui sont traités. L'utilisation habituelle de la salière est présente sur presque chaque table de salle à manger dans le monde, ajoutant ainsi une charge toxique supplémentaire.

La transformation des aliments, entre-temps, enlève le potassium des aliments et ajoute des composés de sodium pour de nombreuses raisons : l'amélioration du goût, les fonctions de conservation ou cosmétiques, la modification de texture, etc. Cela renverse la balance sodium-potassium dans la nourriture que nous mangeons et conséquemment la balance dans notre corps. Puisque notre corps s'attend à ce qu'il y ait une abondance de potassium disponible dans nos aliments (comme c'est le cas dans les aliments naturels, biologiques et frais), il ne fait aucun effort particulier pour le retenir. Aussi, étant donné que le sodium est rarement présent dans la nature passé quelques kilomètres du littoral marin, le corps retient

---

6. Carolyn Evans-Dean, « Fluorure dans le poison pour rats », *eHow home*. « Depuis les années 1800, le fluorure a été une composante clé dans le poison pour rats et les insecticides. Quand mélangé au grain ou autre nourriture, les rats consommeront sans hésiter le poison et mourront. On a jugé que cette méthode était préférable à d'autres composés toxiques parce que c'était moins dangereux pour les humains et le bétail qui pourraient l'ingérer par hasard. » (www.ehow.com/about_6544969_fluoride-ratpoison.html).

fortement le sodium qu'il reçoit pour établir la balance néces-saire. Quand le rapport de sodium-potassium dans la nourriture est inversé, nous sommes surchargés de sodium (qui est retenu) et à court de potassium (qui s'échappe facilement du système), avec des résultats désastreux pour notre corps.

Dixon et Webb, dans leur livre *Enzymes*, appellent le sodium un « inhibiteur d'enzymes » (un autre terme pour « poison »), pendant que son opposé chimique, le potassium, est un facilitateur d'enzymes[7]. Chaque activité chimique dans notre corps est régulée et négociée par des enzymes, ils agissent comme des « bougies » ou catalyseurs qui promeuvent l'activité. Le fait d'inhiber une enzyme inhibe naturellement ou désamorce la capacité de l'enzyme de promouvoir ou de permettre l'activité dont elle est responsable.

Quand vous considérez les activités innombrables qui ont besoin de se faire correctement dans notre corps complexe pour maintenir son fonctionnement normal, l'échec d'une seule de ces activités peut avoir des conséquences sérieuses, et même fatales. Le venin du serpent, par exemple, peut interférer avec l'enzyme qui permet au sang de transporter l'oxygène. Le résultat, même dans une atmosphère riche en oxygène, est la mort de notre corps à cause du manque d'oxygène transporté aux cellules. D'autres poisons interfèrent avec la coagulation du sang, l'autonomie de notre respiration, la transmission d'impulsions dans nos nerfs, et la liste est sans fin. Le sodium interfère avec beaucoup d'enzymes, en inhibant ou en arrêtant beaucoup de ces fonctions essentielles.

Afin de réparer le dommage aux fonctions du corps provoqué par le déséquilibre du potassium réduit et du sodium trop abondant, le docteur Gerson a donné son composé de potassium à ses patients, comme une solution à base d'eau dans des doses qui pourraient être considérées comme « héroïques » par d'autres médecins. Conscient du fait que l'on a montré aux étudiants en médecine comment l'application directe d'une solution de chlorure de potassium arrête le cœur d'une grenouille, le docteur Gerson a exploré plus de trois cents combinaisons de sels de potassium pour trouver celle qui

---

7. Voir note 2 (Dixon et Webb), *supra*.

serait sûre dans toutes les circonstances. Cette solution se compose de 33,3 grammes de chacun des composants suivants : le gluconate de potassium, l'acétate de potassium et phosphate de potassium (mono fondamental), qui est dissous dans un litre (~1 quart) d'eau distillée, ayant pour résultat une solution de 0,1 molaire qui est ajoutée à la plupart des jus quotidiens de la thérapie. Le cœur de la grenouille mis à part, aucun mal n'a jamais été fait à un patient par cette combinaison ou dosage, même quand, par erreur, une surdose de dix fois ou plus est consommée !

Quand le potassium est remis dans le système, il reconquiert sa place légitime dans les cellules. Le sodium est alors poussé hors de la cellule (à laquelle il n'appartient pas) pour aller dans le flot sanguin (où il est à sa place légitime), et les montants de sodium en excès sont excrétés, et la balance est restituée. Quand la balance sodium / potassium est restituée, le métabolisme de la cellule est normalisé, la production d'énergie recommence, les nutriments et déchets émigrent au travers de la membrane cellulaire dans les bonnes directions et la guérison commence. Le processus est rapide et stupéfiant.

Le Dr Freeman Cope, dans la revue *Physiological Chemistry and Physics*, déclare : « Le régime de potassium élevé et le peu de sodium de la thérapie Gerson a été observé expérimentalement guérissant beaucoup de cas de cancer avancé chez les patients, mais la raison n'était pas claire. Des études récentes [l'article date de 1977] de laboratoire faites par le docteur F. G. Ling et ses associés indiquent qu'un environnement élevé en potassium, bas en sodium, peut retourner des cellules de protéines partiellement endommagées à leur configuration normale non endommagée. Par conséquent, le dommage dans d'autres tissus, indiqué par les toxines et déchets produits par le cancer, est probablement en partie réparé par la thérapie Gerson et par ce mécanisme[88]. »

Autour de chaque tumeur ou articulation arthritique, dans la plupart des conditions virales chroniques telles que l'herpès génital

---

8. F. W. Cope, « Pathologie d'eau structurée et des cations associés dans les cellules (le syndrome du dommage des tissus) et son traitement médical. » *Chimie physiologique et Physique*, 9 (6) : 547-53, 1977.

et dans d'autres pathologies de longue date, les tissus des patients ont perdu le potassium et gagné du sodium avec enflure résultante, remplie d'eau. Cela a été établi par la médecine moderne comme étant un fait physiologique[9].

Quand il a étudié les infections tuberculeuses, le docteur Gerson a observé le même phénomène et l'a enregistré dans ses travaux publiés. Autour de chaque caverne et cavité tuberculeuse il a vu une sphère boursouflée où le tissu adjacent fonctionnait mal, car endommagé par les toxines s'échappant de l'organisme tuberculeux. Les métabolites partiels dans les lésions de maladie provoquent des difficultés parce qu'ils sont des déchets qui promeuvent un processus destructeur quand ils sont laissés sur place. Leur présence bouleverse le tissu autrement normal qui, à son tour, devient endommagé.

Comme 28,3 gr (une once) de sodium retient 453,6 l (une livre) d'eau dans les cellules, sous forme d'œdème ou d'enflure, une fois que le sodium en excès est éliminé, l'eau qu'il a retenue dans les cellules est aussi relâchée. À cause de ce processus, le patient peut perdre facilement de 3,5 à 4,5 kg (8-10 livres) d'eau retenue par jour, jusqu'à ce que le sodium en excès et l'œdème associé soient partis.

Quand la balance sodium-potassium est restituée (essentiellement par le mécanisme de privation de sel et d'addition d'un supplément de potassium), la tension se normalise très rapidement, de l'ordre de quelques jours, plutôt que de semaines. On attribue au régime sans sel de Gerson l'inversion d'un très grand nombre de maladies qui par les méthodes allopathiques sont considérées «chroniques» ou «incurables», partiellement en raison de l'importance de restituer la balance de sodium-potassium.

---

9. *Idem.*

Chapitre 7

MALADIES DE LA CIVILISATION MODERNE

C'est un fait surprenant que de trouver au XXIe siècle, au lieu de jouir d'une bonne santé et d'être en pleine forme, tant de gens dans le monde développé souffrant d'une multitude de plaintes et de maladies, qui étaient beaucoup moins répandues il y a quelques générations. Pis encore, ces conditions ne sont plus limitées aux personnes d'âge moyen et aux seniors, mais attaquent les jeunes de plus en plus précocement. À cause de leurs nouveautés comparatives, elles sont souvent appelées « les maladies de la civilisation moderne ».

Ceci ressemble à une sorte de justification, comme si elles étaient le prix que nous devions payer pour notre niveau de vie sans précédent de développement technologique, de confort et de choix pour le consommateur ; autrement dit, elles sont une conséquence directe de notre vie d'aujourd'hui surcivilisée et dénaturée. S'il en est vraiment ainsi, la médecine orthodoxe considère ces maladies incurables. Tout ce qu'elle peut faire, c'est offrir un traitement symptomatique qui fonctionne seulement jusqu'à un certain point, pour une période limitée, et qui a des effets secondaires sérieux.

Qu'est-ce qui peut être exactement, dans la civilisation moderne, blâmé pour causer la détérioration de la santé publique ? Les responsables acceptés sont la pollution largement répandue dans l'air, l'eau et le sol ; les conséquences du changement climatique ; les énormes niveaux accrus de bruit ; la violence et l'insécurité générale ; des rapports sociaux tendus ; le stress ; et l'effondrement de l'ordre public dans beaucoup de domaines de la vie. Tout ceci est vrai et valide. Assez curieusement, le facteur écrasant le plus important qui affecte chaque personne vivante n'est pas inclus dans la liste d'influences nuisibles, à savoir les changements diététiques énormes qui ont eu lieu dans le monde développé au cours du dernier siècle, ou à peu près. (Voir le chapitre 3, « Connaître l'ennemi », p. 19).

Ceci est vraiment étonnant si nous considérons que la qualité de la nourriture et des boissons que nous consommons chaque jour dans nos vies doivent nécessairement avoir un effet puissant sur notre état de santé. Cela devient moins surprenant si nous nous rappelons que la science de la nutrition est manifestement absente de la formation des médecins. L'ignorance résultante les prive d'un puissant moyen et, en même temps, d'une méthode de guérison douce qui est capable de retourner des situations considérées comme incurables et de les éliminer. On peut seulement espérer qu'à l'avenir cette méthode entrera dans la médecine courante.

En attendant, avec son programme nutritionnel, la thérapie Gerson a avec succès guéri la plupart « des maladies de la civilisation moderne » depuis plusieurs décennies. Dans ce chapitre, nous soulignerons certaines d'entre elles et expliquerons comment et pourquoi la base irréductible de la thérapie, à savoir la reconstruction du système immunitaire et la reconstitution de toutes les défenses de l'organisme, peut renverser la situation et guérir.

VAINCRE LES MALADIES MORTELLES

Le cancer

De toutes les maladies sous examen, le cancer est sans aucun doute celle qui engendre la crainte la plus grande dans la plupart des cœurs et des esprits. Son incidence monte, ses effets sont dévastateurs – les mêmes que les effets secondaires des traitements orthodoxes disponibles – et son taux de mortalité est élevé. Par-dessus tout, il demeure apparemment incurable. En prenant tout cela en considération, il n'est pas difficile de comprendre l'effroi qu'il provoque.

Examinons de plus près ce fléau, que le dictionnaire médical décrit comme «une croissance non contrôlée de cellules extraites de tissus normaux[1]», en ajoutant qu'il en existe plus de deux cents sortes différentes. Cela soulève quelques questions : pourquoi la croissance est-elle non contrôlée ? Quels sont les contrôles normaux, et pourquoi échouent-ils ? Pourquoi le cancer est-il un tueur ? Il peut y avoir une croissance «non contrôlée» dans des tumeurs prétendues bénignes. Celles-là sont non envahissantes (c'est-à-dire qu'elles ne s'étendent pas), peuvent être enlevées assez facilement et généralement ne se reproduisent pas. Comment se transforment-elles en tueuses malveillantes ?

Bien que les tumeurs bénignes ne soient pas des cancers, elles sont des croissances qui n'appartiennent pas à l'organisme et représentent une première déficience du système de défense du corps. Elles ne se reproduisent pas nécessairement, mais ont tendance à devenir malveillantes avec le temps comme le système de défense du corps continue à s'affaiblir. Les tumeurs sont identifiées comme malveillantes quand elles envahissent les tissus adjacents et émettent aussi des cellules tumorales dans le système sanguin. Ces cellules circulent et peuvent installer de nouvelles colonies, connues sous le nom de métastases, qui se développent sur d'autres tissus. Au moment opportun, elles envahissent et détruisent des organes essentiels, menant à la mort.

Le corps a un système de défenses qui maintient l'homéostasie, qui est un état d'équilibre dynamique de l'environnement interne. (Voir le chapitre 4, «Défenses du corps», p. 25). C'est la perturbation de cet équilibre qui commence le processus de détérioration cellulaire et la perturbation elle-même peut être causée par des produits chimiques divers, spécifiquement cancérigènes, des virus, radiations, rayons ultraviolets et le tabac. De manière assez

---

1. *Le Dictionnaire médical de Taber*, F. A. Davis Company, Philadelphie, 2005.

intéressante, elle peut aussi être causée par des produits chimiques cytotoxiques utilisés pour traiter le cancer[2] et, bien sûr, par un régime défectueux.

Le cancer ne peut survenir dans un corps normal fonctionnant proprement, parce que le système de défense le reconnaît et détruit n'importe quelle cellule maligne qui peut se développer et l'empêche de surgir. Le système immunitaire joue le rôle principal dans le système de défense. Il reconnaît une cellule maligne comme un envahisseur étranger et l'attaque et la détruit, comme il le fait pour n'importe quel microbe ou virus. Cependant, le système immunitaire, de pair avec l'autre système de défense (par exemple les enzymes, les hormones et la balance équilibrée des minéraux), et qui consiste en organes et glandes qui ont besoin de ces substances nutritives appropriées, peut fonctionner seulement s'il n'est pas bloqué par des toxines. Quand ces conditions ne s'appliquent pas, le potentiel de défense est incapable d'accomplir sa tâche et il n'y a rien pour arrêter la cellule maligne de survivre et se multiplier.

La raison pour laquelle le cancer est crédité de plus de deux cents types différents est que les cellules de chaque variété semblent différentes au microscope, selon la sorte de tissu d'où elles proviennent. Cependant, dans tous les cas, le cancer représente essentiellement la prolifération non contrôlée de cellules. Cette définition inclut même les leucémies et myélomes, qui n'appartiennent pas au groupe de tumeurs solides, puisqu'elles affectent la moelle osseuse où, néanmoins, leurs cellules malignes prolifèrent tout de même sans contrôle.

Au lieu de causer des tumeurs solides, quelques cancers démolissent les tissus qu'ils envahissent et causent des lésions ouvertes graves. Leurs périphéries gonflées de tissus malins consistent d'habitude à envahir et à démolir n'importe quel tissu sain avoisinant ceux qu'ils touchent. Ce type prolifère aussi.

Le cancer est en plus divisé en deux catégories majeures et plusieurs sous-catégories mineures dépendant de l'origine des tissus

------

2. C. P. Rhoads, « Études récentes dans la production de cancer par des produits chimiques composés ; la condition de déficience comme un mécanisme », *Bulletin de l'Académie de médecine de New York*, 18 janvier 1942.

d'où ils proviennent. Les cancers provenant de tissus épithéliaux, qui couvrent tous les organes et vaisseaux sanguins ainsi que les membranes muqueuses du corps, sont appelés carcinomes. Ils représentent le plus grand nombre de malignités. Ceux qui proviennent de tissus conjonctifs comme les os, les vaisseaux sanguins et le système lymphatique sont appelés des sarcomes. Leur traitement avec la thérapie Gerson est également efficace pour les deux sortes et exige peu d'ajustement.

Les cancers les plus agressifs (par exemple, les mélanomes, lymphomes agressifs et les cancers des petites cellules du poumon) répondent le plus rapidement au traitement Gerson. Il se pourrait, qu'étant les plus modifiés des cellules normales, que le système immunitaire nouvellement reconstitué puisse les reconnaître le plus facilement. De même, des résultats excellents sont obtenus avec des cancers ovariens, même après quelques traitements de chimiothérapie. Cela n'implique pas que d'autres malignités ne répondent pas. Cependant, comme le docteur Gerson l'a indiqué, certains des cancers glandulaires, y compris les cancers du sein et de la prostate, sont situés dans des glandes dont l'entrée et la sortie sont obstruées par des cellules tumorales. Ceci peut rendre difficile la tâche du sang nouvellement oxygéné, enrichi d'enzymes et des substances immunisantes, d'atteindre les cellules malignes et les tuer. Avec le temps, ce problème est résolu et ces tumeurs sont aussi détruites. Cependant, ceci peut expliquer pourquoi les tumeurs du sein et de la prostate prennent un peu plus longtemps pour diminuer.

Les patients doivent comprendre que, même lorsque leur tumeur est partie, ils ne sont pas encore guéris. Où le docteur Gerson est le plus clairement divergent de l'oncologie orthodoxe était dans sa compréhension que, dans le cancer, la tumeur n'est pas la maladie, seulement le symptôme de la défaillance sous-jacente des systèmes du corps ; autrement dit, le cancer n'est pas une chose (c'est-à-dire la tumeur) mais bien un processus impliquant l'organisme entier.

Donc, ce qu'il y a de plus important encore est que la disparition de la tumeur signifie seulement que les réponses du corps ont été rétablies au point d'enlever la menace de mort du patient, mais cela n'est pas égal à une guérison. La véritable guérison, totale, peut seulement arriver quand tous les organes du patient ont été rétablis, reconstruits littéralement, avec de meilleurs produits alimentaires biologiques et que la désintoxication continue. La guérison est seulement complète quand on nettoie le foie toxique et endommagé et qu'on le reconstruit aussi près de la normale que possible. La difficulté réside dans le fait qu'aucun test n'existe pour montrer comment le foie est bien rétabli et fonctionne. Les tests d'enzymes de foie sont utiles, mais incomplets. Un patient peut avoir des résultats de test « normaux » même si les malignités sont toujours présentes. La chimie du sang, la numération globulaire et l'analyse d'urine montrent seulement que les organes de base fonctionnent de nouveau dans la mesure où le corps est redevenu capable de guérir.

Le patient se remettant peut se sentir mal à l'aise ou déçu quand on lui explique tout cela, pourtant le besoin de réaliser la guérison complète doit primer sur toutes les autres considérations. Sans entièrement comprendre la raison dans sa totalité, il y a un risque. Quand tous les tests redeviennent « normaux », les tumeurs ne sont plus évidentes. Le docteur local, peu familier avec les principes de Gerson, peut dire au patient « qu'à toutes fins pratiques », ils sont guéris. Ils cessent de suivre la thérapie, rechutent et meurent. Malheureusement, ceci est arrivé plus d'une fois, gaspillant beaucoup d'efforts, d'espoirs et des vies précieuses.

Étude de cas

La thérapie Gerson, avec sa longue et fructueuse histoire de guérison de cancers, ainsi que d'autres études de cas pourraient remplir ce volume. En effet, des livrets séparés où sont enregistrés les guérisons d'une large variété de cancers sont disponibles (voir le document de références supplémentaires, p. 439). Ici, nous décrirons seulement deux cas afin d'illustrer comment l'organisme du corps doit être endommagé de plus en plus avant qu'une malignité ne puisse apparaître. Dans les deux cas, les patients étaient trop jeunes (32 et 42 ans) pour souffrir de cancer lié à l'âge.

D. L. eut une pneumonie à l'âge de 3 ans. Une année plus tard, son appendice a été enlevé. Pendant son adolescence, elle a souffert de quelques problèmes mineurs et, au début de sa vingtaine, elle a développé une série d'infections de la vessie qui ont été traitées avec des antibiotiques. Ceux-ci ont surmonté les infections mais le *candida* survint. Les médicaments ont éliminé le problème mais les infections de la vessie se sont reproduites, pour être de nouveau traitées avec des antibiotiques, répétant ainsi un cycle durant plusieurs années. D. L. est devenue déprimée et a été traitée avec des antidépresseurs. À la suite des traitements médicamenteux continuels, elle a développé un lymphome exceptionnellement agressif qui, lui a-t-on dit, ne répondrait pas aux traitements conventionnels. Au lieu de cela, on lui a offert une greffe de la moelle osseuse. Elle a refusé et a décidé de suivre la thérapie Gerson de façon intensive, fidèlement pendant environ trois ans. À la fin de cette période, elle était libérée de tous ses problèmes de lymphomes, d'infection de la vessie, de *candida* et de dépression – et est en bonne santé depuis.

D. W. a souffert de dépression et d'attaques de panique lorsqu'elle était une jeune fille et a été maintenue sur des antidépresseurs dans sa vingtaine et sa trentaine. Malgré ces traitements médicamenteux constants, ses attaques de panique ont empiré jusqu'à ce qu'elle soit incapable d'être seule dans une pièce, de sortir dans la rue ou de rencontrer des gens. Vers la fin de sa trentaine, elle a développé le diabète. En 1995, âgée de 42 ans, elle souffrait de douleur intense, et s'est présentée à l'hôpital communal de San Antonio à Upland en Californie. Le diagnostic était un carcinome de l'ovaire gauche, avec des métastases à l'utérus et à l'ovaire droit.

D. W. a subi une hystérectomie, avec des réparations aux parois du rectum. En même temps, des nodules multiples ont été trouvés dans l'intestin et la paroi abdominale, mais beaucoup de petits nodules, ainsi que de jeunes semis sur la paroi vaginale, ont été laissés en place. De plus, une IRM (imagerie par résonance magnétique) a montré un kyste sur le rein gauche du patient. Les docteurs ont pressé D. W. de commencer la chimiothérapie immédiatement et elle a pris un rendez-vous en conséquence. Cependant, le jour précédent, après une vaste recherche, elle a trouvé des informations sur la thérapie Gerson, a annulé sa chimio et est allée à la clinique Gerson au Mexique. D. W. a suivi le protocole Gerson pendant deux ans et a été guérie de tous ses problèmes. Elle n'a pas eu besoin d'hormones pour contrôler sa ménopause déclenchée par la chirurgie ou des médicaments pour contrôler son diabète. Ses attaques de panique avaient cessé et le kyste du rein avait disparu. Par la suite, D. W. a pu obtenir un travail, conduire et fonctionner normalement. Elle a déclaré qu'au moment de son diagnostic, trois de ses amies ont aussi été diagnostiquées avec le cancer des ovaires. D. W. a maintenant survécu et est avec une santé excellente depuis douze ans ; tristement, aucune de ses amies, recevant les traitements médicamenteux orthodoxes, n'a survécu au-delà de six mois.

MALADIE DU CŒUR ET DE LA CIRCULATION SANGUINE

Comme avec d'autres maladies dégénératives chroniques, l'incidence des maladies du cœur et de la circulation a énormément augmenté dans les années 1950 à 1975[3]. Le docteur Paul Dudley White, le spécialiste du cœur américain le plus célèbre des années 1920 et après, a déclaré qu'il avait été témoin de sa toute première crise cardiaque en 1921[4]. La raison pour laquelle il n'en avait pas vu auparavant était que les produits alimentaires appertisés, embouteillés et lourdement salés avaient seulement été mis sur le marché depuis peu de temps ; de même, la chloration d'approvisionnement en eau municipale avait aussi commencé récemment. Donc, ces deux facteurs n'avaient pas encore pu causer de problèmes métaboliques. Depuis lors, ils ont plus que rattrapé le temps perdu. Comme cela a souvent été dit, le premier symptôme de maladie cardiaque chez 40 % des patients est une attaque fatale du cœur[5].

En 1981, soixante ans après la première rencontre du docteur White avec la maladie cardiaque, le docteur Demetrio Sodi Pallares de la ville de Mexico, spécialiste du cœur, prit la parole lors d'une

---

3. Thomas Thom *et al.*, « Statistiques des maladies du cœur et attaques – mise à jour de 2006 : un rapport statistique du comité de l'Association américaine du cœur et du sous-comité de statistique d'attaques », *Circulation* 113 (11 janvier 2006) : 85-151.
4. Dr Joseph M. Price, *Infarctus/Cholestérol/Chlore*, Jove Books, New York, 1969, p. 37.
5. « Maladie coronarienne », *MSN Encarta.* (http://encarta.msn.com/encyclo-pedia_1741575718/Coronary_Heart_Disease.html).

réunion célébrant le 100e anniversaire de la naissance du docteur Gerson. Décrivant le traitement qu'il avait développé pour ses patients atteints de maladie du cœur, il a déclaré qu'elle n'était pas une maladie locale (c'est-à-dire du cœur proprement dit) mais un problème métabolique causé par la perte de potassium du corps et la pénétration de sodium dans ses cellules[6]. Cette perspicacité était presque identique à la théorie fondamentale et pratique du docteur Gerson. La grande différence était que le docteur Sodi a utilisé son traitement exclusivement pour des patients de maladies du cœur et de problèmes circulatoires tandis que le docteur Gerson avait découvert que c'était une thérapie effective pour la plupart des maladies chroniques.

Le docteur Sodi a publié plus d'une douzaine de livres et des centaines d'articles scientifiques décrivant sa méthode de traitement fonctionnelle. Une des techniques qu'il a développée avec un médecin français, le docteur Henri Laborit, était l'injection intraveineuse d'une solution « glucose-potassium-insuline » (GKI) goutte à goutte. Ce processus simple que les deux médecins ont inventé était d'utiliser le glucose et l'insuline pour fournir l'énergie nécessaire au transport du potassium au travers des membranes cellulaires des tissus.

Pendant ce temps, les médecins utilisant la thérapie Gerson ont aussi trouvé la solution GKI très utile pour fournir le potassium aux tissus épuisés. Néanmoins, puisque le traitement Gerson est déjà élevé en glucose (fourni par le grand volume de jus) et également élevé en potassium (aussi fourni par les jus et les sels de potassium supplémentaires), seulement une petite quantité d'insuline est requise. Par conséquent, une des additions au traitement Gerson est une dose minuscule (3-5 unités) d'insuline, administrée par voie sous-cutanée (c'est-à-dire sous la peau).

Qu'est-il arrivé au traitement révolutionnaire du docteur Sodi de la maladie cardiaque ? Une réponse nous est fournie dans

---

6. E. Calva, A. Mujica, R. Nunez, K. Aoki, A. Bisteni et Dr Demetrio Sodi-Pallares, « Changements biochimiques mitochondriaux et solution glucose-KCl-insuline dans l'infarctus cardiaque », *Journal américain de physiologie* 211 (1966) : 71-76.

l'article *Bucks County Courier*[7] : « Un traitement de crise cardiaque abandonné depuis longtemps, qui est si simple et bon marché que même les hôpitaux du tiers-monde peuvent l'utiliser, offre une nouvelle promesse qui pourrait sauver des vies, jusqu'à 75 000 patients chaque année aux États-Unis. […] Une étude faite dans vingt-neuf hôpitaux en Amérique latine a constaté que des patients à qui on a donné intraveineusement un mélange de glucose, d'insuline et de potassium dans les vingt-quatre heures suivant une crise cardiaque avait la moitié du taux de mortalité de ceux qui n'ont pas obtenu ce traitement. "La diminution du taux de mortalité est spectaculaire – la plus grande réduction observée de toutes celles qui ont été essayées", a dit le docteur Carl S. Apstein, professeur de médecine à l'université de Boston. "Des traitements plus récents de la crise cardiaque, comme des médicaments dissolvant les caillots, typiquement coûtent des centaines de dollars par patient, comparés à moins de 50 $ pour le GKI." »

Tandis que le traitement a été censément abandonné à cause « des doutes quant à son efficacité[8] », l'auteur de l'article expose sa croyance que « les doutes ont été causés par le fait que le traitement était bon marché et efficace, de telle sorte que les chirurgies de pontage énormément chères, les angioplasties, les transplantations cardiaques, etc., ne seraient plus nécessaires. Il est intéressant que les spécialistes du cœur utilisent maintenant l'excuse que le traitement pourrait être utilisé par des gens qui ne peuvent pas se permettre de payer plus et par ceux qui vivent dans le tiers-monde[9]. »

RÔLE DU CHOLESTÉROL DANS LES MALADIES CARDIAQUES

Dans l'esprit des gens, le cholestérol est vaguement relié aux crises cardiaques et d'apoplexie, mais peu de gens savent comment ce rapport agit. Le cholestérol – une substance cireuse, douce,

---

7. « Le traitement de crise cardiaque bien réfléchi », *Bucks County Courier*, Associated Press.
8. *Ibid.*
9. *Ibid.*

trouvée parmi les lipides (les graisses) dans le système sanguin et qui est produite naturellement par le foie – est nécessaire pour le bon fonctionnement de diverses fonctions du corps, comme la production d'hormones, y compris les hormones sexuelles et les corticostéroïdes. Le cholestérol est divisé en lipoprotéines de basse et haute densité (LDL et HDL, respectivement). HDL est considéré nécessaire et avantageux et peut débarrasser le sang du LDL nuisible. Ceci peut avoir une origine génétique, mais est plus probablement causé par le régime moyen américain qui est beaucoup trop riche en graisses saturées, la source évidente d'excès de cholestérol.

Quelques sources de nourriture les plus élevées en cholestérol, selon le docteur W. Virgil Brown[10], professeur à l'École de médecine de l'hôpital Mont-Sinaï à New York, sont les hamburgers, les hamburgers avec du fromage, les pains de viande, le lait entier et le fromage, les biftecks, les saucisses chaudes et les œufs. Puisque ces produits alimentaires composent une grande proportion du régime américain habituel, ils fournissent clairement bien trop de cholestérol LDL dans le sang. Le résultat est que ces lipides du sang (c'est-à-dire les graisses) sont déposés sur les parois des artères et une plaque se forme, qui cause à son tour l'athérosclérose. La plaque réduit le flot sanguin artériel, elle est rugueuse et permet facilement aux plaquettes de s'y accrocher, s'accumulant ainsi et causant des caillots qui bloquent alors l'artère entièrement. Si cela arrive dans les artères coronaires, qui entourent et alimentent le cœur, il y aura une crise cardiaque ; si c'est dans le cerveau, le résultat sera une attaque d'apoplexie.

Le traitement Gerson est exceptionnellement efficace non seulement pour réduire le cholestérol nuisible, mais aussi pour dissoudre les plaques et dégager les artères pour redonner un flot sanguin normal. On a vu des cas de réduction de cholestérol de 100 points, sans médicaments, en seulement une semaine. Le régime sans viandes, graisses, laitages, œufs, etc., contribue énormément à

---

10. Lynn Fischer, W. Virgil Brown, *Cuisinez avec peu de gras pour les factices*, 1ʳᵉ édition, John Wiley & Sons Canada Ltd., Mississauga (Canada), 21 avril 1997, p. 235-6.

ce succès. L'utilisation d'huile de lin est un autre facteur important. L'huile de lin compressée à froid et biologiquement cultivée, telle que découverte par la doctoresse Johanna Budwig[11], est élevée en Oméga-3 qui est très important et faible en Oméga-6, un groupe d'acides gras. Ce rapport permet à l'excès de cholestérol d'être dissous et remporté *via* le système sanguin et le foie. (En revanche, un régime élevé en cholestérol est élevé en Oméga-6 et sérieusement déficient en Oméga-3.)

Comme résultat immédiat en utilisant la thérapie Gerson, les patients ont un niveau plus normal de cholestérol et peuvent arrêter de prendre des médicaments de statine prescrits par leurs docteurs. Ces statines représentent un des plus grands marchés de médicaments prescrits par les médecins. Ils sont toxiques et dangereux[12], mais les docteurs se sentent contraints de les utiliser pour empêcher des crises cardiaques et des attaques d'apoplexie. En étant capable de se défaire des statines, les patients sur le programme Gerson évitent ainsi une autre source de toxicité. N'importe quel excédent de cholestérol restant est facilement éliminé par l'acide nicotinique (vitamine B3 – niacine), qui constitue une partie intégrante du protocole Gerson. Bien sûr, fumer – une autre source de cholestérol élevé – est strictement défendu sur la thérapie.

Le traitement Gerson aide à dégager les plaques des artères, bien que la médecine orthodoxe clame que cela ne peut pas être fait, évitant ainsi des attaques d'apoplexie ou des deuxièmes crises cardiaques plus sérieuses. C'est une méthode naturelle de prévention, même pour les gens qui peuvent avoir une prédisposition génétique aux maladies cardiaques. Il a aussi aidé les patients qui ont déjà subi une crise cardiaque ou une attaque d'apoplexie, leur permettant de se rétablir et même de reconstituer quelques fonctions perdues.

---

11. Dr Johanna Budwig, *L'huile de lin comme une véritable aide contre l'arthrite, l'infarctus du myocarde, le cancer et autres maladies*, Apple Publishing, Vancouver, 1994.
12. Insertion dans les boîtes de Lipitor®, produits phamaceutiques de Pfizer.

Étude de cas

L'historique suivant est seulement un cas rapporté sur un grand nombre de cas enregistrés. En décembre 1993, le père de 87 ans d'une patiente – M. W. – guérie par Gerson a subi une crise cardiaque. Après que l'ambulance l'a conduit à la salle des urgences, il eut une attaque d'apoplexie. Par la suite, il passa trois semaines au service des soins intensifs de l'hôpital, où il reçut un stimulateur cardiaque et beaucoup de médicaments. Puis, l'on dit à sa femme de l'emmener dans une maison de repos. M. W. a cependant persuadé sa mère de le prendre à la maison et s'est précipitée immédiatement pour rejoindre ses parents.

Elle fut choquée en voyant son père, assis dans un fauteuil roulant, la tête penchant d'un côté, bavant. Elle travailla avec lui jour et nuit, le mettant prudemment sur la thérapie Gerson. D'abord, elle lui donna quelques jus tandis qu'il prenait toujours tous les médicaments prescrits et a ensuite lentement augmenté l'intensité du protocole. En trois mois, le vieux monsieur était hors de son fauteuil roulant. En août 1994, huit mois après la crise cardiaque et l'attaque d'apoplexie, il s'est rendu au bureau du département des véhicules automobiles et fit sa demande de permis de conduire et l'obtint. Il est resté en bonne santé, a célébré ses 90 ans en août 1996 et est décédé quelques années plus tard.

HYPERTENSION
(HAUTE TENSION ARTÉRIELLE)

La tension (c'est-à-dire la pression exercée par le sang contre les parois des artères) joue un rôle important pour la santé ou pour la maladie. La tension normale moyenne est de 12/8. Quand elle monte à 14/9, on la considère anormale et dangereuse, liée à la maladie des reins et, comme un facteur contribuant, à la maladie de l'artère coronaire et à la maladie vasculaire cérébrale. La réponse médicale standard est de réduire la tension avec des médicaments, qui, comme ils disent aux patients, doivent être pris pour le restant de leur vie afin de préserver leurs reins.

L'augmentation de la tension peut avoir beaucoup de causes. La cause principale est le rétrécissement des vaisseaux sanguins, essentiellement par des dépôts de cholestérol formant des plaques. D'autres causes incluent la maladie des reins, la maladie de l'artère coronaire et l'hyperthyroïdisme (c'est-à-dire une suractivité de la thyroïde). Le stress, la tension nerveuse ou l'excitation peuvent causer une hausse provisoire de tension.

Le traitement médical allopathique standard implique principalement la famille des médicaments statines. Ceux-ci réduisent la tension, parfois de 25-35 mm Hg (millimètres à l'échelle de mercure utilisée pour la mesurer). Cependant, ils sont fortement toxiques[13]. De plus, les docteurs informent rarement leurs patients masculins que l'impuissance[14] est causée par les statines. Ceci n'est pas surprenant si nous considérons que le médicament relaxe la pression exercée sur les artères, incluant la tension requise pour causer une érection.

Puisque l'on croit généralement que l'hypertension répond seulement aux traitements médicamenteux palliatifs en restant incurable, il peut surprendre qu'elle soit facilement surmontée avec le programme Gerson. Au début, le patient continue à prendre les médicaments allopathiques prescrits, mais doit réduire la dose de 50 % après trois jours de thérapie, qui a déjà commencé à faire ses effets. Au sixième jour, les médicaments doivent être arrêtés complètement puisque la tension du patient est devenue normale et que continuer à la baisser pourrait causer un évanouissement.

L'hypertension, de même que la maladie cardiaque, est la première cause de maladies mortelles aux États-Unis[15]. Traitée avec la thérapie Gerson, à laquelle elle répond facilement et rapidement, elle perdrait beaucoup de sa menace et des dizaines de milliers de vies pourraient être sauvées chaque année.

---

13. *Ibid.*

14. Kash Rizvi, John P. Hampson et John N. Harvey, « Révision systématique : Les médicaments abaissant les graisses abaissent-ils l'érection ? », *Pratique de famille* 19 (1) (2002) : 95-98.

15. « Statistique des attaques et des maladies du cœur – mise à jour de 2004 », Association américaine du cœur (1er janvier 2004).

Étude de cas

G. C. a à l'époque 54 ans et a souffert d'un certain nombre de problèmes de santé sérieux quand il s'est présenté à la clinique Gerson au Mexique, ayant reçu une deuxième sentence de mort par ses docteurs quelques semaines auparavant. Le patient souffrait de la cirrhose du foie, du reflux gastro-œsophagien (c'est-à-dire du retour fortement désagréable d'acide dans l'œsophage provenant de l'estomac), d'ulcères d'estomac, du syndrome d'apnées du sommeil (c'est-à-dire de la cessation provisoire de la respiration), de maladie pulmonaire, du diabète, d'hypertension, de fatigue chronique et de dépression. Il avait subi un pontage triple et avait essayé du Viagra® (et avait même doublé la dose sans le résultat escompté).

Dix-sept mois après le début de la thérapie Gerson, tous les résultats de tests de G. C. étaient dans les normes. Son dernier examen était un bilan métabolique total, y compris des tests pour son foie, ses reins et tous les autres organes essentiels. Il rapporte qu'il se sent en pleine forme, a une bonne énergie – et ne doit même plus penser au Viagra. De plus, la femme du patient avait suivi la thérapie à ses côtés. Comme résultat supplémentaire, ses maux de tête liés à ses migraines mensuelles, qui l'avaient conduite à l'hôpital avec des vomissements « secs » et même des évanouissements, ont cessé. Elle a arrêté de fumer, apparaît bien plus jeune, a une meilleure énergie et se sent vraiment bien.

DIABÈTE

Le diabète est la troisième maladie mortelle des Américains, après les maladies du cœur, de la circulation et du cancer[16]. Nous devons distinguer entre deux types différents de diabète – juvénile, de type 1 ou diabète inné ou diabète insulino-dépendant (DID) et le diabète acquis ou d'âge de maturité ou de type 2 – ou diabète non insulino-dépendant (DNID) ; tous les deux exigent une approche différente, telle qu'exposée ci-dessous. En général, il est juste de

---

16. « Fiche de renseignements nationaux sur le diabète », centre pour le contrôle et la prévention des maladies (www.cdc.gov/diabetes/pubs/estimates.htm).

dire que « le suspect habituel », notamment le régime américain moderne avec sa consommation excessive de sucre et sa haute teneur en matières grasses, est en grande partie à blâmer pour la hausse exponentielle des cas de diabète. Si vous additionnez tout le sucre qu'un adulte américain moyen consomme quotidiennement sous forme de bonbons, de biscuits, de gâteaux, de plats prêts-à-manger ou à emporter, de glace et le pire de tout, de boissons gazeuses (sodas en particulier), la somme totale est absolument effrayante. Le corps humain et son organe le plus concerné, le pancréas, sont incapables de faire face à cette hécatombe ; et après quelque temps, le diabète surgit. Cependant, la causalité du diabète juvénile est une histoire différente.

Le diabète juvénile ou « inné » concerne « une personne dépendante d'insuline[17] », ce qui est exact, étant donné que les personnes qui en souffrent ne produisent pas assez d'insuline pour satisfaire les besoins de leur corps. L'insuline est une hormone, sécrétée par les îlots de Langerhans dans le pancréas. C'est essentiel pour le métabolisme approprié de la glycémie et pour le maintien de son niveau normal. La production insuffisante d'insuline est généralement causée par des dommages sévères, ou d'infection du pancréas, qui font que les îlots de Langerhans sont endommagés ou en partie détruits. Ceux qui restent sont incapables de produire assez d'insuline.

Dans de nombreux cas, le problème commence en bas âge, de là le nom « juvénile ». Les enfants ont tendance à attraper le rhume et la grippe assez souvent et leurs parents préoccupés les emmènent voir un pédiatre qui leur prescrit, par habitude, des antibiotiques. Ceux-ci suppriment et dégagent temporairement les symptômes, mais ont tendance à endommager le système immunitaire de l'enfant. En conséquence, plus d'infections se développent, jusqu'à ce qu'une grippe apparaisse plus sévère, persistant pendant quelques semaines et finalement disparaissant lentement. Cette grippe s'avère pancréatite (c'est-à-dire l'inflammation du pancréas). Un peu plus tard, l'enfant est diagnostiqué avec le diabète.

---

17. « Diabète du type 1 », Hôpital d'enfants du Wisconsin (www.chw.org/display/
PPF/DocID/22658/router.asp).

Dans ce cas, il n'y a pas assez d'insuline naturelle produite, l'enfant devient insulino-dépendant et doit être injecté quotidiennement avec l'hormone disparue. Tristement, le problème est perpétuel et empire au fil du temps. Puisque l'on conseille aux patients de manger un régime en grande partie à base de protéines, excluant les glucides, les reins sont finalement affectés, menant au besoin d'avoir recours à la dialyse des reins. De nouvelles difficultés surgissent, y compris la formation de plaques et de problèmes circulatoires et même la perte d'orteils, de pieds ou de jambes, en raison de la circulation insuffisante et de la gangrène résultante. Pendant l'adolescence, de tels enfants ne peuvent pas se concentrer ou réussir dans leurs études, ils ne grandissent pas non plus au même rythme que leurs pairs.

Ces problèmes multiples surgissant à un jeune âge ont été éliminés par la thérapie Gerson. Évidemment, le traitement doit être modifié pour répondre aux besoins spéciaux des patients : on leur donne moins de carottes et de jus de pomme et plus de jus de plantes vertes. Les pommes de terre sont absentes en faveur des légumes et de nourritures crus et on donne un peu de fruits, principalement des pommes et des melons. Le traitement à l'insuline est poursuivi comme nécessaire. Cependant, la plupart des patients peuvent diminuer considérablement leur dosage.

Un garçon de 12 ans a pu diminuer son insuline des deux tiers de la dose originale. Il est devenu un étudiant « avec de hautes notes » et a même rattrapé la croissance de ses camarades de classe. Autrement dit, sa condition s'était énormément améliorée. Cependant, il ne pouvait pas être guéri (c'est-à-dire libéré totalement de son besoin d'insuline) car il était impossible de reconstituer les îlots détruits de Langerhans, qui devraient produire naturellement l'insuline nécessaire. La médication de Gerson, pour ce garçon, a été augmentée avec du picolinate de chrome pour stimuler sa production d'insuline, mais il n'est pas revenu à la normale.

Avertissement : une fois qu'un patient a été mis sous dialyse, la thérapie de Gerson ne peut pas être utilisée.

Le diabète de début d'âge sucré (de type II) est curable avec la thérapie Gerson. Les patients souffrant de cette condition produisent en réalité une quantité adéquate d'insuline. Le problème est que cette insuline est incapable d'atteindre les récepteurs pertinents des cellules car ils sont bloqués par un excès de cholestérol[18].

Dans la mesure où la majorité des diabétiques est concernée, le programme Gerson leur est profitable puisqu'il implique une alimentation sans produits animaux, et donc sans cholestérol. Ce qui est plus important, c'est l'activité enzymatique rétablie, le haut contenu d'Oméga-3 dans l'huile de lin peut dégager le cholestérol des tissus du corps. Chez la plupart des patients, l'excès de cholestérol est nettoyé en une semaine ou deux, bien qu'ils ne prennent plus leurs médicaments abaissant le cholestérol. Cela prend peu de temps avant que l'insuline naturelle disponible n'atteigne sa destination dans les cellules ; l'excès de glucose (sucre) dans le système sanguin est réduit à la normale pour qu'il n'y ait aucun nouveau besoin d'insuline supplémentaire.

Ces patients sont aussi limités au début de la thérapie dans leur consommation de carotte et de jus de pomme et de fruits sucrés, mais ils peuvent, peu de temps après avoir commencé la thérapie, prendre les jus habituels, des repas riches en pommes de terre et des flocons d'avoine avec des fruits pour le petit déjeuner. Ils sont aussi supplémentés avec du picolinate de chrome, mais peuvent le réduire, dans la mesure où le niveau de glycémie reste normal.

Étude de cas

Notre patient diabétique le plus sévèrement malade était un homme de 41 ans pesant plus de 135 kg. Sa glycémie dépassait les 3,4 (en Europe) et 340 (aux États-Unis) (le taux normal étant en dessous de 1,2 (Europe) ou 120 (É.-U.)) et était incontrôlable avec de l'insuline et/ou d'autres médicaments. Il avait eu une crise cardiaque à 38 ans et avait été laissé avec une tension dangereusement haute de 240/110 (la tension normale est de 120/80), non contrôlée par les médicaments. Il avait aussi la goutte dont il souffrait. S'il omettait de prendre ses médicaments pour la goutte,

---

18. Ross Horne, *La Révolution de la santé*, Happy Landings Pty. Ltd., Avalon (Australie), 1980, p. 311-312.

ne serait-ce qu'une seule journée, il devait supporter une attaque extrêmement douloureuse.

Pendant la thérapie Gerson, il mangeait principalement des légumes et des salades crues avec des jus verts et son régime s'est limité à une pomme de terre par jour. Au lieu des flocons d'avoine le matin, il a reçu une assiette de crudités mixtes. Il a aussi utilisé les lavements habituels et a pris du picolinate de chrome avec l'autre médication Gerson (voir tableau 20, p. 240). L'insuline a dû être continuée au début du traitement comme nécessaire, sa condition étant vérifiée par des analyses de sang prises régulièrement.

Le patient a perdu entre 450 et 900 gr (1 à 2 livres) par jour sans jamais avoir faim. En plus de ses trois repas, on lui a donné une assiette de crudités comme casse-croûte dans sa chambre. (Des patients non diabétiques reçoivent une assiette de fruits pour manger comme casse-croûte pendant la nuit ou entre les repas, s'ils ont faim.) Son assiette végétale contenait des morceaux de carotte et de céleri, des tomates, des fleurons de chou-fleur et des radis. Ses médicaments pour la goutte ont été coupés immédiatement après le commencement du traitement sans qu'il ait d'attaque.

Au bout de dix semaines, la glycémie du patient était normale et il a pu cesser les injections d'insuline. Son poids était descendu de presque 45 kg (100 livres) et, mesurant 1,85 m (6'6"), il pesait 95 kg (209 livres), presque normal. Finalement, sa tension avait aussi baissé à un niveau normal sans le besoin de médicaments.

CONFRONTER LES CONDITIONS CHRONIQUES

Malheureusement, les maladies décrites jusqu'ici ne sont pas les seules qui nous affligent, la civilisation moderne par ses habitudes diététiques défectueuses détruit la santé. De nos jours, les gens creusent vraiment leur tombe avec leurs dents, ne comprenant pas le mal qu'ils se font. Comme diverses maladies graves se sont silencieusement approchées à pas de loup pour nous tomber dessus, devenant partie intégrante de notre mode de vie et de mort, nous avons tendance à les prendre pour acquises, en omettant de plus en plus de questionner leurs fréquences croissantes : pourquoi elles diminuent les vies de tant de personnes dans la fleur de l'âge ?

C'est maintenant le moment de poser des questions, d'écouter les réponses et de changer nos vies pour le meilleur. Les bonnes nouvelles sont que les sérieux dégâts de santé causés par un mauvais régime peuvent être réparés par un bon. Ceci s'applique tant aux maladies mortelles que nous avons passées en revue qu'aux nombreuses conditions dégénératives chroniques qui peuvent se prolonger pendant bien des années, causant beaucoup de douleur, d'inconfort, de dépression et de mauvaise qualité de vie. La médecine moderne peut atténuer la douleur avec des médicaments allopathiques, mais est incapable d'éliminer le problème de base. En effet, beaucoup de personnes croient que leur arthrite ou ostéoporose est incurable, mais ils se trompent. Bien que la thérapie Gerson soit reconnue comme une thérapie pour soigner le cancer, on doit se rappeler que le cancer n'est qu'une maladie, très sérieuse, mais qui est réversible comme d'autres maladies chroniques le sont.

MALADIES DE DÉFICIENCE IMMUNITAIRE CHRONIQUES

Syndrome de fatigue chronique

On connaît aussi le syndrome de fatigue chronique comme l'encéphalomyélite myalgique. Avec beaucoup d'autres maladies causées par une capacité immunitaire inadéquate, il se répand dramatiquement. Parfois mentionné comme « le syndrome du yuppie » (acronyme américain, YUP voulant dire « jeune professionnel urbain », se référant à leur style de vie), il était connu comme celui de la maladie d'Epstein-Barr. C'était une description plus précise puisque sa cause a été trouvée comme étant l'incapacité du corps de surmonter l'infection virale d'Epstein-Barr. Comme il n'y a aucun traitement médical pour tuer les virus, les antibiotiques sont sans effet contre eux – on considère donc la maladie non seulement incurable, mais aussi non traitable.

En temps utile, avec les gens souffrant de plus en plus de symptômes de faiblesse, d'incapacité à se concentrer, de douleurs musculaires, on a découvert que la cause sous-jacente n'était pas exclusivement le virus d'Epstein-Barr, à savoir que possiblement ce virus s'était muté sous d'autres formes et que peut-être d'autres virus ont été aussi impliqués. À cette étape-ci, la maladie a été rebaptisée du « syndrome de fatigue chronique » se référant à un de ses symptômes principaux. Malheureusement, le changement de nom la laisse toujours « incurable ».

Étude de cas

Ce que nous savons déjà de la capacité de la thérapie Gerson de reconstruire un système immunitaire endommagé, sévèrement déficient, devrait nous montrer clairement pourquoi il est si efficace contre cette condition. Le résultat spectaculaire d'un patient de la thérapie illustre bien le processus. Il concerne un ingénieur d'âge moyen qui, après vingt ans, a été forcé de quitter son travail quand l'infection virale l'a frappé. On lui a accordé une plaque minéralogique de « conducteur handicapé » en Californie, même s'il n'était pas certain qu'il puisse réellement conduire. De temps en temps, il était même incapable de trouver sa propre voiture, ne pouvait pas équilibrer son état de compte bancaire et s'est plaint « de l'étamine à fromage noire qui trébuche sur moi ». Lors de la thérapie Gerson intensive – je rapporte ses propres mots –, il s'est bientôt senti « pas aussi bien que mes collègues, comme je l'avais souhaité, mais bien mieux, avec une nouvelle énergie, une perspective plus brillante et me sentant à nouveau comme ayant 25 ans à 55 ans ! Ma coordination, vue et ouïe sont si bonnes que je peux tout faire aujourd'hui, alors que je ne pouvais pas le faire à 30 ans. »

Sclérose en plaques

On suppose que la sclérose en plaques est une maladie auto-immune. Lors de telles maladies, il est admis que le système immunitaire du patient attaque ses propres tissus et cause des lésions ou des dommages. Dans la sclérose en plaques, on a déclaré que « les lymphocytes (globules blancs du sang ayant un rôle majeur) en s'infiltrant, principalement les cellules T et macrophages, dégradent la gaine de myéline des nerfs[19] ». Les nerfs sont les conducteurs d'impulsions électriques et exigent l'isolation sous forme de gaines de myéline pour ne pas court-circuiter. Quand la gaine de myéline est endommagée, le court-circuit électrique se produit, envoyant de faux messages le long des nerfs. Ceux-ci causent alors les symptômes typiques de la sclérose en plaques.

Elle se développe d'habitude chez les personnes entre 20 et 40 ans et est plus commune dans les climats plus froids que dans ceux qui sont plus doux. Ses symptômes incluent une pauvre coordination, une démarche instable, le nystagmus (c'est-à-dire des mouvements involontaires de l'œil) et un besoin urgent d'uriner. Au début de la maladie, elle entre souvent en rémission spontanée, pour seulement se reproduire sous forme plus sévère. Beaucoup de victimes doivent finalement utiliser un fauteuil roulant ; certains deviennent même grabataires.

La seule difficulté en appliquant la thérapie Gerson à la sclérose en plaques réside dans le fait qu'au début du traitement les patients éprouvent typiquement une dégradation dans leur condition. Ceci est probablement causé par le processus de détoxication enlevant les produits de l'infection des lésions dans les gaines de myéline. Le processus de détoxication cause une perte provisoire supplémentaire d'isolation et conséquemment une dégradation des symptômes. Ceci effraie tout naturellement les patients, plusieurs d'entre eux ayant même abandonné la thérapie, supposant par erreur qu'elle ne fonctionnait pas et qu'elle aggravait, en fait, la maladie.

Si le patient persiste cependant, les lésions une fois dégagées – avec l'aide de l'hyperalimentation et de la détoxication du programme Gerson – permettent aux gaines de se reformer, prouvant que la sclérose en plaques n'est pas incurable. Aussi, puisque la thérapie reconstitue activement et renforce le système immunitaire, clairement la sclérose en plaques ne peut pas être une maladie auto-immune. Si elle l'était, un système immunitaire amélioré rendrait le rétablissement impossible.

---

19. Note 1 (Taber), *supra*.

Étude de cas

Né en 1960, J. S. a été élevé dans un ranch où il a vécu toute sa vie, exposé à une vaste gamme de toxines agricoles. Il a subi plusieurs accidents, le premier sérieux à l'âge de 6 ans, qui l'a laissé avec une démarche inégale. Après une chute grave causant une blessure à son épaule, on lui a donné des analgésiques puissants pour lui permettre de fonctionner.

Le premier symptôme d'une maladie encore inconnue était une chute, causée par son incapacité à contrôler le mouvement de sa jambe. Par la suite, il a perdu la quasi-totalité de sa vue dans un œil. En mars 1995, quand il avait 35 ans, J. S. a été examiné par un neurologue à l'hôpital Benefis à Great Falls au Montana, et a été diagnostiqué avec la sclérose en plaques. Bien que cette maladie apporte souvent des rémissions partielles suivies par des exacerbations, J. S. n'a joui d'aucune période de bien-être ; sa condition est allée de mal en pis. Ses docteurs lui ont dit qu'il n'y avait aucun espoir de remède.

En février 1996, J. S. a suivi la thérapie Gerson de façon intensive. Son énergie a augmentée presque immédiatement, sa marche est devenue régulière et il a pu marcher sur le ranch tout en suivant la liste des exigences du programme Gerson. À l'automne de cette année, sa vue s'était améliorée et ses autres symptômes avaient disparu. Avant 2002, son seul symptôme restant était une vue quelque peu affaiblie dans son œil affecté. Jusqu'à présent, J. S. peut gérer des journées de seize heures sur le ranch et n'est plus incommodé par la chaleur, qui avait l'habitude de le débiliter. Il suit de près la thérapie comme le fait le reste de sa famille.

Avertissement : l'édulcorant artificiel, aspartame, vendu sous les noms de NutraSweet, Spoonful et Equal, est fortement toxique pour le système nerveux et peut imiter beaucoup des symptômes de la sclérose en plaques[20]. Il est connu pour avoir causé l'épidémie apparente actuelle de sclérose en plaques[21], qui n'a aucun

---

20. Dr H. J. Roberts, *Maladie d'aspartame : une épidémie ignorée*, Sunshine Sentinel Press, West Palm Beach (États-Unis), 1er mai 2001.
21. *Ibid.*

rapport avec la maladie véritable. Dans de nombreux cas, la fausse condition a été renversée simplement en enlevant l'aspartame du régime[22] des patients. (Voir « l'aspartame » dans le chapitre 5, « Effondrement des systèmes de défense corporels », p. 44)

Le virus de l'immunodéficience humaine

Le virus de l'immunodéficience humaine (VIH), crédité comme étant la cause du sida (le syndrome d'immunodéficience acquise), s'étend rapidement et est incontrôlable. La chimiothérapie qui a été développée comme un traitement fournit seulement au meilleur un soulagement provisoire. Aucune immunisation efficace n'a encore été trouvée. Puisque la maladie est clairement associée à un système immunitaire déprimé, il est de raison de déduire que la thérapie Gerson devrait pouvoir la surmonter. Pour autant que nous sachions, cela arrive. Cependant, la plupart du travail de Gerson est exécuté au Mexique et depuis que le ministère de la Santé mexicaine ne permet pas aux patients séropositifs d'être traités là, nous n'avons eu donc que très peu d'expériences avec cette condition. En fait, seulement deux patients avec des infections actives du VIH et qui ont été traités à la maison avec la thérapie Gerson, ont guéri et sont devenus négatifs. Cependant, nous nous sentons gênés d'admettre que la thérapie est fructueuse, avec seulement deux guérisons de patients séropositifs enregistrés dans nos livres.

La seule autre évidence effective que nous avons de nutrition, combinée avec un supplément de sélénium, dans le traitement du VIH provient du livre *Ce qui cause vraiment le sida* par le professeur Harold D. Foster[23]. Le docteur Foster a découvert que, dans des zones où le sol était riche en sélénium, la population avait une bonne résistance au VIH. Dans des zones où le sol est déficient en sélénium, l'opposé s'applique : les gens étaient beaucoup moins résistants aux infections et à de nombreuses maladies, y compris le cancer. Il a pu aussi démontrer que les patients avec la maladie

---

22. *Ibid.*
23. Harold D. Foster, doctorat, *Ce qui cause vraiment le sida*, Trafford Publishing, Victoria, 6 juillet 2006.

active du VIH pourraient être remis et devenir négatif avec le régime approprié avec un supplément de sélénium adéquat. Étonnamment, il a constaté que la noix du Brésil est la nourriture naturelle avec la plus haute teneur en sélénium, sept fois plus riche de cette substance que la seconde nourriture[24] contenant le plus de sélénium.

Hépatite B et C

L'hépatite, ou inflammation du foie, ne devrait pas exister. Cet organe extrêmement important a des réserves énormes à côté de son propre système immunitaire. Donc, en temps normal, sa résistance puissante aux infections le protège de l'hépatite. Cependant, le fait que cette maladie existe et s'étende pointe du doigt encore une fois un système immunitaire de plus en plus affaibli de la population en général.

Essentiellement, l'hépatite B et C sont à peu près les mêmes. Elles sont seulement classifiées sous des noms différents parce que chacune est causée par un virus différent, connu comme le virus de l'hépatite B et le virus de l'hépatite C, respectivement. Dans l'un ou l'autre cas, la maladie est contagieuse et on est supposé prêter une extrême attention à la propreté du linge, des plats, de la nourriture, etc. Le seul traitement orthodoxe disponible consiste en un repos et un bon régime.

La maladie cause une augmentation des enzymes du foie. Malheureusement, bien que ces enzymes soient souvent réduites quand le patient surmonte la première étape aiguë de la maladie, elles ne retournent pas à la normale. Cela signifie que le patient n'est jamais complètement libéré de la maladie. Avec le temps, le foie devient plus sérieusement endommagé, les enzymes du foie augmentent à nouveau et ceci accroît la charge virale. Ce processus peut finalement mener à l'hépatome (cancer du foie primaire) ou à d'autres malignités.

---

24. Noix du Brésil – 50.20 AJC (apport journalier recommandé) ; les meilleures, ensuite, sont les noix mélangées – 7.14 AJC (aucune mesure exacte donnée).

Puisque la thérapie Gerson peut renforcer et rétablir le système immunitaire, nous avons vu un certain nombre de guérisons de l'hépatite, y compris le retour à la normale des enzymes du foie.

Étude de cas

L. M., âgée de 54 ans, était malade, n'avait aucune énergie, ne pouvait pas traverser la rue et était incapable de digérer sa nourriture. Finalement, elle a été diagnostiquée à l'université de Chicago comme ayant une hépatite agressive active chronique avec une cirrhose du foie. Ses enzymes du foie étaient extrêmement élevées – SOGT (le sérum oxaloacétique glutamique transaminase) 1360 (le taux normal est de 0-30) – et ses docteurs ont dit qu'elle pourrait n'avoir que deux ans à vivre.

Elle a commencé la thérapie Gerson en janvier 1995. En trois semaines, son SOGT a baissé radicalement de deux cents points, mais son rétablissement était lent. Cela a pris un an et demi pour que ses tests de foie redeviennent normaux ; après deux ans, elle était redevenue elle-même complètement normale. Pour citer sa déclaration récente : « Je me sens mieux que jamais et j'ai une énergie incroyable. »

OSTÉOGENÈSE IMPARFAITE (MALADIE DES OS DE VERRE) MALADIES LIÉES AU COLLAGÈNE

Le collagène est une protéine fibreuse insoluble trouvée dans les tissus conjonctifs du corps, y compris la peau, les os, les ligaments et le cartilage. Il représente 30 % de la teneur en protéine totale du corps. Les maladies liées au collagène sont causées par des conditions diverses, comme un foie et un système digestif affaiblis ou par l'accumulation de protéines animales insuffisamment digérées. Les maladies suivantes appartiennent à cette catégorie.

Lupus érythémateux systémique

Le lupus érythémateux systémique (LES) appelé lupus érythémateux, ou lupus tout court, est présumé être une maladie auto-immune. Son « étiologie est inconnue[25] », ce qui signifie que sa cause n'est pas comprise. LES est une condition sérieuse, capable d'affecter chaque organe. Ses symptômes sont nombreux et sévères. Un des premiers est l'éruption en ailes de papillon, ressemblant aux ailes ouvertes d'un papillon, qui apparaît de chaque côté du nez. LES est décrit comme une maladie inflammatoire chronique de tissu conjonctif dans la peau, les articulations, les reins, les membranes muqueuses et le système nerveux. Ce n'est pas inhabituel de voir cette maladie causer la mort du patient.

Malgré sa réputation sinistre, LES est éminemment curable avec la thérapie Gerson. Le temps nécessaire pour guérir dépend de la sorte et de la durée des traitements conventionnels que le patient a reçus. Dans des cas extrêmement sévères, LES est traité avec de la prednisone (une hormone stéroïde utilisée comme agent anti-inflammatoire) pour longtemps, cela prend alors plus de temps pour rétablir le foie, les glandes surrénales et le système immunitaire. Même dans de tels cas, la guérison est possible.

Étude de cas

A. B. est née en 1951 en Australie. Mariée à l'âge de 20 ans, elle a développé un endolorissement et gonflement des genoux et articulations. Pendant sa deuxième grossesse, tous ses symptômes ont disparu, pour réapparaître après la naissance du bébé. Pendant environ cinq ans, ses docteurs étaient incapables de découvrir le mal. À la fin de 1976, un spécialiste de Melbourne a diagnostiqué A. B. comme souffrant du LES. Son diagnostic a été confirmé par l'analyse d'un spécimen envoyé aux États-Unis.

En 1978, A. B. avait des moments d'incapacité totale. En 1979, on a commencé à lui injecter de la cortisone. Ses genoux gonflaient de la grandeur d'un ballon de football et ses docteurs faisaient des ponctions et injectaient de la cortisone. Malgré la prise d'analgésiques, elle a sangloté bien des nuits. En 1992, la douleur était telle qu'A. B. exigea de la morphine, et ses docteurs admirent qu'il n'y avait rien d'autre qu'ils pouvaient faire pour l'aider. En 1992,

---

25. Note 1 (Taber), *supra*.

son mari a découvert la thérapie Gerson, qui a semblé offrir un peu d'espoir, mais A. B. a décliné l'idée de lavements de café et a refusé. Quelques mois plus tard, cependant, elle était si malade qu'elle a consenti à essayer le programme Gerson.

Peu de temps après le début du traitement, A. B. pouvait uriner normalement – ce que son mari a rapporté –, chose qu'elle avait été incapable de faire pendant de nombreux mois. Ses réactions de guérison étaient violentes, mais les lavements fournirent un soulagement. A. B. admit avoir de temps en temps dévié du régime, mais chaque fois elle fut obligée d'aller à l'hôpital pour recevoir de la morphine. Avant 1994, la patiente s'était améliorée considérablement et, pour la première fois en vingt mois, elle jouissait de périodes de plus en plus longues sans douleur. Au début de 1999, elle ne prenait plus de médicaments et n'en prend plus, elle est maintenant capable de s'occuper de leur propriété – tout un accomplissement du fait que quelques années plus tôt elle était incapable de soulever une assiette de la table. Elle ne souffre plus des infections fréquentes qui étaient à une époque un véritable fléau pour elle.

Rhumatisme / arthrite

Il y a diverses formes de rhumatisme, surtout référé comme une condition arthritique. Dans de nombreux cas, il se manifeste simplement comme une inflammation passante des muscles et des articulations, qui peuvent de temps en temps se reproduire, mais sans causer de problème permanent. Selon les informations médicales[26], sa cause est inconnue et il n'y a aucun traitement spécifique pour cela.

Sa forme la plus répandue est l'ostéoarthrite, normalement une maladie de vieillissement, qui cause des changements chroniques,

---

26. M. A. Krupp et M. J. Chatton, rédacteurs, *Diagnostique médical actuel et traitement*, Lange Medical Publications, Los Altos (États-Unis), 1983 ; voir aussi D. J. McCarty, rédacteur, *L'Arthrite et conditions associées, un manuel de rhumatologie*, Lea & Febiger, Philadelphie, 9ᵉ édition, 1979. (« Les troubles du tissu conjonctif sont surtout des maladies acquises et les causes profondes ne peuvent pas être déterminées dans la plupart des cas. »).

le plus fréquemment aux articulations portant du poids (c'est-à-dire les genoux, les hanches et les vertèbres). Il est caractérisé par une prolifération d'os, formant des éperons et une difformité grumeleuse des articulations. Aussi, le cartilage (c'est-à-dire le tissu conjonctif ferme assurant que les os dans les articulations ne se touchent pas) s'amincit et disparaît, permettant aux os de se frotter les uns sur les autres, causant l'usure et une douleur vive.

Tandis que la médecine conventionnelle peut seulement soulager la douleur et qu'elle ne peut pas interrompre le progrès de la maladie, la thérapie Gerson a obtenu de bonnes réponses en soulageant la douleur et résorbant certaines des difformités osseuses. Si elle est maintenue, la thérapie peut interrompre l'évolution de la maladie et la renverser même dans une certaine mesure. Cependant, comme dans d'autres maladies impliquant des lésions osseuses, la guérison est lente et les patients ne veulent pas souvent s'engager dans le traitement Gerson de longue durée, requérant une intense main-d'œuvre. Au lieu de cela, ils sont satisfaits d'avoir autant de soulagement de la douleur que les médicaments modernes peuvent leur donner.

L'étiologie de la polyarthrite rhumatoïde chronique évolutive (PR) est aussi inconnue et la condition est essentiellement traitée avec des médicaments pour le soulagement symptomatique. La maladie peut s'étendre à chaque articulation du corps, causant gonflement, difformités et douleur intense. Elle est par habitude traitée avec de l'aspirine, prednisone et des médicaments plus puissants soulageant la douleur. Comme le PR est aussi présumé être une maladie auto-immune (c'est-à-dire que le système immunitaire du corps attaque ses propres tissus), il a même été traité avec des médicaments contre le cancer afin de neutraliser le système immunitaire.

Ce traitement n'a apporté aucun avantage et a, au lieu de cela, rendu l'organisme plus sévèrement malade, de telle sorte que la guérison avec la thérapie Gerson prend plus de temps. Les patients non prétraités avec de tels médicaments répondent extrêmement bien et vite au programme Gerson dans la restauration du système immunitaire. Depuis que le PR est aggravé, sinon causé, par la consommation excessive de protéines animales, la limite en protéines de la thérapie Gerson produit une réduction immédiate du gonflement, le soulagement ou l'élimination totale de la douleur et le début de guérison. En temps, les patients se remettent complètement.

Étude de cas

En 1970, D. P. était une athlète d'école secondaire promettant beaucoup. Son entraîneur a suggéré qu'elle boive beaucoup de lait pour renforcer ses muscles et fournisse du calcium. En une année, avant ses 20 ans, elle a développé le PR, avec des articulations gonflées et enflammées, des protubérances et des calcifications. Le traitement orthodoxe avec prednisone s'est avéré inefficace; avant 1976, D. P. était grabataire, souffrant de douleurs constantes.

Toutes ses articulations étaient rigides : doigts, articulations, poignets, coudes, genoux et chevilles. De plus, elle souffrait de palpitations de cœur et avait de la difficulté à respirer. Elle était pâle, anémique et hypoglycémique et pouvait à peine marcher ou dormir. En mai 1979, D. P. est venue à l'hôpital Gerson; en six semaines, elle était pratiquement libérée de ses douleurs, la plupart des protubérances dans ses articulations se résorbaient et ses poignets ont commencé à regagner leur mobilité. Avant 1981, deux ans après le début du protocole Gerson, elle a pu faire du ski nautique, s'est mariée et a fondé une famille.

Sclérodermie

On considère aussi ce troisième membre du groupe des maladies liées au collagène, comme une maladie[27] auto-immune. La sclérodermie cause un durcissement chronique et une contraction de la peau et des tissus conjonctifs, rendant la courbure, particulièrement des doigts, difficile sinon impossible. La maladie peut finalement s'étendre aux organes internes aussi. Malgré son désespoir apparent,

---

27. T. Colin Campbell et Thomas M. Campbell II, *L'Étude chinoise : surprenantes implications pour le régime, la perte de poids et la santé à long terme* (Dallas, BenBella Books, 2005, p. 184).

cette condition s'améliore aussi rapidement avec le programme Gerson, qui peut mener à un rétablissement complet.

ENNEMIS DIVERS DE LA SANTÉ

Cette section discute d'une variété de conditions très différentes et de plaintes qui ruinent la vie d'un nombre énorme de personnes dans le monde développé. Elles représentent seulement une partie minuscule d'un nombre considérable de conditions chroniques qui affligent trop d'Américains : sept morts sur dix sont attribuables à des maladies chroniques, incluant des maladies cardiovasculaires et cancers, qui à elles seules comptent pour 50 % de toutes les morts. En 2005, cent trente-trois millions d'Américains souffraient au moins d'une maladie chronique[28]. Malgré leur nature étonnamment diverse, ces ennemis de santé ont une chose en commun : ils proviennent de la nutrition défectueuse et répondent donc positivement au protocole Gerson.

Asthme

L'asthme, un désordre incendiaire des voies respiratoires, est répandu et en croissance exponentielle. Environ vingt-cinq millions d'Américains de toutes les tranches d'âges en souffrent[29]. Pendant une crise d'asthme, les muscles entourant les voies respiratoires se raidissent ; en même temps, les parois des voies respiratoires enflent. En conséquence, moins d'air peut entrer ou sortir, causant un râlement, un essoufflement et de la toux. Les attaques peuvent durer de quelques minutes à un jour entier ou plus. Elles peuvent devenir dangereuses, causent de l'anxiété et provoquent même une sensation de panique chez le malade.

---

28. « Prévention des maladies chroniques et promotion de la santé », centres de contrôle des maladies et prévention. Le 12 août 2012 (www.cdc.gov/chronic disease/overview/index/htm).
29. « L'asthme expliqué ; la recherche de soulagement pour l'asthme » (www.asthma-explained.net).

L'asthme a beaucoup de causes. La pollution générale dans l'atmosphère, le pollen, les mites de poussière et les moisissures intérieures font partie de cet ensemble ; cependant, les allergies alimentaires et l'intolérance à des réactions défavorables aux médicaments peuvent être les principaux responsables. L'asthme a aussi un lien psychosomatique fort, particulièrement chez les petits enfants chez qui il disparaît souvent spontanément quand les racines émotionnelles sont éliminées. Ici, dans ce livre, nous sommes seulement concernés par les aspects physiques-nutritionnels.

Quand ces raisons sont la cause du problème, l'asthme – particulièrement dans les cas d'enfants – est facilement guéri avec un changement relativement minimal du régime nutritionnel et du style de vie. Pour n'importe quelle tranche d'âge, les causes potentielles les mieux connues sont le fromage, le chocolat, les agrumes et le blé – qui doivent être éliminés un à un pour voir lequel doit être exclu du régime de façon permanente. Pour des enfants, il est essentiel d'omettre tout le lait et les produits laitiers. Cela va directement à l'encontre des conseils médicaux conventionnels, comme les mères le découvrent quand elles consultent le pédiatre pour l'asthme de leurs enfants. On leur dit de s'assurer que l'enfant obtienne bien son lait de façon adéquate, qui est essentiel pour la croissance et le développement ; cependant, au cours de nombreux mois, même des années, les médicaments prescrits sont incapables de guérir la condition. Alors qu'elle disparaît aisément si le lait est exclu du régime de l'enfant.

Chez des adultes ayant été traités avec des médicaments et inhalateurs pendant des années, le rétablissement prend un peu plus longtemps, en règle générale, ils ont subi des dommages plus sévères. Donc, au lieu de simplement laisser tomber quelques aliments, ils doivent suivre la thérapie moins intensive de Gerson, qui exclut les protéines animales. L'asthme est curable sans tenir compte de l'âge, avec un avertissement : si le patient a été traité pendant longtemps avec de la prednisone, la guérison devient difficile. Dans beaucoup d'autres maladies, le traitement à long terme avec prednisone produit les mêmes dommages excessifs et prend plus longtemps pour vaincre le mal.

Étude de cas

L'histoire de D. B, telle que rapportée par sa mère, a commencé quand elle avait 6 mois et a subi sa première crise d'asthme. À son deuxième anniversaire, elle avait une attaque tous les deux mois, chacune d'une durée de sept jours. La petite fille a été évaluée pour quarante allergènes différents, mise sur des médicaments et des piqûres d'immunisation toutes les trois semaines. Ce régime a continué pendant six ans. Les piqûres l'ont rendue malade. Ses bras ont enflé et ses yeux sont devenus boursouflés. Plus tard, sa mère a découvert que les médicaments que prenait sa fille avaient causés des dommages au foie. Quand elle a interrogé son docteur, il a déclaré que vu la gravité de son asthme, les dommages causés au foie par les médicaments constituaient un moindre mal.

En cherchant une meilleure réponse, sa mère a accidentellement découvert que la nutrition pouvait avoir un rapport avec le problème de sa fille. Elle a découvert la thérapie Gerson quand D. B. avait 9 ans et a changé les habitudes alimentaires de la famille entière. Bien que D. B. n'ait pas pris de lavements de café, elle a adopté l'approche diététique complète de Gerson et n'a jamais eu une autre crise d'asthme. Elle a maintenant 38 ans, est capable d'avoir un chien golden retriever et joue avec lui sans aucune allergie ou crise d'asthme.

Allergies et intolérance alimentaire

Selon une définition officielle[30], les allergies sont acquises ou héritées de réactions immunitaires anormales à une substance (l'allergène) qui ne cause normalement pas de réactions. Ces réactions n'arrivent pas toujours après la première exposition et peuvent avoir besoin d'une seconde ou ultérieure exposition pour être déclenchées. Les allergènes peuvent être, par exemple, des produits alimentaires, du pollen, de la poussière de maison, des détergents, des moisissures intérieures ou des produits chimiques de ménage. Ils causent une large variété de symptômes allant de la rougeur de la peau à la démangeaison, à l'enflure de la langue et

---

30. Note 1 (Taber), *supra.*

de la gorge rendant la respiration difficile, la diarrhée, des crampes abdominales et des vomissements. La réaction la plus sévère à un choc anaphylactique d'allergène alimentaire est soudaine, intense et potentiellement fatale, impliquant des parties diverses de l'organisme et nécessite une assistance médicale immédiate.

L'intolérance alimentaire est une réaction beaucoup plus douce à certaines substances comestibles. Elle n'implique pas le système immunitaire et ses symptômes sont limités à des gaz, ballonnements et douleurs abdominales. La réponse évidente à celle-ci et aux allergies alimentaires plus fortes est de contrôler les réactions du corps et d'éviter ces substances nuisibles.

Probablement en raison de l'accroissement tout autour de nous de la pollution et du mauvais fonctionnement du système immunitaire de la population en général, les allergies de toutes sortes sont plus répandues que jamais. Selon une évaluation, un Américain sur quatre est affecté par une forme d'allergie[31] et on croit que plus de cinquante millions d'Américains ont des allergies nasales[32]. La médecine orthodoxe traite ces allergies nasales avec des médicaments supprimant les symptômes, qui peuvent apporter un soulagement, mais ont invariablement des effets secondaires indésirables.

Par contraste, les patients de la thérapie Gerson surmontent généralement la plupart de leurs allergies alimentaires avec des produits alimentaires biologiques purs qu'ils consomment. L'amélioration arrive souvent étonnamment rapidement. Par exemple, l'allergie sévère d'un patient aux carottes a disparu en un jour. L'allergie d'une autre personne aux oignons s'est terminée après la première semaine de traitement. D'autre part, des produits alimentaires difficiles à digérer, que l'on interdit en réalité pour les patients de Gerson (par exemple les fruits de mer, le soja, le lait, les noix et les arachides) continueraient à leur causer des réactions allergiques.

---

31. « Faits et chiffres d'allergies », Asthme et fondation d'allergie de l'Amérique (&www.aafa.org/display.cfm?id=9sub=30#prev).
32. *Ibid.*

Beaucoup de patients qui souffrent de migraines – et croient qu'elles sont d'origine allergique – trouvent un soulagement presque immédiat et durable après le début de la thérapie. Même des réactions allergiques difficiles à tracer quand respirées, comme le pollen ou certaines odeurs, sont réduites par la thérapie ; et dans quelques cas cessent même de façon permanente. Bien que le docteur Gerson ait interdit la consommation de baies au début du traitement – puisqu'elles causent souvent des réactions allergiques –, après dix-huit à vingt-quatre mois sur le protocole, les patients peuvent les manger sans subir de réactions défavorables.

Dépendance

Les dépendances de toutes sortes constituent un fléau de notre époque. Elles apparaissent sous de nombreuses formes et, si elles persistent, mènent invariablement à la mauvaise santé et même à la mort. Les gens deviennent dépendants pour de multiples raisons. Le jeune commence à expérimenter avec des produits illicites parce que c'est la vogue. D'autres essaient de minimiser leurs problèmes psychologiques/émotionnels en s'enivrant ou en prenant des drogues puissantes. En effet, les gens peuvent devenir dépendants avec presque n'importe quelle substance, comme l'alcool, le tabac, les somnifères, le sucre, le lait, les tranquillisants, les analgésiques, les médicaments obtenus sur ordonnance et, bien sûr, la nourriture – qui est la dépendance majeure derrière la propagation alarmante de l'obésité. Mis à part tous les autres facteurs, la plupart des dépendances sont causées – ou aggravées, au moins – par le manque nutritionnel. Le corps sollicite en réalité des substances nutritives, pas des médicaments ou des boissons, et certainement pas de la nourriture qui n'en est pas. Le toxicomane ne comprend pas cela et continue à consommer de mauvaises substances, menant à une sollicitation toujours plus forte.

Dans les nombreux cas de dépendance que nous avons vus, le nouveau patient prend un verre de jus biologique, fraîchement pressé, chaque heure, et perd son envie de sollicitation presque immédiatement. Cependant, les symptômes de retrait peuvent apparaître presque immédiatement, puisque le corps peut maintenant relâcher la grande quantité de résidus toxiques stockés depuis longtemps. Ceux-ci sont transportés au foie *via* le système sanguin et doivent être éliminés.

Le lavement de café accomplit cette tâche très efficacement, tellement bien que même la dépendance aux produits illicites les plus néfastes et les symptômes de retrait qui suivent ont été surmontés par la thérapie Gerson en moins de trois jours. La morphine médicale, administrée dans quelques cas de douleur intense pendant plusieurs mois, met plus longtemps à s'éliminer.

Étude de cas

Il y a environ neuf ans, E. H., un jeune homme de 34 ans, a été admis à la clinique Gerson au Mexique. Il a raconté une histoire triste : tous ses amis qui avaient utilisés des produits illicites étaient morts. Il était conscient d'afficher des symptômes sinistres le concernant et a franchement cru que – si le traitement Gerson ne pouvait pas l'aider – il serait aussi mort dans trois mois. E. H. était non seulement lourdement dépendant de la cocaïne, mais il était aussi un grand fumeur. La combinaison de ces deux poisons lui a causé des difficultés de respiration sévères et des douleurs à la poitrine.

Comme dans la plupart des cas de dépendance aux substances, E. H. a été terrifié des symptômes de retrait. En effet, ceux-ci sont parfois presque insupportables si les patients sont incapables d'obtenir leur « correctif ». Heureusement, abordant la toxico-manie par la méthode Gerson permet de plus facilement traiter les symptômes de retrait. Comme E. H. recevait ses treize verres de jus biologiques fraîchement préparés, il a immédiatement remarqué que ses sollicitations avaient presque complètement disparu. Quand les symptômes de retrait survenaient rapidement, il s'est aussi rendu compte que les lavements de café s'en chargeaient très bien. Il en a résulté qu'il a passé de très bons jours, remplis de substances nutritives fraîches qui ont surmonté toutes les sollicitations et les lavements de café qui ont dégagé les symptômes de retrait.

Cependant, les nuits étaient différentes. Le dernier jus arrive aux alentours de 19 heures et le dernier lavement est d'habitude pris vers 22 heures, après quoi le patient s'endort, ce qui signifie que, pendant environ huit heures, son corps ne reçoit aucun soutien ; et, tel qu'on s'y attendait, E. H. était réveillé par des cauchemars environ quatre heures après s'être couché. Les toxines se déversaient dans son système sans moyen de contrôle et sans la possibilité de les évacuer. Dans de tels cas, comme celui d'E. H., on lui a dit qu'un lavement de café doit être pris au milieu de la nuit. On lui a fourni un peu de fruit pour réapprovisionner à nouveau sa glycémie et une petite tisane comme liquide, et il a pris un lavement de café aux alentours de 3 heures. Ceci a dégagé les toxines, et E. H. a pu jouir d'un sommeil sans cauchemars jusqu'au matin.

Cette routine de nuit a continué pour trois ou quatre nuits, après quoi les symptômes de retraits ont été éliminés pendant la journée et les nuits du patient étaient sans heurt. Le vrai problème pour les toxicomanes remis comme E. H. est dans leur retour à la maison. Si sa vie domestique « de tous les jours » est peuplée par des amis ou des parents qui continuent à utiliser des substances provoquant une dépendance, il est facile pour lui de retomber dans son addiction et de détruire tout le bon travail de la thérapie Gerson.

Hyperactivité

Le problème du déficit de l'attention et d'hyperactivité (TDAH) est dans les nouvelles ces jours-ci. Il se réfère aux enfants qui montrent un dérangement dans un comportement « difficile à gérer » de grande activité constante, d'un manque de concentration, d'agression, de caractère impulsif et de distraction. Officiellement[33], il pourrait être causé par un mauvais fonctionnement du système nerveux central – un avis discutable.

Il y a plus de trente ans, le docteur Benjamin Feingold[34] a développé un traitement diététique pour cette condition, qui est fortement congruent avec les principes de Gerson. Il a exclu toutes les saveurs artificielles et les colorants, tous les agents

---

33. « Neurologie du désordre de déficit d'attention », Neurologie et TDAH (Troube du déficit de l'attention/hyperactivité) : le désordre de déficit de l'attention de notre cerveau, bibliothèque d'information du TDAH (www.newideas.net/neurology.htm).
34. Association Feingold® des États-Unis (www.feingold.org).

conservateurs, certaines sortes de sucres, la levure et les salicylates et a prescrit au lieu de tout cela des produits alimentaires frais, de préférence biologiques. Sa méthode a attiré un soutien enthousiaste et une critique acerbe, la dernière principalement provenant de l'industrie alimentaire[35].

Depuis lors, beaucoup de naturopathes et de nutritionnistes ont eu de bons résultats, traitant les TDAH des enfants en changeant tout simplement leur régime avec des aliments biologiques sains, excluant tous les additifs. Malheureusement, les médecins ortho-doxes, qui sont peu familiers avec les principes diététiques, prescrivent à de jeunes hyperactifs le médicament Ritaline, une substance créant une forte dépendance et ressemblant de près à la cocaïne. Sans surprise, les effets secondaires, y compris les dommages cérébraux permanents[36], sont sinistres. Le médicament est prescrit même pour des enfants de moins de 6 ans, parfois avec la permission d'une infirmière qui considère que l'enfant a un « comportement maladif » et veut le garder calme et obéissant, en fait, semblable à un automate.

C'est un fait terrifiant que presque neuf millions d'enfants américains sont drogués avec de la Ritaline[37] et que leur nombre augmente. Les mères sont reconnaissantes à l'égard de la Ritaline, qui élimine la destructivité et l'agressivité des enfants, puisqu'elles ne comprennent pas « la vraie cause nutritionnelle » d'un tel comportement et donc ne savent pas comment traiter cela raison-nablement et efficacement. Leurs pédiatres ne savent pas non plus comment les conseiller correctement ; ils sont seulement formés pour l'utilisation exclusive de médicaments comme remède.

Même la formule la plus douce (c'est-à-dire non intensive) du protocole Gerson met fin au TDAH en un rien de temps.

---

35. Bernard Rimland, « Le Régime de Feingold : Une évaluation des revues par Mattes, par Kavale et Forness et d'autres », *Journal d'apprentissage sur les infirmités* 16 (6) (juin-juillet 1983) : 331-3.
36. Dr Peter R. Breggin, « Rapport de la conférence en séance plénière l'Institut national de la santé du consensus sur le TDAH et son traitement » (18 novembre 1998).
37. Kelly Patricia O'Meara, « Ritalin prouvé plus puissant que la cocaïne – presque dix millions de gosses drogués », *Aperçu* (2001).

Dépression

Partout dans le monde développé la dépression devient rapidement un problème de santé mentale majeur, causant beaucoup de souffrances et d'incapacités, la perte de revenus, en plus des dépenses croissantes pour son traitement, principalement pour des médicaments. Selon l'OMS[38], avant 2020, la dépression clinique deviendra la seconde cause d'invalidité dans le monde. De façon alarmante déjà, de plus en plus d'enfants et d'adolescents deviennent déprimés ; beaucoup d'entre eux réagissent en développant des troubles alimentaires ou en se faisant du mal.

Nous devons différencier entre deux sortes de dépressions, l'une causée par des facteurs psychologiques et l'autre par des facteurs physiques – bien qu'ils s'affectent souvent mutuellement. La vie humaine n'a jamais été dépourvue de problèmes et de difficultés et la dépression résultante doit être soulagée par l'aide psychologique professionnelle et d'assistance. (Les façons de traiter avec la dépression causée par un diagnostic de cancer sont décrites dans le chapitre 25, « Soutien psychologique pour les patients de Gerson », p. 293.)

Nous voilà donc préoccupés par la cause physique de la dépression, tournant notre projecteur sur le cerveau. Clairement, notre pensée, perspective, réaction de sentiment, traitement des problèmes quotidiens, aussi bien que le contrôle de mouvement, la coordination physique et beaucoup d'autres activités vitales sont directement associées au cerveau. Ainsi, sa fonction est fondamentale et dépend de la santé et du travail correctement accompli par les cellules cérébrales. Bien que ce soit un organe relativement petit, comparé à la masse corporelle totale, le cerveau utilise jusqu'à deux cinquièmes (40 %) de la consommation d'oxygène du corps et un cinquième (20 %) de son apport sanguin. Nous pouvons sans risque supposer qu'il exige aussi une grande quantité de substances nutritives, vitamines, minéraux et enzymes pour exécuter ses tâches

---

38. Dr Simon Gilbody, « Quelle est l'évidence sur l'efficacité de la capacité constructive des professionnels de soins de santé primaires dans la détection, direction et résultat de la dépression ? », Organisation mondiale de la santé, Bureau régional pour l'Europe (décembre 2004).

incroyablement complexes. Puisque le régime américain manque chroniquement de telles substances nutritives, évidemment les besoins du cerveau ne sont pas remplis. Pourtant, comme partie du système nerveux central, les tissus cérébraux sont si spécialisés que, contrairement aux tissus des autres organes, la plupart d'entre eux sont incapables de se régénérer (c'est-à-dire de se reproduire).

Il s'ensuit que si on nourrit insuffisamment les cellules cérébrales, elles ne peuvent pas fonctionner correctement, leur équilibre fragile est dérangé et certaines perturbations mentales arrivent. Celles-ci incluent le trouble bipolaire (ou trouble maniaco-dépressif), la schizophrénie, l'insomnie, l'anxiété chronique et, par-dessus tout, la dépression. La plupart de ces conditions ont été soulagées dans plus de 90 % des cas par le traitement[39] à l'inositol (vitamine B7).

Le lauréat d'un double prix Nobel, Linus Pauling[40], a aussi déclaré que 60 % des schizophrènes traités avec des mégavitamines se sont soit améliorés, ou étaient complètement soulagés de leurs symptômes. Le docteur Abram Hoffer[41] a, le premier, découvert que l'acide nicotinique (niacine ou vitamine B3) abaissait le cholestérol et que le cholestérol excédentaire était un facteur contribuant dans la schizophrénie. Il a pu rétablir des milliers de schizophrènes à la normalité en les traitant avec des mégadoses d'acide nicotinique (niacine ou vitamine B3) et d'acide ascorbique (vitamine C).

En temps normal, le cerveau est protégé de la pénétration de toxines par la barrière hémato-encéphalique (BHE), une membrane qui contrôle le passage des substances du sang dans le cerveau. La BHE peut être endommagée et détruite par les micro-ondes, la radiation, l'hypertension, l'infection et, la plus importante, la toxicité sévère de l'organisme, qui empêche la barrière de bloquer la pénétration de poisons dans le cerveau. De là, le cercle vicieux de

---

39. Dr Carl C. Pfeiffer, *Aliments mentaux et élémentaires : le guide du médecin à la nutrition et aux soins de santé*, Keats Publishing Inc., New Canaan (États-Unis), 1975, p. 145.
40. *Ibid.*, p. 12.
41. Dr Abram Hoffer, « Thérapie de la mégavitamine B-3 pour la schizophrénie », *Journal de l'association psychiatrique canadienne* 16 (1971) : 499-504.

nutrition inadéquate et de toxicité se met à tourner et la dépression et d'autres sortes de mauvaises maladies de santé mentale surviennent.

Le développement récent de médicaments pour soulager la condition est presque aussi mauvais que la prolifération de dépression clinique. Ces médicaments fortement toxiques sont prescrits même pour des petits enfants, bien que les effets secondaires bien connus incluent la dégradation sévère de la dépression allant jusqu'au suicide ou à l'homicide[42]. En revanche, la norme du traitement Gerson peut soulager la dépression assez rapidement, même chez les patients qui ont déjà subi un traitement médicamenteux et qui souffrent de leurs effets secondaires. Les lavements détoxiquants de café, la thérapie et l'inondation de tous les tissus du corps, y compris le cerveau, avec des substances nutritives nécessaires, sont la façon la plus rapide et la plus sûre d'éliminer la dépression.

Étude de cas

Il y a environ huit ans, comme Charlotte Gerson voyageait partout aux États-Unis, donnant des conférences à de nombreux groupes, elle est restée dans un petit motel charmant. Le directeur, P. B., a été intéressé par son travail et, au cours de leur conversation, il lui la dit qu'il souffrait de dépression clinique sévère, contrôlant la condition avec des médicaments prescrits par le médecin. Il a aussi admis qu'il avait été au Vietnam et avait été exposé «à l'agent orange».

Quand Charlotte lui en a dit plus sur l'approche nutritionnelle pour le guérir, P. B., âgé d'environ 50 ans, a alors acheté les publications (livres) de Gerson et a commencé à suivre la thérapie du mieux qu'il pouvait tout seul à la maison. En décembre 2006, il a rapporté qu'il s'était remis, a pu cessé tous les médicaments, s'est senti très bien puisqu'il ne ressentait plus les effets secondaires de ces médicaments et par conséquent a mené depuis une vie normale et active.

---

42. «La mort, un risque des antipsychotiques», Associated Press, *Nature* (23 octobre 2005), Alliance pour la recherche de la protection humaine (www.ahrp. org/infomail/05/10/23.php).

Maladie de Crohn

Le terme médical pour la maladie de Crohn est *ileitis* régional. C'est une inflammation chronique des deux tiers inférieurs de l'intestin grêle (l'ileum) et, en règle générale, elle alterne entre des périodes d'aggravation et de rémission. Le patient souffre de la diarrhée, de douleur abdominale, de perte de poids, d'anémie et, finalement et souvent après plusieurs années, d'obstruction intestinale. Selon le *Dictionnaire médical encyclopédique de Taber*, « la cause est inconnue[43] ». Comme la médecine orthodoxe n'a aucun remède pour cette condition, le résultat final est d'habitude la chirurgie, enlevant la partie de l'intestin grêle ou une partie ou la totalité du gros intestin et installant un sac de colostomie ou iléostomie.

Étude de cas

M. G. avait seulement 15 ans quand elle a été diagnostiquée avec la maladie de Crohn. Elle a passé beaucoup de temps à voyager cette année-là entre sa maison et l'hôpital général à Sault-Sainte-Marie, Ontario, Canada, ce qui nuisit à ses études. Plusieurs fois en visitant l'hôpital, elle fut sur le point de développer une occlusion intestinale ; incapable d'absorber sa nourriture, elle pesait seulement 35,5 kg (78 livres). Ses médecins ont suggéré la chirurgie, mais ce fut refusé. Juste à temps, sa famille avait découvert la thérapie Gerson et la jeune fille a commencé le traitement à la maison. Bien que son intestin ait été presque entravé, les lavements de café ont apporté un soulagement immédiat et elle n'a plus eu besoin de visiter l'hôpital. Après trois mois, la douleur est partie et son énergie était retournée ; en un an, elle a gagné 12 kg (26 livres) et a pu aller à l'école normalement. Elle demeure en bonne santé et étudie à présent la médecine.

---

43. Note 1 (Taber), *supra*.

Migraine

Les migraines sont décrites fréquemment comme des attaques unilatérales (d'un seul côté) paroxysmales (soudaines, sévères) de mal de tête. La douleur aiguë, palpitante, est normalement accompagnée par l'hypersensibilité à la lumière et au son, la nausée et/ou les vomissements ; les attaques se reproduisent et peuvent durer de quatre à soixante-douze heures. Les migraines sont extrêmement communes : environ trente millions d'Américains en souffrent[44]. Le traitement médical normal est limité aux médicaments soulageant la douleur, parfois aussi puissants que la morphine, avec des effets secondaires indésirables et divers. Par exemple, l'un des médicaments américains les plus généralement prescrits a été récemment identifié comme stimulant le risque d'acidité excessive dans le sang, menant à la formation de pierres dans les reins[45].

Les migraines peuvent être causées par un certain nombre de facteurs. Certaines sont causées par des problèmes dentaires, comme une denture mal alignée ou un déséquilibre des muscles de la mâchoire. Dans d'autres cas, la cause est un blocage ou une dislocation infime dans l'épine dorsale ou le cou, qui doivent être corrigés par le traitement d'un chiropraticien. La majorité écrasante des migraines est causée par des allergies ou l'intolérance à certains

---

44. Fondation nationale du mal de tête : ressources éducatives (www.headaches.org/consumer/topicsheets/migraine.html).
La fondation du mal de tête rapporte que plus de 29,5 millions d'Américains souffrent de migraines, avec les femmes affectées trois fois plus que les hommes âgés de 15 à 55 ans. En plus, 70 % à 80 % de ceux qui ont la migraine ont une histoire de famille liée à celle-ci. Beaucoup de malades ayant la migraine sont diagnostiqués avec un mal de tête avec tension ou un mal de tête avec sinus, résultant dans plus de 50 % de ceux ayant des migraines qui sont mal diagnostiqués. Goldberg dit que l'incidence des migraines a augmenté de plus de 60 % dans les dix dernières années. Le centre national de statistique pour la santé signale que 30 millions de jours ouvrables et 4,5 milliards de dollars sont perdus par an en raison des maux de tête de migraine. De plus, la recherche a montré qu'un individu sur cinq connaîtra une migraine dans sa vie. Voir aussi Jerry Adler et Adam Rogers : « La nouvelle guerre contre les migraines », *Newsweek* (11 janvier 1999), p. 46-52. Cet article a dit, à ce moment, qu'il y avait 25 millions d'Américains connus ayant la migraine.
45. Topamax® Ortho-McNeil Neurologics, Inc. (www.topamax.com/topamax/index.html).

produits alimentaires. Les plus fréquemment identifiés «des suspects habituels» sont le fromage, le chocolat et les agrumes.

Comme jeune docteur, Max Gerson souffrait souvent de migraines sévères débilitantes. Après avoir expérimenté divers régimes, il a découvert que son problème était causé par des produits alimentaires toxiques, des viandes surtout salées et lourdement épicées. Pour guérir, il a développé un régime végétarien sans sel, pauvre en matières grasses, qui est devenu la base de son protocole nutritionnel. Après de nouveaux raffinements et améliorations, ceci a donné naissance à la thérapie Gerson, utilisée à ce jour dans le monde entier pour guérir la grande majorité des maladies dégénératives chroniques. Beaucoup de patients qui s'engagent dans le programme Gerson se remettent rapidement de leurs migraines de longue date et demeurent sans douleur à moins qu'ils ne retournent aux produits alimentaires qui ont suscité leurs attaques dans le passé.

Endométriose

L'endomètre est la membrane muqueuse qui tapit l'utérus. Pendant les années fertiles d'une femme, cette membrane est rejetée si l'ovule sécrété n'est pas fertilisé et implanté dans le tissu. Quand l'organisme ou le système hormonal fonctionne mal, l'endomètre peut s'étendre partout aux divers endroits de la zone pelvienne, y compris à la paroi abdominale. Comme la condition s'empire et que le cycle menstruel devient déréglé, le tissu endométrial peut s'étendre partout dans le corps, devenant une malignité «ressemblant à un carcinome pelvien métastatique[46]».

Étude de cas

Le cas de S. T. illustre cette progression parfaitement. Cette patiente avait des problèmes gynécologiques au début même de ses règles. Trente-cinq ans plus tard, on diagnostique une endométriose et elle subit un certain nombre de D et C (dilatation et curetage, ou

---

46. Note 1 (Taber), *supra*, p. 1342.

grattement de l'utérus), procédure pour enlever la plaque endomé-triale. À la fin, elle eut une hystérectomie partielle, pourtant ses problèmes ont continué. En 1979, un frottis a montré un cancer du col de l'utérus avec des cellules « atypiques » (irrégulières, ne se conformant pas à la norme) dans son sang. Elle a aussi remarqué des grosseurs dans sa poitrine mais celles-ci n'ont pas été examinées plus en détail. Une hystérectomie complète a été programmée pour elle, mais elle a décliné l'opération et a changé son régime. Quelque temps auparavant, elle avait écouté une conférence de Charlotte Gerson et s'était décidée à ce moment. Si n'importe quel des membres de sa famille développait un cancer, il s'engagerait à suivre la thérapie Gerson. S. T. a suivi strictement la thérapie pendant deux ans. Elle a été guérie et demeure en bonne santé, menant une vie active.

Obésité morbide

Cette condition est définie comme étant une « obésité à un tel degré qu'elle se heurte aux activités normales, y compris la respi-ration[47] ». Un poids de plus de 45 kg (100 livres) au-dessus de la moyenne normale pour l'âge et le sexe de l'individu est considéré « morbide ». Il n'y a pas si longtemps, les personnes excessivement grosses attiraient des regards curieux ou critiques dans la rue. Ces jours-ci, ils sont trop nombreux pour attirer l'attention. L'expansion mondiale et rapide de la restauration rapide et des ventes de plats prêts-à-manger augmentant exponentiellement a engendré une épidémie globale d'obésité dangereuse et qui concerne toutes les tranches d'âge.

Le 10 mars 2004, il était à plusieurs reprises annoncé à la radio (KNX-1070 AM de Los Angeles) que le centre de contrôle des maladies à Atlanta (Géorgie, États-Unis) a fait une « mise à jour » sur l'obésité aux États-Unis, comme étant la cause évitable de maladie numéro un, détrônant les cigarettes de cette place.

Le mot « morbide » veut dire « indicatif de maladie » et, en effet, le dictionnaire médical cite l'obésité comme un facteur contribuant

---

47. *Ibid.*, p. 642.

aux maladies suivantes : le diabète sucré ou mellitus (de type 2), l'hypertension et quelques types de cancers[48]. Au moment de la publication du dictionnaire (1993), il a été évalué que trente-quatre millions d'adultes aux États-Unis étaient en surpoids[49]. Une déclaration plus récente (en 2001) par le centre pour la science dans l'intérêt public[50] a déclaré que presque les deux tiers des adultes américains sont en surpoids. Les chiffres de 1980 pour l'obésité ont doublé en 2001[51] ; le diabète sucré a augmenté neuf fois depuis 1958[52], les maladies cardiaques demeurant la cause numéro un des décès[53].

Le pire de tout est que l'obésité est devenue répandue parmi des enfants. Des enfants gras sont mentionnés comme « des petites frites : progénitures de téléspectateurs passifs ». Entre 1980 et 1994, l'obésité des enfants américains s'est accrue de 100 %[54] ; actuellement, un enfant sur quatre est obèse, tel que rapporté par Frank Booth et Donna Krupa[55]. Le manque d'exercice est un facteur important contribuant à cet état de chose tragique. Selon les susdits auteurs, l'enfant moyen passe neuf cents heures par an

---

48. *Ibid.*, p. 641.

49. *Ibid.*

50. « Surpoids et obésité : introduction », DHHS-centres de contrôle et de prévention pour maladie du département de la santé et des services sociaux (www.cdc.gov/nccdphp/dnpa/obesity/index.htm) (page dernièrement modifiée le 26 août 2006) : « Depuis le milieu les années 1970, la prédominance de surpoids et d'obésité a augmenté brusquement chez les adultes et enfants. Les données de deux enquêtes de la santé nationale et de l'examen nutritionnel montrent parmi les adultes âgés de 20-74 ans une prédominance d'obésité qui a augmenté de 15,0 % (dans l'enquête 1976-1980) à 32,9 % (dans l'enquête 2003-2004). »

51. « Obésité chez les enfants », *Journal de médecine de la Nouvelle-Angleterre* 350 (2004) : 2362-74.

52. « Fiche de renseignements nationale sur le diabète : renseignements généraux et estimations nationales sur le diabète aux États-Unis, 2005 », département américain de la santé et services sociaux, centres de contrôle et de prévention des maladies (Atlanta, GA) (2005) (www.cdc.gov/diabetes/pubs/pdf/ndfs_2005.pdf).

53. « La maladie du cœur est la cause de mort numéro un », centres de contrôle et de prévention des maladies, division pour la prévention des attaques et maladies du cœur (www.cdc.gov/DHDSP/announcements/american_heart_month.htm).

54. « Fiches de renseignements d'AOA : obésité dans la jeunesse », Association américaine d'obésité (www.obesity.org/subs/fastfacts/obesity_youth.shtml).

55. Frank Booth (boothf@missouri.edu).

à l'école et regarde la télévision pendant mille vingt-trois heures. L'obésité durant l'enfance est particulièrement dangereuse puisque le développement de l'organisme de l'enfant peut moins bien traiter les nombreuses complications de surpoids brut que celui d'un adulte. Plusieurs chercheurs britanniques ont déclaré que, pour la première fois dans l'histoire humaine, ce sera la norme pour des parents de survivre à leur progéniture[56].

Un film récent – qui remporta un énorme succès – de Morgan Spurlock, intitulé *Super Size Me* (il s'agit d'un jeu de mots avec le nom commercial *Super Size*, qui désigne la version géante des menus de la chaîne McDonald's), a dévoilé la vérité des effets destructifs de la restauration du prêt-à-manger rapide. Spurlock, un homme de 33 ans en bonne santé, a mangé tous ses repas à McDonald's pendant trente jours pour découvrir ce que ce régime exclusif lui ferait. Au cours de l'expérience, il a été régulièrement examiné par un gastro-entérologue, le docteur Daryl Isaacs, qui a déclaré que Spurlock était «une personne extrêmement saine qui est devenue très malade en mangeant ses repas préparés par la chaîne de restaurants McDonald's[57]». À un moment, le docteur lui a même dit que son foie s'était métamorphosé en pâté et a demandé à Morgan Spurlock d'arrêter son expérience, mais le cinéaste a persisté. À la fin du mois, Spurlock a fait un rapport : «Je suis devenu désespérément malade. Mon visage était taché et j'avais cet abdomen énorme. [Il a grossi de 11,5 kg (25 livres) en trente jours.] Mes genoux ont commencé à me faire mal à cause du poids excédentaire accumulé si rapidement. C'était incroyable et effroyable[58].» En plus de cela, son foie est devenu toxique, son cholestérol a grimpé de 1,65 à 2,3 g/l (165 à 230 mg/dl aux États-Unis), sa libido a dégringolé et il a souffert de maux de tête et de dépression. Quelques jours après avoir commencé ce régime en prenant ses repas en voiture, Spurlock vomissait par la fenêtre, et

---

56. «La recherche trouve un défaut fatal dans l'étiquetage de l'industrie des aliments (1er mars 2007), Sustainweb (www.sustainweb.org/news.php?id=169).
57. *Super Size Me*, de Morgan Spurlock, prix de l'Académie documentaire, sorti le 30 juin 2004 en France.
58. *Ibid.*

les docteurs qui l'ont examiné ont été abasourdis de voir comment rapidement son corps entier s'était détérioré.

Les mères ne peuvent pas être uniquement blâmées de la nutrition défectueuse de leurs enfants et de l'inactivité. Très peu de mères reçoivent quelques bons conseils nutritionnels de leurs pédiatres, qui ne connaissent pas grand-chose non plus sur la nutrition. Tout ce qu'ils ont appris à la faculté de médecine se résume à l'habituelle doctrine « protéines, glucides et gras », les rendant incapables de reconnaître le mal fait par les produits alimentaires préférés des enfants. Par exemple, les produits d'origine animale utilisés par la restauration du prêt-à-manger rapide sont endommagés par la chaleur, mal assimilés, trop élevés en cholestérol et sel, mais déficients en vraies vitamines et substances nutritives, minéraux et enzymes. En conséquence, ils ne satisfont pas la faim et un cercle vicieux est créé, menant les enfants à manger trop tout en étant sous-alimentés. Si un enfant demande plus de nourriture après un repas complet, la réaction instinctive des parents est de leur donner une portion supplémentaire ; ils ne se rendent pas compte qu'aucune quantité supplémentaire de nourriture ne compensera les substances nutritives essentielles manquantes.

Le régime américain moyen laisse les enfants affamés, avec peu d'énergie, passant la plupart de leur temps libre à flâner, ne faisant rien. Pour compenser ce peu d'énergie, ils commencent « à chercher à faire quelque chose » ; malheureusement, ils le trouvent dans les boissons de Coca-Cola contenant de la caféine et des stimulants sucrés, des cigarettes pleines de substances toxiques et finalement dans l'alcool et les produits illicites, leur donnant un bref moment « de culmination » et les menant à la dépendance.

Le même cercle vicieux affecte les adultes, aussi. Comme le régime américain conventionnel est exempt de substances nutritives vivantes, le corps demeure insatisfait et sollicite plus – en qualité et non pas en quantité – de nutriments adéquats qui lui permetet de fonctionner sans à-coups et bien. Tristement, les gens ne savent pas ou ne comprennent pas cela et ils essaient de satisfaire leurs besoins avec des desserts riches, de la glace, des gâteaux et des biscuits. Ceux-ci ne donnent pas satisfaction non plus, mais ils augmentent par contre le poids, l'élévation de cholestérol, l'hypertension, la possibilité de diabète et pis encore. L'obésité est une condition morbide en effet, et peut être seulement surmontée en changeant cette nourriture sans valeur nutritive en une nourriture qui le soit, à base de plantes.

On n'a pas besoin d'un diplôme en nutrition pour savoir que toutes les sortes de sucre engraissent et que le régime occidental moderne, avec sa gamme énorme de plats cuisinés, est trop riche en sucre. Cependant, quand il s'agit de la politique officielle concernant la nutrition, de tels faits de base sont souvent écartés pour des raisons commerciales, qui se heurtent fréquemment avec les intérêts de la santé publique. Un tel heurt récent concernant la limite saine maximale de sucre ajouté à la nourriture, tel que recommandé par l'OMS. Le professeur T. Colin Campbell[59] a fait un rapport sur cet événement dans son livre *The China Study* (*L'Étude chinoise*) et, avec sa permission, nous citons son compte rendu : « La recommandation sur l'ajout de sucre est aussi scandaleuse que celle sur la protéine. Quand ce rapport du FNB (Food and Nutrition Board) [Conseil sur les aliments et la nourriture] est sorti, un comité d'experts réuni par l'OMS (l'Organisation mondiale de la santé) et la FAO (la Food and Agriculture Organization) [l'Organisation pour l'alimentation et l'agriculture] achevait un nouveau rapport sur le régime, la nutrition et la prévention de maladies chroniques. Le professeur Philip James était un membre de ce groupe et son porte-parole sur les recommandations d'ajouts supplémentaires de sucre. Les premières rumeurs des découvertes du rapport ont indiqué que l'OMS/FAO était sur le point de recommander une limite supérieure qui soit sûre, de 10 % pour l'ajout supplémentaire de sucre, beaucoup plus que le 25 % établi par le groupe FNB américain. […] La politique, cependant, était entrée tôt dans les discussions, comme elle l'avait fait dans des rapports précédents sur les ajouts de sucre. Selon un communiqué de presse du bureau du directeur général de l'OMS, l'Association du sucre basée aux États-Unis et l'Organisation mondiale de recherche sur le sucre, qui représentent les intérêts des cultivateurs de sucre et des raffineurs,

---

59. Note 27 (Campbell), *supra*, p. 309-10.

avaient monté une campagne de forte pression dans une tentative de discréditer le rapport de l'OMS et supprimer sa publication. [...] Selon le journal *The Guardian* de Londres, l'industrie du sucre des États-Unis menaçait de "mettre l'OMS à genoux" à moins qu'elle abandonne ses directives sur l'ajout de sucre (supplémentaire). Les gens de l'OMS décrivirent la menace comme "équivalente à un chantage". Le groupe basé aux États-Unis a même publiquement menacé de faire pression sur le Congrès américain pour réduire le financement des États-Unis de 406 millions de dollars de l'OMS si elle persistait à garder la limite supérieure à un niveau si bas de 10 %. Il y avait des rapports [indiquant] que l'administration Bush était encline [à] appuyer l'industrie du sucre. [...] Ainsi, pour l'ajout supplémentaire de sucre, nous avons maintenant deux différents niveaux supérieurs "sains" de limites : une limite de 10 % pour la communauté internationale et une limite de 25 % pour les États-Unis. »

Ceci est la conclusion désabusée du professeur Campbell. Clairement, malgré les déclarations officielles, l'épidémie d'obésité frappant les Américains n'est pas seulement le résultat d'un manque d'exercices !

Ostéoporose

Aussi connue comme la maladie des « os fragiles », cette perte progressive de masse osseuse devient malheureusement très commune. Elle cause des fractures ou des cassures à l'impact le plus léger, comme une chute ou tout autre accident. Les fractures sont immensément douloureuses et ne guérissent que lentement – ou, chez les vieillards, pas du tout. Une cassure sérieuse, nécessitant des semaines d'alitement, peut mener aux escarres infectées et à d'autres complications potentiellement fatales.

Plus de femmes que d'hommes souffrent de l'ostéoporose, donc elle est présumée être causée par le vieillissement, la perte postménopausée de l'hormone féminine œstrogène, le manque d'exercice et la cigarette. Cependant, nous avons vu un jeune homme, âgé de 28 ans, en souffrir. Le traitement médical conventionnel prescrit des hormones féminines, de la vitamine D et de l'exercice régulièrement. Le mieux que les patients peuvent réaliser est de ralentir le processus de la maladie, pas la renverser. De plus, les hormones féminines peuvent causer le cancer du sein, des ovaires ou de l'utérus ; le corps est incapable d'utiliser le calcium et la vitamine synthétique D. Clairement, ce traitement ne rétablit pas la masse osseuse.

Grâce à la recherche mondiale, on a découvert que les femmes d'Asie du Sud-Est asiatique, qui ont normalement de six à huit enfants et les allaitent régulièrement tous, ne souffrent pas d'ostéoporose. Le Comité des médecins pour la médecine responsable (CMPMR) rapporte : « La quantité de calcium prise à Singapour est de 389 mg/jour, moins de la moitié de calcium recommandée par jour aux États-Unis. Et cependant le taux de fractures est cinq fois moins grand qu'aux États-Unis, où la quantité de calcium consommée par jour est plus grande[60]. » Plus loin, le rapport stipule : « Les facteurs du régime alimentaire et du style de vie qui encouragent la perte de calcium incluent : protéine animale, sodium, caféine, phosphore, tabac et la vie sédentaire[61]. » Une étude mentionne que « l'élimination de la viande du régime coupe les pertes de calcium urinaires de moitié[62] ». Aussi, « diminuer la consommation de sodium peut de moitié réduire les besoins de calcium de 160 milligrammes par jour. Le fait de ne pas fumer a des effets démontrables : les fumeurs ont des os plus faibles de 10 % que les non-fumeurs[63]. »

Malgré la preuve scientifique très claire[64] que le calcium n'est pas la réponse à l'ostéoporose, en janvier 1997, une nouvelle campagne publicitaire promouvant la consommation de lait a été lancée, patronnée par le Conseil national de promotion de l'industrie du lait liquide. Parmi d'autres choses, la publicité mentionnait qu'« avec

---

60. « Fichier de plaintes de docteurs sur de nouvelles annonces de lait », *Revue de santé nutritionnelle* (printemps 1995).
61. *Ibid.*
62. *Ibid.*
63. *Ibid.*
64. R. L. Weinsier et C. L. Krumdieck, « Aliments laitiers et la santé des os : examen de l'évidence », *Journal américain de nutrition clinique* 72 (2000) : 681-689.

le calcium en abondance, le lait est une des meilleures choses[65] ». Les annonces représentaient des célébrités féminines ou masculines présentant la nouvelle « moustache de lait des célébrités ». Le CMPMR a porté plainte auprès de la Commission fédérale du commerce à Washington, D.C., indiquant que « la consommation de lait croissante est une des plus pauvres stratégies possibles pour protéger les os, induisant même dangereusement en erreur[66] ».

Le CMPMR a aussi déclaré que, puisque le calcium est nécessaire dans un régime, celui fourni par les légumes verts a semblé être de plus grande biodisponibilité (était mieux assimilé que le calcium trouvé dans le lait. Pour souligner leur réclamation, ils ont ajouté que « la consommation de calcium excessive ne trompe pas les hormones à bâtir plus d'os, pas plus qu'une livraison d'une charge supplémentaire de briques [ne] fera d'une équipe de construction fabriquer une plus grande bâtisse[67] ».

Comme les preuves s'accumulent, il devient de plus en plus clair que l'ostéoporose, comme tant de plaintes concernant les maladies dégénératives chroniques, est en grande partie le résultat de mauvaises habitudes alimentaires. La nouvelle confirmation vient de l'auteur à succès John Robbins, considéré comme un expert de classe internationale dans le lien diététique entre l'environnement et la santé. Il a écrit qu'« une étude à long terme a constaté qu'avec aussi peu que 75 gr de protéine quotidienne, [soit] moins des trois quarts de ce que l'Américain carnivore moyen consomme, plus de calcium est perdu dans l'urine qu'absorbé par le corps, établissant du régime un solde négatif de calcium[68] ».

Chaque étude a trouvé le même résultat : quand plus de protéines sont prises, plus de calcium est perdu. Le docteur John McDougall, une des autorités avant-gardistes de l'Association médicale nationale sur l'association diététique/maladie, ajoute : « Je voudrais souligner que l'effet de la perte de calcium par la consommation de protéine

---

65. Note 59 (NHR), *supra*.

66. *Ibid.*

67. *Ibid.*

68. John Robbins, *Régime pour une nouvelle Amérique*, Nouvelle Bibliothèque mondiale, Novato (États-Unis), 1998.

dans le corps humain n'est pas un domaine de controverse dans les cercles scientifiques. Les nombreuses études exécutées pendant les cinquante-cinq dernières années passées montrent successivement que le changement diététique le plus important que nous puissions faire, si nous voulons créer un solde de calcium positif qui gardera nos os solides, est de diminuer le montant des protéines que nous mangeons chaque jour[69]. »

Tout ce qui est susmentionné sert de preuve supplémentaire que la thérapie Gerson maintient non seulement l'équilibre de calcium du corps, mais qu'elle peut aussi renverser l'ostéoporose en limitant la protéine animale, le sel et le tabac, en inondant le corps avec le calcium de sources végétales, avec les enzymes appropriées pour loger ce calcium dans les os. En fait, chez de nombreux patients, la masse osseuse a augmenté et l'inconfort ou la douleur de l'ostéoporose a disparu.

Étude de cas

Après avoir trébuché et être tombée sur un trottoir inégal, A. C., une patiente de longue durée de Gerson et guérie, a été sommée par son docteur de passer une radiographie afin de vérifier si sa hanche avait été fracturée. La hanche s'est avérée être indemne, mais de l'ostéoporose a été découverte en trois endroits dans sa colonne vertébrale. La doctoresse, qui a donné à la patiente les mauvaises nouvelles, lui a offert une provision d'analgésiques qu'elle a refusée, puisqu'elle ne sentait aucune douleur. Au lieu de cela, elle a parlé à Charlotte Gerson qui lui a conseillé de boire un litre fraîchement préparé de jus de carottes et de pommes et manger un peu de feuilles vertes chaque jour, en plus de sa routine de maintien Gerson. Charlotte a ajouté : « Si ces gens vous disent que l'ostéoporose est irréversible, ne les croyez pas ».

A. C. a fait comme on lui a dit. Six mois plus tard, à sa requête, sa doctoresse a arrangé une autre radiographie, qui a prouvé que la condition n'avait pas empiré et, en fait, a montré une amélioration

---

69. Dr John McDougall, *Le programme McDougall pour les femmes*, Plume, New York, 2000.

considérable. La doctoresse lui a donné les bonnes nouvelles, sans exprimer la moindre surprise ni un quelconque intérêt dans ce développement inhabituel et a offert à la patiente une provision d'analgésiques, bien qu'elle n'ait aucune douleur. Environ quinze ans se sont écoulés depuis cet incident et, bien qu'A. C. soit maintenant octogénaire, elle ne montre aucun signe d'ostéoporose.

Dents

C'est un triste fait que le concept de totalité, ou holisme, soit mal compris et pas appliqué à la santé dentaire, bien que les dents fassent partie intégrante du corps et peuvent puissamment influencer sa condition générale. Rarement les médecins envisagent de vérifier les dents du patient qui se présente avec des problèmes divers, peut-être une tendance à l'infection, une faiblesse ou une certaine autre défaillance du métabolisme qui est difficile à diagnostiquer. La raison de cette omission est que les dents appartiennent à un domaine totalement différent de la médecine pour lequel un médecin n'est pas intéressé.

C'est une erreur sérieuse d'ignorer des dents; pis encore, cela peut devenir une erreur épouvantable de les traiter incorrectement. Cela ne fait que quelques années que la profession dentaire a pris conscience des problèmes liés au traitement du canal radiculaire. Ceci est arrivé parce que George Meinig, l'ancien responsable de la société du canal radiculaire, lisait un livre écrit il y a une centaine d'années par Weston Price[70] et a commencé à comprendre que c'était une grave erreur de forer dans des canaux radiculaires, d'essayer de les dégager, de remplir à nouveau l'espace maintenant vide et supposer que ceci va régler le problème.

Dans son livre, le docteur Price relate qu'on lui avait demandé de traiter la dent d'une dame qui était grabataire avec de l'arthrite rhumatoïde présente dans le corps. Il a enlevé le remplissage qui avait été fait précédemment d'un canal radiculaire de la dent incriminée, l'a nettoyé, l'a stérilisé et l'a implanté sous la peau d'un lapin. En cinq jours, le lapin a développé de l'arthrite rhumatoïde

---

70. Prix Weston, *Nutrition et dégénération physique*, Keats Pub, New Canaan (États-Unis), 15e édition, 2003.

sévère ; en dix jours, la maladie l'a tué. Pendant ce temps, la patiente a commencé à se sentir mieux, a pu se lever, sa douleur a diminué ainsi que l'enflure et elle s'est rétablie.

Le docteur Price a été impressionné par ce développement et a décidé de faire des recherches plus poussées. Chaque fois qu'il a enlevé une dent endommagée, il a continué de la même façon à la stériliser et à l'implanter sous la peau d'un lapin. À sa stupéfaction, indépendamment de la maladie dont le patient avait souffert, elle se révélait chez le lapin en cinq jours et l'avait tué en dix. Ceci est arrivé des douzaines, même des centaines de fois, avec des dents enlevées de patients souffrant de maladie rénale, de maladie cardiaque et d'autres problèmes. Le docteur Price décida alors d'effectuer encore deux expériences. Dans l'une, il a implanté une dent perdue par accident d'une personne saine sous la peau d'un lapin et a noté que celui-ci est resté sain (finalement, il a survécu pendant quinze ans). Ensuite, il a pris une dent d'un patient malade et l'a mise dans un autoclave (c'est-à-dire qu'il l'a exposée à la cuisson sous pression par vapeur à une température de 121 °C). Cela n'a fait aucune différence : le lapin mourait toujours de la maladie du patient.

Ayant compris les dégâts biochimiques infligés sur l'organisme entier en traitant des canaux radiculaires avec des remplissages, George Meinig a démissionné de la Société du canal radiculaire et a écrit un livre intitulé *The Root Canal Cover-up* (*La Couverture du canal radiculaire*)[71] exposant les faits originellement découverts et enregistrés par Price.

Le docteur Meinig explique qu'il y a deux facteurs derrière les dommages réels causés par des remplissages du canal radiculaire. Le premier est l'enlèvement du nerf de la dent laissant la dent morte. Aucune substance nutritive ne peut alors entrer *via* les canules (l'équivalent des capillaires dans d'autres tissus) et les résidus métaboliques qui ne peuvent pas en sortir non plus. Le deuxième facteur se produit en raison du fait que les canules maintenant vides et remplies de germes et de virus pénètrent alors dans l'os

---

71. George Meinig, *Les Tentatives faites pour étouffer l'affaire du canal de racine*, Bion Publishing, Ojai (États-Unis), 1994.

maxillaire et peuvent avec le temps causer des dégâts osseux infectieux graves. Les toxines de ces infections sont déversées dans le système sanguin, causant un empoisonnement presque permanent.

Malheureusement, des infections osseuses même profondes avec cavitations résultantes (creux dans l'os) ne provoquent pas de douleurs, de telle sorte que fréquemment le patient n'est pas conscient d'avoir un problème. Même une radiographie dentaire standard ne montre pas les dégâts osseux ; seules les nouvelles radiographies dentaires « panoramiques » peuvent le faire. La seule solution est d'enlever la dent infectée et de dégager la matière infectieuse de la cavitation, ce qui permet au trou de l'os de guérir.

Si un dentiste découvre un abcès au bout de la racine d'une dent, il recommandera vivement au patient de faire pratiquer un traitement du canal radiculaire. N'acquiescez pas à une telle procédure. Le remplissage utilisé dans le canal rétrécit un tout petit peu aussi, permettant aux microbes et aux virus de pénétrer *via* la canule, qui devient ainsi un conduit pour les envahisseurs, entraînant beaucoup de problèmes. Le dentiste vous assurera que le matériel de remplissage actuellement utilisé dans le canal radiculaire ne diminuera pas. Cependant, même si cela était vrai, reste le problème de la dent morte, avec des canules remplies de microbes créant un foyer d'infection constant actif dans l'organisme. Plutôt que d'avoir un canal radiculaire traité, il est préférable, avec regret, que cette dent soit extraite.

À côté des canaux radiculaires, il y a beaucoup d'autres problèmes dentaires, comme des récessions parodontales (ou récessions gingivales), des infections de gencive et des caries, qui sont facilement détectées et corrigées. Celles-ci devraient être dégagées pour qu'aucune infection orale ne puisse se heurter au processus de guérison. Une fois que nous avons compris l'unité indivisible de l'organisme, il devient clair qu'un problème dentaire non résolu et ignoré peut causer des dégâts sérieux dans une certaine autre partie du corps.

Des amalgames ayant du mercure ne devraient jamais être utilisés. Il y a beaucoup d'informations et de matériel de recherche[72] qui prouvent les dommages causés par de petites quantités de mercure

---

72. Hal A. Huggins, *C'est tout dans votre tête*, Avery, New York, 1er juillet 1993.

s'infiltrant dans le corps, en mâchant, buvant et avalant. Ces petites quantités continuellement libérées de ce qui est une toxine neurale puissante sont aussi absorbées par les poumons et les parois du système digestif, passant dans le système sanguin, conduisant à des dommages sévères. Malgré la masse de matériel de recherche scientifique et la confirmation de ce risque, quelques dentistes et l'Association dentaire américaine revendiquent bruyamment que le mercure est parfaitement sûr, une fois installé dans la dent[73]. Cela ne l'est pas. De nos jours, il y a divers matériaux de remplissage inertes imperceptiblement toxiques disponibles pour traiter les caries.

Les couronnes sont un autre problème. Une couronne ne doit jamais être adaptée sur un remplissage de mercure et l'or ne devrait pas être utilisé non plus s'il y a du mercure – aussi connu sous le nom d'amalgame d'argent – dans d'autres parties de la bouche. Entre ces deux métaux, un courant électrique minuscule et doux est produit, qui est capable d'interférer avec les enzymes et d'autres facteurs de prédigestion qui sont actifs dans la bouche. Si une couronne est nécessaire, elle devrait être faite d'autres matériaux, comme le plastique ou la porcelaine.

L'anesthésie dentaire doit être manipulée avec grand soin. Quand le corps est bien détoxiqué, il devient plus sensible à n'importe quelle toxine, y compris l'anesthésie utilisée par des dentistes pour surmonter la douleur pendant le travail dentaire. Il est extrêmement important qu'un patient de Gerson dise à son dentiste les choses suivante, avant l'utilisation de l'anesthésique :

– utiliser une quantité ne dépassant pas du tiers la moitié de la dose normale ;

– ne pas utiliser d'épinéphrine dans la composition de l'anesthésique ;

– commencer le traitement immédiatement (l'effet se dissipant rapidement).

En revenant du cabinet dentaire, un patient de Gerson devrait prendre un lavement de café. N'importe quelle douleur

---

73. « Science *versus* l'émotion dans les discussions de plombage dentaire : qui devrait choisir ce qui entre dans votre bouche ? », média de l'Association dentaire américaine des services de communiqués de presse (Chicago) (25 juillet 2002).

supplémentaire va probablement être dégagée par un autre lavement de café.

Notez : si le dentiste conseille au patient de prendre une dose d'antibiotiques, on ne doit pas la refuser. Une infection dentaire peut être très sérieuse et devenir même mortelle.

Étude de cas

Nous avons plusieurs dossiers de patients rapportant des améliorations spectaculaires après l'extraction de racines dentaires. Une patiente ayant le cancer du sein et suivant la thérapie Gerson faisait lentement des progrès. Quand son mari a commencé à soupçonner un certain problème dentaire causant un ralentissement dans le processus de guérison, il l'a fait examiner par un dentiste. En effet, une cavitation a été trouvée et dégagée et la dent infectée enlevée. Par la suite, le tissu tumoral restant dans le sein a été rapidement absorbé et elle s'est remise et est restée en bonne santé de nombreuses années.

Dans un autre cas, une jeune femme, mariée à un athlète et espérant avoir des enfants, est tombée enceinte aisément, mais a eu trois avortements à la suite. Un examen complet de ses dents a montré une cavitation avancée dans son os maxillaire. Quand la dent responsable a été extraite et l'infection dans son os maxillaire éclaircie, peu de temps après elle a eu trois grossesses normales.

Un père nous a écrit pour nous dire qu'il a bien aimé l'article publié par l'institut Gerson dans la *Gerson Healing Newsletter*[74] (*Bulletin curatif de Gerson*) sur les dégâts causés à la suite d'un travail sur le canal radiculaire. Il a alors arrangé un examen dentaire pour son fils qui avait souffert de schizophrénie pendant plusieurs années sans aide apportée par les médicaments qu'il avait reçus. Quand les dents du jeune homme ont été examinées et que le remplissage d'un canal radiculaire a été enlevé, il a progressivement récupéré et n'a eu besoin d'aucune nouvelle médication.

---

74. *Bulletin curatif de Gerson*, vol. 14, n° 5 (septembre/octobre 1999), p. 9.

Fibromyalgie

Bien que cette condition chronique ne soit pas mortelle, nous l'incluons ici comme un autre exemple éloquent des nombreux problèmes de santé causés par la toxicité du corps. La fibromyalgie cause une douleur chronique sévère dans les muscles et les tissus mous des articulations. Les efforts pour la contrôler avec des anti-inflammatoires, y compris des corticoïdes, n'ont pas eu de succès, et aucun traitement efficace n'a été trouvé à ce jour. Des médicaments soulageant la douleur sont utilisés pour aider le sommeil des patients. Selon l'évaluation conservatrice de l'Association nationale de recherche sur la fibromyalgie, plus de six millions de personnes souffrent de cette maladie[75] aux États-Unis.

Selon notre expérience, la fibromyalgie est essentiellement une condition toxique causée par l'impact combiné de résidus chimiques de l'air et de l'eau, des résidus toxiques polluant des produits agricoles et des additifs utilisés dans les produits alimentaires traités. Il arrive un point où le corps ne peut plus excréter ces substances nocives. Pour ne pas surcharger le foie et éviter aux toxines (inhibitrices d'enzymes) de se heurter aux fonctions des organes essentiels, le foie les envoie dans les muscles et les tissus mous. Une fois-là, les irritants toxiques causent la douleur, qui devient finalement presque insupportable.

Comme dans toutes les conditions résultant d'un haut niveau de toxicité dans le corps, la fibromyalgie cède son emprise promptement à un régime biologique, végétarien, sans toxine de la thérapie Gerson, combiné avec la désintoxication intensive *via* les lavements de café. Nous avons vu quelques cas pour lesquels il a mis seulement quelques jours pour abaisser et bannir ensuite la douleur, permettant aux patients de reprendre une activité normale. Dans des cas plus avancés, aggravés par l'utilisation de nombreux médicaments soulageant la douleur des patients alités, cela peut prendre plusieurs semaines pour obtenir un soulagement durable de la douleur et guérir.

---

75. Association nationale de recherche sur la fibromyalgie (www.nfra.net).

Étude de cas

Nous nous rappelons avec un amusement désabusé de l'expérience d'une malade gravement atteinte, la plupart du temps alitée. Il s'agissait d'une dame venue d'Allemagne à la clinique Gerson au Mexique. Elle avait souffert de la fibromyalgie pendant plusieurs années et avait finalement trouvé le médecin considéré comme l'autorité la plus célèbre de cette condition. Cependant, ce docteur souffrait lui aussi d'un cas avancé de fibromyalgie et était incapable de s'aider. Au contraire, à une occasion, quand elle l'a appelé après une nuit particulièrement douloureuse, et misérable, il a répondu à sa plainte en disant : « À qui le dites-vous ! »

LIMITATIONS

Il doit être rappelé que, malgré son grand potentiel de guérison dans tant de domaines de mauvaise santé, la thérapie Gerson n'est aucunement une panacée, et il y a des conditions dans lesquelles elle peut guérir seulement partiellement ou pas du tout. Il y a des raisons bien fondées qui font que les méthodes jumelles autrement très puissantes de l'hyperalimentation et de la détoxication de Gerson ne fonctionnent pas dans quelques circonstances très précises.

Dans ce chapitre, nous les exposons brièvement dans deux sections : les maladies difficiles à guérir avec la thérapie Gerson et les maladies non curables par la thérapie Gerson.

MALADIES TRAITÉES ET AMÉLIORÉES MAIS DIFFICILES À GUÉRIR AVEC LA THÉRAPIE GERSON

Cancer cérébral

Nous avons vu des remises sur pied totales, des cas de cancer cérébraux de longue durée et des échecs. Le problème n'est pas le cancer lui-même, mais l'emplacement de la tumeur. Au cours d'une réaction curative, le corps presque toujours produit une inflammation, qui est en soi désirable, puisque le liquide d'inflammation détruit d'habitude le tissu tumoral. Cependant, il cause aussi une enflure dans le tissu normal. Une tumeur cérébrale est incluse dans le crâne, là où il n'y a aucune place pour qu'un tel gonflement puisse avoir lieu. « L'inflammation guérissante » avec son enflure exerce une pression sérieuse dans le crâne et va probablement générer des attaques d'apoplexie. Ces tumeurs doivent être traitées avec grand soin, afin de minimiser les gonflements et de diminuer les attaques, bloquant ainsi le processus de guérison. Il est difficile de trouver le bon chemin entre laisser l'inflammation soulager les maux de tête sévères et les attaques. Tout naturellement, le dilemme inquiète aussi le patient. Il y en a eu plusieurs qui ont abandonné la thérapie Gerson et se sont tournés vers les traitements conventionnels.

Métastases osseuses

On peut compter que certains cancers produisent des métastases (diffusion de la malignité) dans des tissus spécifiques. Ainsi, une majorité de cancers de la prostate et du sein, s'ils s'étendent, se trouvent avoir migré dans les os. Le tissu osseux est difficile à guérir. Tandis qu'une lésion tissulaire régulière, cousue, peut être guérie entre une semaine et dix jours, une fracture osseuse prendra de nombreuses semaines et souvent plusieurs mois. Comme les métastases osseuses sont douloureuses, le patient doit rester déterminé et obstiné, sachant que la guérison prendra longtemps.

Lésions ouvertes de cancer du sein

Bien que le docteur Gerson ait averti que les cancers dans des glandes sont plus difficiles à atteindre, le cancer du sein répond généralement bien à la thérapie depuis de nombreuses années. La situation change si et quand la tumeur du sein passe au travers de la peau. Les lésions ouvertes menant probablement aux infections sont beaucoup plus difficiles à guérir et exigent le meilleur soin possible et beaucoup de patience.

Leucémies

Il y a plusieurs sortes de leucémies chroniques, d'habitude celles du type de début d'âge ne présentent pas de problèmes spéciaux.

Cependant, les leucémies d'enfance qui avancent rapidement doivent être arrêtées rapidement. Ceci est loin d'être facile. Pour plusieurs raisons diverses, comme la difficulté d'administrer au complet la thérapie Gerson intensive, la résistance de l'enfant ou d'autres problèmes externes, l'efficacité du traitement est gênée et ralentie. Quand cela arrive, une leucémie aiguë peut probablement s'étendre trop rapidement pour que la thérapie puisse l'arrêter et la renverser.

Myélomes multiples (maladie de Kahler)

Comme les leucémies, cette condition n'appartient pas à la classe des tumeurs solides. C'est une maladie de la moelle osseuse, avec des cellules myélomes « formant des masses de tumeurs multiples[76] ». Celles-ci infiltrent l'os environnant – généralement les os longs de la jambe supérieure responsables de la formation de sang –, mais aussi d'autres parties du squelette.

La maladie arrive plus fréquemment chez les hommes que chez les femmes dans un rapport de 2:1[77]. Puisqu'elle endommage la moelle osseuse formant le sang, elle cause l'anémie et des lésions rénales. Comme expliqué ci-dessus, il est toujours plus difficile de guérir des lésions osseuses et ceci s'applique également aux myélomes multiples. Cela prend plus longtemps et – selon les observations du docteur Gerson et confirmées par la dernière recherche[78] sur cette condition – requiert plus de vitamine B12 que d'autres sortes de cancer. En raison de l'invasion de l'os par le tissu myélome, il y a une propension plus grande à des fractures pathologiques (l'os affaibli se cassant sans cause externe) d'arriver. Lors de la thérapie Gerson, nous avons vu que de telles fractures guérissent très lentement.

---

76. Note 1 (Taber), *supra*, p. 1260.
77. Note 26 (Krupp/Chatton), *supra*.
78. Carmen Wheatley, dans Michael Gearin-Tosh, *Preuve vivante : une mutinerie médicale*, Simon & Schuster, Londres, appendice, 2002, p. 267.

Traitement à la prednisone à long terme et/ou chimiothérapie

Tous les médicaments sont toxiques[79]; de là, leur utilisation à long terme cause des dégâts sévères au foie. La prednisone, un stéroïde puissant, par habitude prescrite pour la sclérose en plaques, le lupus, l'arthrite et beaucoup d'autres conditions, épuise les défenses du corps et causent des dommages[80] d'organes considérables. Si ces dommages deviennent excessifs en raison de son utilisation à long terme, cela peut être difficile ou même impossible de vraiment guérir (c'est-à-dire de reconstituer entièrement le foie et d'autres organes essentiels).

La chimiothérapie est beaucoup plus toxique. Tandis que nous avons vu beaucoup de renversements de maladies de patients traités avec la chimiothérapie, au-delà d'un certain point, les dommages causés par la puissante chimiothérapie ne sont plus réversibles. En règle générale, les patients qui ont été traités pendant de longues périodes avec des médicaments toxiques sont plus difficiles à guérir que ceux qui ont été traités seulement pour de courtes périodes ou, de préférence, pas du tout.

MALADIES TRAITÉES ET AMÉLIORÉES
MAIS NON CURABLES PAR LA THÉRAPIE GERSON

La liste des maladies dégénératives chroniques qui sont curables par la thérapie Gerson incluent des centaines de conditions.

---

79. Dr Carolyn Dean, *Mort par la médecine moderne*, Matrix Vérité Inc., Belleville (Canada), 2005 ; Dr Carolyn Dean et Gary Null (www.healthe-livingnews.com/articles/death_by_medicine_part_1.html). Pour leurs statistiques sur le nombre et le prix annuel de morts américains aux réactions défavorables aux médicaments, voir aussi J. Lazarou, B. Pomeranz et P. Corey, « Incidence des réactions défavorables aux médicaments chez les patients hospitalisés. » *Journal de l'Association médicale américaine* 279 (1998) : 1200-1205 ; D. C. Suh, B. S. Woodall, S. K. Tibia et E. R. Hermes De Santis, « Impact clinique et économique des réactions défavorables aux médicaments chez les patients hospitalisés », *Annales de pharmacothérapie* 34 (12) (décembre 2000) : 1373-9 ; Dr Abram Hoffer, « Médicaments de comptoir », *Journal de médecine orthomoléculaire* (Ontario, Canada) (mai 2003). Cela est réimprimé dans *Mort par la médecine moderne* (*supra*), appendice C, p. 349-58.
80. « Prednisone », MedicineNet.com (www.medicinenet.com/prednisone/article.htm).

Cependant, un très petit nombre de maladies, principalement celles affectant le système nerveux central, ne répondent pas bien, ou pas du tout, à l'approche de guérison nutritionnelle. Il doit être compris que le système nerveux central, comprenant le cerveau et la moelle épinière, est si fortement spécialisé qu'il ne remplace pas le tissu perdu. C'est pourquoi il est presque impossible de guérir des dommages sérieux affligeant cette partie.

Sclérose latérale amyotrophique

On connaît aussi la sclérose latérale amyotrophique (SLA) comme la maladie des neurones moteurs, ou populairement appelée la maladie de Lou Gehrig (appelée maladie de Charcot en France). Tandis que la médecine orthodoxe considère sa cause inconnue, d'après notre expérience, tous les patients affectés ont été exposés intensivement aux pesticides. De façon intéressante, tandis que nous avons pu obtenir des foies de jeunes veaux sains et produire un jus de foie alimentaire pour le traitement de ces patients, un certain nombre d'entre eux ont montré une amélioration considérable. Puisque le jus de foie n'est plus sûr, à la suite de l'infection campylobactérienne répandue, les patients affectés par la SLA ont fait peu de progrès vers une guérison avec la thérapie Gerson, bien qu'ils se détériorent moins rapidement que s'ils ne la suivaient pas du tout. Nous considérons cela comme un échec.

Maladie de Parkinson

La maladie de Parkinson appartient à un groupe de conditions appelées troubles du système moteur, qui résultent en la perte de cellules cérébrales produisant de la dopamine. Les quatre symptômes primaires de la maladie sont le tremblement (des mains, des bras, des jambes, de la mâchoire et du visage) ; la rigidité (des membres et du tronc) ; la bradykinésie ou akinésie (ou lenteur de mouvement) ; et l'instabilité posturale (ou équilibre affaibli et coordination). Comme ces symptômes empirent, les patients ont de la difficulté à marcher, à parler et à accomplir des tâches simples.

On connaît aussi la maladie de Parkinson comme étant la paralysie agitante, ou populairement appelée « la paralysie tremblante », qui affecte d'habitude les gens de plus de 50 ans. Le traitement allopathique utilise normalement des dopamines et plusieurs autres médicaments qui aident la fonction du patient pour quelque temps, mais ne guérissent pas la maladie. La thérapie de Gerson a aussi manqué à produire un remède.

Maladie d'Alzheimer

Décrite comme démence présénile, cette condition est causée par l'atrophie des lobes frontaux et occipitaux du cerveau. Selon le *Dictionnaire médical encyclopédique de Taber*, elle cause « la détérioration progressive et irréversible des fonctions intellectuelles, l'apathie, la parole et la perturbation de la démarche, la désorientation et la perte de mémoire[81] ». Dans de nombreux cas, elle répond raisonnablement bien à la thérapie Gerson, qui soulage et/ou améliore beaucoup les symptômes les plus sévères. Cependant, seules les cellules cérébrales qui sont malades ou endommagées peuvent être améliorées et même rétablies. Celles qui sont mortes sont détruites, donc la maladie n'est pas guérie.

Maladie chronique de reins

Si la maladie est avancée au point d'exiger la dialyse, elle ne peut pas être renversée. La fonction spécifique des reins doit enlever les déchets de digestion des protéines (l'urée, l'acide urique et la créatinine), aussi bien que des minéraux en excès (le sodium et le potassium) ou d'autres substances toxiques du sang, pour maintenir l'homéostasie du système. Ceci est fait *via* un système structurel de filtres délicats, de sacs, le glomérule rénal ; si ce dernier perd sa perméabilité par l'inflammation et par l'excès de toxines et ne peut plus fonctionner, la maladie survient.

Cependant, si la maladie a endommagé la fonction rénale dans une proportion inférieure à 80 % et que 20 % est toujours active, la condition peut être traitée et les patients peuvent s'améliorer et survivre. Cependant, si le tissu des reins, semblable au tissu cérébral, est mort, la fonction est partie. Donc, le patient dont la

---

81. Note 1 (Taber), *supra*, p. 510.

condition a été améliorée avec le protocole Gerson ne peut jamais retourner à un régime moyen normal. Le prix à payer pour la survie est de rester sur le programme Gerson pour le restant de la vie. En bref, la maladie des reins est traitable et peut réaliser la survie à long terme, mais ce n'est pas curable. Une fois que la dialyse a été commencée, normalement quand la fonction des reins baisse au-dessous de 10 %, le patient ne devrait pas essayer de continuer la thérapie Gerson.

Emphysème

L'emphysème est une autre maladie qui peut être énormément soulagée, mais pas guérie. Aussi mentionné comme maladie pulmonaire obstructive et chronique, l'emphysème cause des changements de la structure des sacs aériens qui filtrent le dioxyde de carbone pour sa sécrétion et permettent à l'oxygène de passer dans le sang. Ici, le tissu pulmonaire est sévèrement endommagé en fumant, par les toxines de pollution atmosphérique ou d'inflammation, perdant sa perméabilité et l'échange de gaz est sérieusement compromis. Le tissu malade peut être reconstitué, mais le tissu mort est détruit. Le patient peut probablement fonctionner normalement avec seulement environ 50 % de tissu pulmonaire, mais le tissu endommagé ne peut pas être entièrement reconstitué.

Dystrophie musculaire

On pense que c'est une maladie génétique familiale, cette condition causant l'atrophie progressive des muscles et commence d'habitude dans l'enfance, plus fréquemment chez les garçons que les filles. La cause sous-jacente est décrite comme « un désordre causé par la nutrition défectueuse du métabolisme[82] ». À l'époque du docteur Gerson, cette maladie a répondu favorablement à son traitement, mais plus récemment nous n'avons pas vu de bons résultats et devons la considérer comme incurable. Dans un cas diagnostiqué comme la maladie de Duchenne, qui aboutit d'habitude à la mort en bas âge, nous avons vu une survie de plus de vingt ans.

---

82. *Ibid.*, p. 595.

EN RÉSUMÉ

La thérapie Gerson pourrait être inutile et pourrait même causer du mal aux personnes suivantes qui ne devraient l'entreprendre dans aucune circonstance :

– les patients en dialyse (le haut régime de potassium de la thérapie Gerson rend la dialyse impossible puisqu'elle exige du sodium) ;

– les patients avec des greffes d'organe (la thérapie causerait un rejet) ;

– les patients avec le mélanome qui s'est étendu au cerveau (le seul cas auquel le mélanome, éminemment curable dans une autre partie de corps, ne répond pas) ;

– les patients avec le cancer du pancréas si la chimiothérapie a été administrée (le cancer du pancréas est curable, mais seulement si non prétraité avec la chimiothérapie).

CHAPITRE 8

RECONSTITUTION
DES DÉFENSES DU CORPS

« Je regarde en avant avec optimisme en un monde sain, heureux
aussitôt que l'on apprendra à nos enfants les principes de vie simple
et raisonnable. Nous devons retourner à Dieu
et à la nature qu'il a créée. »
– Luther Burbank (1849-1926)

« Les médecins et le public se sont exclusivement concentrés sur les
traitements médicamenteux au détriment d'au moins une des bases
de bonne santé – une nutrition appropriée. »
– Doctoresse Mary Keith, Hôpital St.
Michael, Toronto, Ontario, Canada

À ce point, deux faits de base apparaîtront clairs au lecteur :
– la santé et le bien-être de chacun est sous l'attaque
constante de ces facteurs de vie moderne qui sapent les défenses
naturelles du corps et sa capacité d'autoguérison, menant à une
multitude de maladies ;

– le programme nutritionnel complexe construit avec précision de la thérapie Gerson peut défaire le mal, restaurer les défenses endommagées de l'organisme et permettre au corps de se guérir.

Selon ce point de vue, le docteur Gerson établissait toujours un rapport étroit entre les défenses du corps et son mécanisme de guérison. En effet, il a invariablement vu dans ses patients que le mécanisme de guérison avait été dérangé sévèrement ou endommagé avant que le corps ne succombe à la maladie. De plus, il était convaincu que l'apparition de maladies malignes (c'est-à-dire le cancer) représentait la forme ultime et le plus sévère effondrement et que cela exigeait une expertise pour obtenir les meilleurs soins et efforts pour renverser le processus destructeur et obtenir la guérison.

Peut-être la plus grande des nombreuses perceptions révolutionnaires du docteur Gerson était sa compréhension que les causes sous-jacentes des maladies chroniques étaient la déficience et la toxicité. Cette approche diffère énormément de celle de la médecine conventionnelle, qui préfère assigner une cause nette à chaque maladie individuelle, mais omet la recherche des véritables causes qui sont communes à beaucoup d'entre elles. Cette différence d'approche est l'un des nombreux facteurs qui séparent le protocole Gerson des traitements orthodoxes.

Une fois que les problèmes sous-jacents sont reconnus, ils peuvent être traités : la déficience est éliminée avec une hyperalimentation ; la toxicité avec une détoxication systématique. Malgré leurs importances essentielles, ces méthodes sont simples, directes et transparentes. Par-dessus tout, elles sont sensées.

Nous avons déjà parlé de ce sujet en termes généraux (voir le chapitre 3, « Connaître l'ennemi », p. 19), mais maintenant nous devons regarder de plus près son application pratique.

HYPERALIMENTATION

La réponse à la déficience consiste à donner au patient les quantités maximales des meilleurs produits alimentaires possibles. Cependant, des patients sérieusement malades sont d'habitude incapables de manger beaucoup. Leur appétit et leur digestion sont affaiblis et leur élimination est inadéquate. Dans ces circonstances, la seule voie est dans les jus, comme chaque patient peut boire – et normalement est consentant – chaque heure, un verre fraîchement préparé de jus biologique. Une fois que cette routine est établie, les substances nutritives dont le corps a si désespérément besoin sont disponibles de façon constante.

On donne à quelques-uns des patients extrêmement débilités, qui ne peuvent pas faire face au verre horaire habituel de 250 ml de jus, un verre de 125 à 185 ml à la fois pour commencer au début du traitement. À leur surprise, après seulement quelques jours de jus et de désintoxication intensive, ils peuvent manger trois repas végétariens complets par jour, préparés avec des produits frais biologiques et boire treize verres de jus de taille standard (250 ml), en plus de manger un petit quelque chose consistant de fruits. Une fois qu'ils atteignent cette étape d'hyperalimentation, chaque patient consomme 9 kg de nourriture par jour.

Les critiques de la thérapie Gerson, qui trouvent la préparation horaire de jus frais pénible (ce qui est certainement le cas !), suggèrent souvent l'utilisation de vitamines et suppléments minéraux au lieu de cela. Ce qu'ils ne comprennent pas est que le corps malade est incapable d'assimiler et d'utiliser des substances pharmaceutiquement préparées qui passeraient simplement au travers de l'organisme sans faire quoi que ce soit de bon. Seulement des crudités fraîches ainsi que des fruits sont absorbés, exclusivement sous forme du jus, ce qui contourne le processus digestif et l'assimilation est immédiate.

Détoxication

Aussitôt que le corps est inondé avec des substances nutritives vivantes, elles sont rapidement absorbées et forcent les toxines accumulées des cellules à se déverser dans le système sanguin, qui les transporte à son tour au foie, l'organe en chef de la détoxication (purification) de l'organisme. Cependant, le patient qui s'engage à suivre la thérapie Gerson, après une durée de vie sur un régime moderne prétendument normal, a déjà accumulé des quantités considérables d'additifs alimentaires, des résidus de pesticides et d'autres produits chimiques agricoles, plus des toxines provenant de nombreuses autres sources qui bloquent son foie. En conséquence, le foie est incapable de traiter avec les toxines nouvellement arrivées, expulsées des tissus par les substances nutritives vivantes.

À moins d'être rapidement déplacé, cet encombrement de toxines pourrait mener à l'auto-intoxication mortelle et le coma du foie, de là le rôle vital des lavements de café fréquents et rapidement désintoxiquants, qui sont une pierre angulaire du traitement Gerson. Il y a plusieurs thérapies de cancer qui utilisent des méthodes diverses pour tuer le tissu tumoral sans enlever le matériel toxique mort du foie. Pour permettre au foie de se décharger des toxiques lentement et progressivement, le traitement doit être interrompu, ce qui diminue son impact. Cependant, la méthode Gerson, avec sa détoxication régulière constante, peut fonctionner continuellement, ce qui explique son efficacité et la raison pour laquelle les lavements de café sont une partie indispensable du protocole. Sans eux, la charge supplémentaire de toxines nouvellement libérée pourrait même causer de nouveaux dommages au foie. Qui veut s'engager à suivre la thérapie Gerson doit inclure la pratique exigée des lavements de café.

CHAPITRE 9

POURQUOI LA THÉRAPIE DE GERSON FONCTIONNE-T-ELLE ?

Les principes de base du protocole Gerson sont simples et clairs et sa pratique a donné des résultats remarquables pendant presque un siècle. Cependant, la question reste posée : y a-t-il une recherche scientifique actuelle pour confirmer les méthodes du docteur Gerson qui se sont développées en partie intuitivement, en partie par l'étude constante et l'observation clinique, mais sans installations de recherche sophistiquées, il y a de cela des décennies ? En posant la question le plus simplement possible, quelqu'un a-t-il découvert pourquoi au juste cette thérapie fonctionne ?

La réponse est oui. Depuis la mort du docteur Gerson en 1959, une série de scientifiques éminents et des chercheurs ont fait des découvertes qui ont confirmé l'une ou l'autre des perceptions et méthodes du docteur Gerson. La somme totale de ces découvertes décousues explique pourquoi son protocole, utilisé dans son entièreté, est si efficace. Nous présentons maintenant un échantillon des approbations scientifiques les plus saisissantes.

À la fin des années 1970, le physicien, mathématicien et biophysicien, le docteur Freeman Widener Cope, a écrit dans un journal que « le régime, élevé en potassium et bas en sodium, de la thérapie

Gerson a été observé expérimentalement pour guérir de nombreux cas de cancer avancé chez l'homme[1] ». Dans un autre article, Cope a déclaré que, dans des dommages cellulaires de n'importe quelle sorte, les mêmes réponses peuvent arriver dans des cellules situées partout au travers du corps : « D'abord la cellule perdra le potassium, puis la cellule acceptera le sodium et ensuite, la cellule se gonflera avec un excédent d'eau (l'œdème cellulaire). Quand la cellule s'est gonflée avec trop d'eau, la production d'énergie est entravée, avec la synthèse de protéines et le métabolisme des lipides (les gras). Gerson a pu manipuler le syndrome des dommages tissulaires, qu'il a reconnu cliniquement dans les années 1920, par sa gestion diététique, en éliminant le sodium, et ajoutant un haut régime de potassium avec des amendements de potassium supplémentaires et trouvant une façon d'éliminer les toxines du corps *via* le foie[2] ». Ceci est une justification remarquablement concise de toutes les méthodes du docteur Gerson, y compris la restriction stricte de protéines et de graisse, que la cellule endommagée ne peut pas traiter, justifiant la raison d'une consommation de potassium accrue et le besoin de désintoxication du foie.

En 1988, Patricia Spain Ward, historienne du campus de l'université de l'Illinois, Chicago, a présenté une monographie excellente sur la thérapie Gerson, conformément au contrat avec le bureau américain d'évaluation technologique. Bien que son étude ne soit pas basée sur une nouvelle recherche, cela vaut la peine de l'inclure pour sa minutie et clarté. Décrivant le docteur Gerson comme « un érudit et un superobservateur de phénomènes cliniques[3] », la doctoresse Ward a rapporté son observation que les patients sur un régime élevé en potassium, et bas en sodium ont excrété d'énormes quantités de sodium dans leurs urines et qu'en

1. Freeman Widener Cope, « Une application médicale de l'Association Ling – Hypothèse d'induction : le régime élevé en potassium, faible en sodium de la thérapie de cancer de Gerson », *Chimie physiologique et physique* 10 (5) (1978) : 465-468.
2. Freeman Widener Cope, « Pathologie d'eau structurée et cations associés dans les cellules (le syndrome du dommage de tissu) et son traitement médical », *Chimie physiologique et physique* 9 (6) (1977) : 547-553.
3. Patricia Spain Ward, « Historique de la thérapie de Gerson » (1988), sous contrat avec le bureau américain d'évaluation de la technologie.

éliminant les protéines animales du régime, ces quantités ont été augmentées. Elle a ajouté que « l'insistance médicale sur de grandes quantités de protéines, et Gerson l'a montré, était fausse et il a arrêté l'administration diététique de protéines animales pendant au moins six à huit semaines[4] ».

Une recherche importante a justifié la retenue de protéines animales par le docteur Gerson de ses patients cancéreux. Celle-ci a été effectuée par le docteur Robert A. Good de l'université du Minnesota, qui est connu comme « le père de l'immunologie moderne ». Il a dirigé une expérience sur des cochons d'Inde, alimentant un groupe d'animaux de boustifaille de laboratoire sans protéines, tandis que l'autre groupe a reçu la variété normale de nourriture. Le Dr Good s'attendait à voir un échec du système immunitaire des animaux sur le régime sans protéine, mais l'opposé est arrivé. Les lymphocytes du thymus des cochons d'Inde sont devenus énormément actifs et le sont restés pour longtemps. Le Dr Good s'est rendu compte qu'il avait stimulé l'immunité grâce à la restriction diététique de protéine animale, confirmant ainsi la légitimité de la perspicacité[5] identique du protocole Gerson.

Les patients de Gerson reçoivent vraiment des quantités adéquates de protéines végétales facilement absorbées contenues dans les jus de légumes frais, les pommes de terre et les flocons d'avoine qui constituent les parties essentielles de leur régime. C'est une erreur répandue de croire que seulement les produits alimentaires d'animaux contiennent des protéines. Au contraire, les animaux utilisés pour la consommation alimentaire, comme le bétail, les porcs et les moutons, sont végétariens !

Un scientifique canadien, le docteur Harold D. Foster de l'université de Victoria, en Colombie-Britannique, Canada, a approché le problème de la mortalité causée par le cancer sous l'angle du manque de minéraux dans les sols et dans l'approvisionnement d'eau. Il a aussi effectué avec l'aide de l'informatique une analyse initiale de deux cents cas de prétendues régressions « spontanées »

---

4. *Ibid.*

5. Dr Robert A. Good, *L'influence de la nutrition sur le développement de l'immunité au cancer et résistance aux maladies mésenchymes* (New York : Raben Press, 1982).

d'une large variété de cancers («une disparition partielle ou complète d'une tumeur en absence de traitement capable de produire une régression[6]»).

Le résultat de la recherche minutieuse du professeur Foster était que, loin d'être «spontanées», la plupart des régressions étaient le résultat d'une combinaison de traitements conventionnels avec des changements de style de vie radicaux et des thérapies complémentaires variées. Sur deux cents patients, dix ont suivi le régime Gerson et beaucoup d'autres des parties du protocole Gerson (par exemple des jus crus et désintoxication). D'autres régimes diététiques mentionnés dans l'échantillon ont été en partie basés sur le même protocole, augmentant le pourcentage de rétablissement parmi les patients de ce qui était dans une certaine mesure le résultat du traitement Gerson. La conclusion la plus importante que le professeur Foster a pu tirer de sa recherche était que les cas de prétendues régressions spontanées étaient loin d'être spontanées et ont été seulement catégorisées comme telles par la médecine orthodoxe parce qu'elles étaient les résultats de thérapies alternatives complémentaires non conventionnelles.

Une des techniques les plus importantes de la thérapie Gerson est la désintoxication *via* le foie/bile à l'aide des lavements de café (voir chapitre 14, «Tout savoir sur les lavements», p. 191). Le Dr Gerson savait que ceux-ci dilatent les conduits biliaires, permettant ainsi au foie de sortir des accumulations toxiques. Sa découverte a été confirmée plus récemment par trois scientifiques – Wattenberg, Sparmins et Lam[7] – du département de pathologie de l'université du Minnesota, qui ont montré que l'administration rectale de café stimule un système d'enzymes (glutathionne S-transférase) dans le foie, qui peut enlever les radicaux libres toxiques du système sanguin. L'activité normale de cette enzyme est augmentée de 600%

---

6. Harold D. Foster, doctorat, «Changements de style de vie et la régression "spontanée" du cancer: une analyse informatique initiale», *Journal international de recherche biosociale* 10 (1) (1988): 17-33.

7. V. L. Sparmins, L. K. T. Lam et L. W. Wattenberg, «Procédures de l'Association américaine des chercheurs sur le cancer et de la Société américaine d'oncologie clinique», *Résumé* 22 (1981): 114, 453.

à 700 % par le lavement de café, de là, accroissant énormément les résultats de désintoxication. Le café est aussi riche en potassium, qui aide à prévenir les crampes intestinales en stimulant le contenu de potassium des muscles lisses déficients dans le colon.

En 1990, une remarquable étude[8] a paru dans un journal médical allemand passé en revue par ses pairs sous le titre « Expériences d'utilisation de thérapies diététiques en oncologie chirurgicale ». Son auteur, le docteur Peter Lechner, du département d'oncologie pour malades en consultation externe de l'hôpital de Quartier, Graz, Autriche, a fait un rapport sur une étude clinique de six ans d'une version modifiée de la thérapie Gerson suivie par un groupe de soixante cancéreux qui recevaient aussi le traitement orthodoxe.

Selon le docteur Lechner, cette version très réduite du protocole Gerson a été utilisée comme une thérapie adjuvante, et non pas comme une alternative aux traitements oncologiques conventionnels. De plus, les patients ont suivi la thérapie nutritionnelle chez eux, ce qui rendit une surveillance stricte impossible. Cependant, à la fin des six ans, le docteur Lechner a pu rapporter les résultats suivants :

– les patients subissaient généralement des complications postopératoires moindres que ceux des effets secondaires défavorables de la radiation – et/ou de la chimiothérapie ;

– le besoin des patients en analgésiques et en médicaments psychotropes était moindre que celui du groupe de contrôle ;

– les métastases du foie existantes ont progressé plus lentement ;

– l'état psychologique des patients était bon en tout point ;

– la cachexie causée par la malnutrition (gaspillage sévère), qui arrive normalement dans les étapes avancées de la maladie, pourrait être prévenue ou a été, au moins, énormément retardée dans la plupart des cas.

– Une patiente de 77 ans placée sur le régime nutritionnel a réalisé une remise complète sans thérapie conventionnelle.

Au cours de l'étude clinique de six ans, le docteur Lechner et ses collègues ont pu aussi justifier l'utilisation de lavements de café du

---

8. Dr Peter Lechner, « Expériences avec l'utilisation de la thérapie alimentaire dans l'oncologie chirurgicale », *Aktuelle Ernaehrungsmedizin* 2 (5) (1990).

docteur Gerson en ayant une recherche indépendante effectuée par C. Djerassi (1959) et Kaufmann[9] (1963). Ceci a montré que les deux principes actifs du café – cafestol et kahweol – ont augmenté jusqu'à sept fois l'activité du glutathionne S-transférase, qui, comme nous le savons de la recherche du Minnesota, exposée ci-dessus, joue un rôle central dans l'élimination des toxines du foie.

En tout et pour tout, bien que les conclusions du docteur Lechner soient prudentes et restreintes, il est clair dans son rapport que même une version grandement diluée de la thérapie Gerson atteint de façon inattendue, et sans précédent, de bons résultats dans le traitement de patients avec des malignités métastasées.

L'étude approfondie la plus récente des composants anticancéreux du régime alimentaire de Gerson a été écrite par Carmen Wheatley[10], un membre du groupe d'oncologie orthomoléculaire au Royaume-Uni. Elle est devenue intéressée par le sujet de l'expérience de son ami, le professeur de littérature anglaise Michael Gearin-Tosh d'Oxford, qui a été diagnostiqué avec un myélome multiple en 1994. Son pronostic n'était pas bon : survie de six à neuf mois sans aucun traitement et de un à deux ans avec chimiothérapie « appropriée ». Le professeur Gearin-Tosh a refusé cette dernière et, après une recherche considérable, a choisi la thérapie Gerson, avec la stimulation de la méditation, de l'acupuncture et d'exercices de respiration chinoise. Il a décrit le processus du diagnostic à son état actuel, d'alors, dans son livre brillant, et fortement amusant, *Preuve vivante : Une révolte médicale*[11]. (Contre toute attente, il a vécu pendant onze ans et est finalement mort d'un empoisonnement du sang après des soins dentaires.)

En observant le progrès de son ami, la doctoresse Wheatley est devenue intriguée par le fait que le docteur Gerson, apparemment intuitivement, avait choisi des produits alimentaires pour sa thérapie

---

9. C. Djerassi, *et al.*, « La structure du diterpène pentacyclique cafestol », *Journal de la Société chimique américaine* 81 (1959) : 2386-2398 ; voir aussi P. Kaufmann et A. K. Sengupta, « Zur Kenntnis der Lipoid dans der Kaffeebohne. III Die Reindarstellung des Kaweals », *Fette, Seifen und anstrichmittel* (Berlin) 65 (7) (1963) : 529-532.
10. Carmen Wheatley, dans Michael Gearin-Tosh, *Preuve vivante : Une mutinerie médicale*, Simon & Schuster, Londres, appendice, 2002, p. 267-308.
11. *Ibid.*

qui a depuis, environ cinquante ans plus tard, été montrée comme possédant des propriétés anticancéreuses. Elle a écrit ses découvertes dans un essai intitulé *Le Cas du survivant de 0,005 %*[12], qui a été passé en revue par ses pairs, quatre docteurs éminents, et a paru comme une postface dans le livre du professeur Gearin-Tosh.

La doctoresse Wheatley indique que le régime Gerson contient plusieurs produits alimentaires dans lesquels la recherche moderne a identifié quelques composants clés combattant le cancer (par exemple, l'huile de lin avec son contenu important d'acides gras Oméga-3 ; des fruits riches en minéraux et bio-flavonoïdes – ou flavonoïdes – ; et les légumes de la famille des crucifères – dernièrement renommées brassicacées –, à savoir le chou-fleur, les choux et le brocoli, dont les propriétés anticancéreuses sont soutenues par la recherche nutritionnelle scientifique actuelle[13]). Elle remarque que « les fruits et légumes du régime végétal de Gerson pourraient être soumis à une analyse complète à la lumière de la recherche oncologique nutritionnelle moderne. Le docteur Gerson n'avait aucune idée de cette connaissance scientifique, pourtant il a empiriquement conçu une méthode qui assure qu'une grande gamme de ces produits serait livrée au cancéreux, intacte et dans des doses pharmacologiquement actives[14]. »

Au cours de son étude, la doctoresse Wheatley revoie les nouveaux composants de la thérapie Gerson – de la valeur des jus à l'importance des lavements de café – et les a tous découverts scientifiquement justifiés. Pour conclure, laissez-nous citer un de ses commentaires judicieux : « Les méthodes médicales conventionnelles pour traiter le cancer – la chimiothérapie, la radiation – routinièrement affaiblissent le système immunitaire déjà déprimé et fait peu pour le rétablir. Et pourtant, comme Gerson l'avait compris, c'est bien le système immunitaire qui est nécessaire pour combattre le cancer et par conséquent il faut le renforcer pour augmenter les chances de survie[15]. »

---

12. *Ibid.*
13. *Ibid.*
14. *Ibid.*
15. *Ibid.*

Avec le temps qui passe et l'absence de nombreux succès de l'oncologie conventionnelle, il devient de plus en plus évident que la recherche dans les thérapies nutritionnelles devra nécessairement s'étendre et prendre la place qui lui est due dans la médecine courante. Ses découvertes doivent nécessairement confirmer à maintes reprises que les principes et la pratique de la thérapie Gerson sont sains et précis, offrant une façon éminemment logique de guérir la maladie et de maintenir la santé.

PARTIE II

LE GUIDE PRATIQUE COMPLET DE LA THÉRAPIE GERSON

Ce que vous avez lu jusqu'à présent vous a présenté la philosophie et les principes de la thérapie Gerson et a expliqué son approche envers la santé et la guérison. Maintenant, vous devriez vous sentir comme chez vous avec l'idée que la nutrition optimale n'est pas seulement la clé de la santé et du bien-être, mais aussi l'outil le plus puissant dans la lutte contre la maladie et la souffrance.

Le temps est donc venu pour faire la connaissance de son côté pratique comme protocole unique. Les chapitres suivants vous mèneront point par point aux composants qui s'ajoutent les uns aux autres pour vous donner le programme complet, tel que conçu par le docteur Max Gerson et utilisé pendant plus de soixante ans par des milliers de gens dans le monde entier. Quel que soit votre intérêt pour le programme – si vous espérez guérir une condition sérieuse, ou régler un problème mineur ou passez simplement à un style de vie salubre –, ceci est le chemin à suivre.

Il faut se souvenir d'une chose : suivre la thérapie Gerson pour guérir d'une maladie grave est une entreprise importante qui exige de la détermination, de l'endurance et une compréhension claire du programme. C'est aussi en grande partie un processus « que vous faites vous-même », puisque même si vous étiez capable d'être à la clinique Gerson au Mexique, la partie la plus longue et importante du travail guérissant doit se faire à la maison. Cela signifie que vous êtes seul en charge du processus ; il n'y a personne pour vous superviser et s'assurer que vous observez les règles fidèlement. Cependant, comme vous êtes suffisamment intelligent pour avoir choisi cette méthode de guérison consciencieuse, vous vous rendrez compte aussi que la seule personne à subir un revers à cause de la moindre tricherie est vous-même !

La maîtrise de soi, nécessaire, est rendue beaucoup plus facile par les améliorations immédiates que la plupart des patients ressentent, même après quelques jours sur le programme. Ces améliorations (par exemple un meilleur appétit, moins de douleur, plus d'énergie et un sommeil amélioré) convainquent par l'évidence que la thérapie a commencé à fonctionner et donne un surcroît puissant à la détermination du patient.

Les praticiens formés de Gerson, accrédités par l'institut Gerson, sont toujours peu nombreux et donc difficiles à trouver. Prenez garde s'il vous plaît aux thérapeutes non accrédités qui prétendent pratiquer la thérapie de Gerson – ils peuvent vous faire du mal, plutôt que vous guérir. Votre meilleure chance est de trouver un docteur sympathique qui est disposé à contrôler votre progrès sans essayer d'introduire des changements dans votre routine. La tâche principale de votre docteur est de prendre des dispositions pour les analyses de sang et d'urine qui doivent être réalisées toutes les quatre à six semaines en début de thérapie et moins fréquemment dans ses dernières étapes.

CHAPITRE 10

LA MAISON D'APRÈS GERSON

Si un patient peut passer un certain temps à un centre Gerson ou décide de s'engager dans la thérapie à la maison, la partie la plus longue du processus de guérison – jusqu'à deux ans ou plus avec une maladie maligne, mais beaucoup moins avec d'autres conditions chroniques – devra se passer dans sa résidence. Pour la durée du traitement, les besoins domestiques devront être métamorphosés en une sorte de clinique privée où tout est organisé pour atteindre le but d'aller bien, et que rien ne puisse contrevenir à ce processus.

Comment allons-nous le faire ? Tout simplement, nous tenons compte que les piliers jumeaux du programme Gerson sont la nutrition et la désintoxication. Puisque le patient malade souffrant d'une maladie chronique est autant toxique que nutritionnellement déficient, la première tâche consiste à dégager tous les produits chimiques toxiques et les matériaux et appareils destructeurs. Ceux-ci sont présents dans une gamme considérable au sein de la plupart des ménages modernes. Des démaquillants chimiques, des bidules et des appareils ménagers sauvant du travail manuel, mais émettant des radiations nocives ou « pollutions électroma-gnétiques » sont utilisés quotidiennement et pris pour acquis. Nous nous débarrassons seulement d'eux une fois que nous avons compris leurs effets sinistres sur le corps.

Le deuxième pilier de la thérapie doit fournir au patient l'hyper-nutrition, une cuisine convenablement équipée est le centre de la plus haute importance où tous les produits alimentaires et les jus sont préparés quotidiennement en grande quantité. Laissez-nous commencer en vous donnant la liste de l'équipement nécessaire pour la préparation des aliments sans accrocs, en quelque sorte la cuisine efficace de Gerson.

RÉFRIGÉRATEUR

Un très grand réfrigérateur (ou deux de taille moyenne) sera nécessaire pour stocker les grandes quantités de produits biologiques exigés. Un garde-manger frais, de préférence sombre, bien aéré ou bien la buanderie sont idéaux pour garder des racines comestibles, qui n'ont pas besoin de réfrigération.

MACHINES À FAIRE DES JUS

Comme les jus biologiques fraîchement faits sont un des composants de guérison les plus importants du programme Gerson, ils doivent être de la meilleure qualité possible. Il est donc essentiel de choisir une centrifugeuse électrique la plus efficace qui soit, et qui résistera à une utilisation constante de plus de deux ans à peu près.

Il y a beaucoup de modèles sur le marché. Le plus simple et le meilleur marché est le type centrifuge, un des premiers à devenir largement disponible. C'est gaspilleur, produisant un jus déficient, faible en enzymes et ne peut donc pas être utilisé pour la guérison.

Un autre type est la centrifugeuse électrique de Champion, qui extrait plus de minéraux et plus de liquide. Cependant, ce n'est pas satisfaisant en soi, puisque ce qu'elle produit n'est pas tant un jus qu'une couche de légumes en marmelade par-dessus une couche de base aqueuse. Cependant, la centrifugeuse électrique de Champion peut être utilisée, mais seulement comme un broyeur. La machine possède une plaque qui peut être placée sous la base où la passoire est d'habitude posée, libérant cette pulpe broyée.

Cette pulpe doit être ensuite placée sous une presse manuelle, située sur un cric hydraulique, où on presse le jus des légumes pulpeux. Le coût des deux articles est d'environ 530 €. La centrifugeuse électrique de Champion est largement disponible aux États-Unis et dans plusieurs autres pays.

D'autres machines, importées de Corée et faites aux États-Unis, utilisent deux lames hélicoïdales enclenchées l'une contre l'autre qui en tournant broient les ingrédients. Elles font un meilleur travail d'extraction que la Champion toute seule, et peuvent être utilisées, particulièrement si le patient ne souffre pas du cancer. Cependant, ces centrifugeuses électriques « à une étape » ne se conforment pas en réalité à l'instruction du docteur Gerson d'utiliser une méthode à deux processus, consistant en un broyeur et une presse, pour obtenir le meilleur jus. Ces centrifugeuses électriques prétendent extraire plus d'enzymes que la Norwalk (voir ci-dessous), mais aucune mention n'est faite de l'extraction minérale également importante. Le coût de ces machines varie entre 660 et 800 €.

La meilleure centrifugeuse électrique à deux étapes est la centrifugeuse à jus Norwalk avec sa presse hydraulique, qui est aussi la plus attrayante, stylisée avec un acier inoxydable extérieur ou un plastique en grains de bois pour le revêtement extérieur. Naturellement, dans l'un ou l'autre modèle, toutes les parties de la machine qui entrent en contact avec la nourriture sont faites d'acier inoxydable. La Norwalk est entièrement automatique, avec une presse activée par un levier simple. Bien entretenue et garantie, c'est aussi la centrifugeuse électrique la plus chère (2 100-2 200 €). Le modèle extérieur en acier inoxydable a aussi un sélecteur de courant pour le 220-240 volts pour une utilisation en Europe.

ENTRETIEN DE VOTRE MACHINE À JUS

À part votre routine normale de maintenir la propreté maximale dans la cuisine, il est particulièrement important de garder votre centrifugeuse électrique propre, libérée des restes de jus séché et/ou de fibres. Puisque les aliments sont crus, ils peuvent facilement pourrir, sécher et attirer des mouches et d'autres insectes, ainsi que des germes.

Pour éviter la contamination, la centrifugeuse électrique doit être nettoyée après chaque utilisation. Ceci ne devrait pas prendre beaucoup de temps supplémentaire étant donné que les parties de la machine qui entrent en contact avec les fruits et les légumes sont faites d'acier inoxydable et sont faciles à démonter, rincer, sécher et à rassembler pour le jus suivant.

Utilisez seulement des éponges propres ou des tissus et réservez-les seulement pour la centrifugeuse électrique. N'utilisez pas de savon ou de détergent pour chaque nettoyage parce qu'il est très important qu'il n'y ait pas la moindre trace de savon ou de détergent sur les parties qui entrent en contact avec les légumes. Si vous utilisez une centrifugeuse électrique Norwalk, rappelez-vous d'essuyer la plaque supérieure de la presse.

Les tissus pour le jus devraient être rincés soigneusement dans de l'eau propre – pas savonneuse – après chaque pression et gardés dans le congélateur jusqu'au jus suivant. Il est préférable d'avoir des tissus séparés pour le jus de pomme, le jus de carotte et pour le jus vert.

Le soir, après que tous les jus ont été faits, vous pouvez utiliser l'eau légèrement savonneuse pour le nettoyage final du jour ; ensuite, rincez à fond pour vous assurer qu'aucun film savonneux ne reste. Même un petit résidu de savon entrant dans le jus pourrait causer la diarrhée, des crampes ou encore pis. Cela vaut aussi pour les tissus. Lavez-les dans de l'eau légèrement savonneuse et rincez-les soigneusement pour vous débarrasser de n'importe quel résidu savonneux. Gardez les tissus dans le congélateur pendant la nuit.

Si vous utilisez un broyeur (c'est-à-dire un Champion) et la presse avec un système hydraulique, les mêmes règles s'appliquent. Gardez les deux machines en les nettoyant scrupuleusement et libres de savon.

Cuisinière et four : électrique ou au gaz ?

Ni la cuisinière électrique ou à gaz avec four ne sont parfaites. La chaleur pour la cuisson est plus facile à contrôler avec une cuisinière à gaz. Cependant, le gaz brûle de l'oxygène et si le patient passe du temps dans la cuisine, l'air épuisé d'oxygène va probablement devenir nuisible. La cuisine doit être bien aérée, ce qui peut être difficile par le temps froid des journées d'hiver. Nous recommandons l'installation d'un générateur d'ozone dans la cuisine et là où on passe le plus de temps pour rétablir un meilleur niveau d'oxygène.

Avertissement : si le niveau d'ozone est trop haut, il pourrait prendre feu avec des flammes à l'air libre.

Les cuisinières ou fours électriques sont plus chères que les cuisinières à gaz à faire fonctionner dans la plupart des endroits aux États-Unis. Leur avantage consiste en ce qu'elles sont plus propres et n'utilisent pas d'oxygène. Cependant, la chaleur émise, tellement importante pour la préparation correcte des légumes, est plus difficile à contrôler avec des cuisinières électriques.

Four à micro-ondes

À cause de sa vitesse et de son efficacité apparente, cette machine s'est répandue dans d'innombrables cuisines aux États-Unis et ailleurs, sans que l'on connaisse ses risques sérieux pour la santé. Puisque beaucoup de fours à micro-ondes portent « une assurance de laboratoire », une garantie de sécurité, le grand public est amené à croire que l'utilisation de ces fours est sûre. Ce n'est pas le cas.

Les recherches effectuées en Suisse[1] et ailleurs ont montré que les fours à micro-ondes causent des réactions chimiques nuisibles dans la nourriture, détruisant les substances nutritives, produisant des molécules artificielles et rendant les acides aminés naturels toxiques. La chaleur est inégale ; elle n'atteint pas le milieu solide

---

1. Hans Hertel et Bernard H. Blanc, « Fours à micro-ondes » (Vol. XXII, n° 2), fondation du prix Pottenger sur la nutrition, *Le Journal de PPNF* 24 (2) (été 2000).

de la nourriture, mais produit au lieu de cela « des points chauds ». Les liquides peuvent surchauffer et causer des brûlures sévères quand la nourriture est retirée du four. Pour comble de malheur, ces fours émettent des radiations dans un coin de la cuisine même quand ils ne sont pas utilisés et « font cuire le cuisinier[2] ». (C'est un fait intéressant que, pour des raisons de santé, les fours à micro-ondes ont été interdits dans l'ancienne Union soviétique dès 1976[3] !) Si vous en possédez un, débarrassez-vous-en. S'il n'est pas amovible, débranchez-le et ne soyez pas tenté de l'utiliser sous aucun prétexte.

CASSEROLES ET USTENSILES

Tout contact que la nourriture a avec de l'aluminium produit de petites quantités (ou avec quelques fruits et légumes, comme les tomates, de grandes quantités) d'aluminium qui se dissolvent et sont transférées dans la nourriture. Ce métal est fortement toxique ; il cause des dommages au cerveau et on croit qu'il joue un rôle dans l'origine de la maladie d'Alzheimer[4].

Renoncez à tout article en aluminium et ne permettez pas au papier aluminium d'entrer en contact avec la nourriture. Utilisez des casseroles en acier inoxydable, de préférence avec des fonds pesants « sans eau », ou de verre (Pyrex®) ou de fonte émaillée. Les ustensiles de cuisine en acier inoxydable et les cuillères en bois sont les meilleurs. Utilisez de l'argenterie, si disponible (des petites quantités d'argent colloïdal, qui se dégagent des fourchettes, cuillères et couteaux d'argent sont des stimulants de valeur pour le système immunitaire).

N'utilisez pas de cocotte-minute ; elle fonctionne à une température très élevée, ce qui endommage les substances nutritives. Une des règles de base de Gerson est de faire cuire la nourriture très

---

2. *Ibid.*

3. *Ibid.*

4. Virginie Rondeau, Daniel Commenges, Hélene Jacqmin-Gadda et Jean-François Dartigues, « Lien entre les concentrations en aluminium dans l'eau potable et la maladie d'Alzheimer : une étude consécutive de huit années », *Journal américain d'épidémiologie* 152 (2000) : 59-66.

lentement, à une basse température, pour éviter de tels dommages. Le vernis utilisé sur certains *crockpots* (cocottes) est toxique[5] – le mieux est de les éviter.

DISTILLATEURS

Aussi étonnant que cela puisse paraître, les patients de Gerson ne boivent pas d'eau. Il y a deux raisons à cela. D'une part, leur consommation quotidienne de treize verres de jus biologiques fraîchement faits et le potage riche en liquide, les salades et les fruits leur fournissent tout le liquide nutritif haut de gamme dont ils ont besoin. D'autre part, l'eau diluerait seulement leurs sucs digestifs déjà déficients sans fournir de substances nutritives additionnelles. Cependant, l'eau est utilisée dans la thérapie Gerson dans la cuisine – pour faire des potages, des thés et, bien sûr, des lavements – et il est extrêmement important d'assurer la pureté de cette eau.

Il y a des systèmes de filtre divers sur le marché, y compris l'osmose inverse, qui peut seulement être utilisée si on garantit l'approvisionnement en eau locale sans fluorure fortement nuisible. (Voir le chapitre 5, « Effondrement des systèmes de défense corporels », p. 33.) La façon la plus sûre d'assurer sa pureté sans produits chimiques toxiques et, par-dessus tout, sans fluorure est d'installer un distillateur domestique.

Beaucoup de sortes de distillateurs sont disponibles dans diverses gammes de prix. Le choix doit dépendre du coût et de la quantité d'eau dont le ménage peut avoir besoin. Le patient seul utilisera de sept à douze litres par période de vingt-quatre heures et plus si d'autres membres de la famille mangent aussi la nourriture Gerson et/ou veulent utiliser des lavements.

Un distillateur a besoin d'un branchement électrique et d'un robinet supplémentaire d'eau ; beaucoup de patients installent le leur dans la buanderie ou le garage. La machine doit être détachée

---

5. Dixie Farley, « Les dangers du plomb s'attardent toujours », l'OACAM (Organisarion américaine de certification des aliments et des médicaments), *Consommateur* (janvier-février 1998) (www.cfsan.fda.gov/~dms/fdalead.html).

et nettoyée tous les trois jours. L'observation de dépôts convaincra chacun du besoin de purifier l'eau à fond autant que possible.

La distillation consiste à chauffer de l'eau en vapeur, qui est dirigée dans un tube qui la refroidit pour la condenser en eau. Étant donné que les minéraux, impuretés diverses et additifs ne se transforment pas en vapeur, ils restent, laissant la vapeur se rafraîchir et se condenser sans ces composants nuisibles. Cependant, des liquides volatils, comme le benzène, bouillent à haute température et avec la vapeur sont condensés dans l'eau ainsi créée. Pour purifier l'eau et enlever de tels articles, tous les distillateurs devraient contenir un tube avec des boulettes de carbone, pour permettre à l'eau condensée d'être filtrée et de dégoutter dans un nouveau bac en arrière, enlevant ainsi les articles volatils indésirables.

Il est parfois affirmé par des professionnels de santé que l'eau distillée « enlève les minéraux du corps et ne devrait pas être utilisée[6] », mais ils ont tort. Les minéraux trouvés dans l'eau (par exemple, le sodium ou le calcium) sont généralement inorganiques et sont donc mal absorbés ou complètement nuisibles. D'autre part, le patient est pratiquement inondé avec les minéraux biologiques facilement absorbés contenus dans la grande quantité de jus bus pendant la journée ; « la perte » de minéraux contenus dans l'eau du robinet est en réalité un gain.

NETTOYANTS CHIMIQUES

La propreté est bien sûr de toute importance dans le ménage Gerson, mais, tel qu'exposé auparavant, un soin spécial doit être pris pour ne pas utiliser des produits toxiques. Voici ceux à éviter :

CHLORE

Le chlore est non seulement un décolorant (comme l'eau de Javel), mais aussi un désinfectant puissant, capable de tuer ou de

---

6. Airola, *Comment se rétablir*, Health Publishers, Phoenix, 1974.

contrôler toutes sortes de germes. C'est pourquoi il est présent dans presque tous les nettoyants de cuisine (et dans les piscines et l'eau du robinet !). Le chlore est dur et dangereux, capable de déplacer l'iode de la thyroïde et doit être évité. Il y a quelques nettoyants de cuisine qui ne contiennent pas de chlore, essayez donc de les trouver. Vous pouvez aussi produire votre propre version en mélangeant du vinaigre de malt avec de l'eau à parts égales et laisser le tout décanter dans une bouteille munie d'une pompe vaporisante pour nettoyer le verre ou des surfaces de cuisine polies, mais pas sur du bois. On recommande aussi du savon ordinaire avec de l'eau chaude.

Pour enlever le tartre, imbibez un morceau de coton dans du vinaigre blanc, enveloppez-le autour des robinets dans votre cuisine ou salle de bains et laissez-le pour trente minutes. L'enlever avec de l'eau et du savon.

Nettoyez les casseroles en acier inoxydable avec de l'huile d'olive. Le résultat est stupéfiant, mais utilisez l'huile avec modération et prenez garde à bien l'enlever.

SOLVANTS

Les solvants de peinture, de graisse ou de colle sont tous toxiques et sont dangereux pour le patient. Si on doit les utiliser, le faire dans la mesure du possible à l'extérieur.

SAVON POUR LAVE-VAISELLE

La plupart des lave-vaisselles possèdent deux cycles de lavage suivis par un cycle de rinçage. Puisque la thérapie Gerson n'implique pas l'utilisation de nourriture grasse ou de plats allant au four, il est préférable d'utiliser un cycle de lavage et de s'assurer que le savon est bien enlevé en utilisant deux cycles de rinçage. De cette façon, le savon du lave-vaisselle devrait être complètement éliminé, sans résidu toxique restant sur des plats.

Savon pour blanchisserie et décolorant

Si le linge est lavé dans une machine à laver le linge, faites la même chose qu'avec le lave-vaisselle. Vous pouvez utiliser n'importe quel savon approprié et ajouter même de l'eau de Javel, si nécessaire, tant qu'il est à l'intérieur de la machine et que le patient ne le sent pas. (Si le patient peut le sentir, c'est qu'il en a reçu une partie dans son système.) Assurez-vous bien que le linge soit rincé à fond, en faisant probablement un deuxième cycle de rinçage.

Produits assouplissants

Ceux-ci devraient être évités, sous forme liquide ou comme feuilles d'assouplisseur de textile ajoutées au cycle de séchage. Dans tous les cas, ils laissent un film chimique, qui ne se lave jamais complètement. Ils sont aussi irritants pour les individus sensibles (par exemple des asthmatiques). Comme une alternative inoffensive, ajoutez un quart de tasse de vinaigre blanc distillé au cycle de lavage. Ceci adoucit vos vêtements et débarrasse aussi de l'électrostatique. Si vous lavez des articles délicats (par exemple ceux marqués « lavage manuel »), utilisez un savon doux et portez des gants en caoutchouc.

Nettoyage à sec

Comme ceci est fait à l'extérieur de la maison, il n'affecte pas directement le patient. Cependant, quand les articles nettoyés à sec sont rapportés à la maison, il est sage de les laisser en plein air sans leurs couvertures en plastique afin de se débarrasser de tous les produits chimiques restants.

Aérosols et vaporisateurs

N'utilisez aucun d'entre eux. Une fois que la vaporisation est faite dans l'air, il est impossible d'éviter de l'inhaler. Évidemment, les vaporisateurs de pesticide toxiques sont les plus dangereux. Cependant, n'importe quels produits chimiques nettoyants (par exemple pour laver les vitres et des nettoyants à four) qui sont pulvérisés seront aussi dans l'air et inhalés.

Si un laveur de vitres est utilisé, versez-en un peu sur un tissu et essuyez la fenêtre propre sans pulvérisation.

Le nettoyage de four n'est pas vraiment un problème, puisque la nourriture Gerson est libre de graisses et ne cause pas de dépôts sur les parois du four.

Salle de bains

Des nettoyants contenant du chlore ne devraient pas être utilisés dans la salle de bains. Désinfectez avec de l'eau oxygénée commerciale à 3 %. Choisissez des savons doux pour l'utilisation personnelle et évitez les désodorisants de vaporisateurs. Les hommes devraient utiliser des savons à barbe, pas des produits vendus dans des aérosols ou des vaporisateurs. Évitez des déodorants d'aisselle et des lotions après-rasage. (Voir « Cosmétiques » au chapitre 5, « Effondrement des systèmes de défense corporels », p. 55.) Utilisez seulement du papier hygiénique blanc, simple et non parfumé.

Aires de séjour

De nombreux dommages toxiques différents peuvent être causés accidentellement dans la salle de séjour. Un responsable possible est le vernis des meubles, qui contient du solvant et doit être banni. Le nettoyage des tapis représente un autre danger potentiel hasardeux. N'utilisez pas ou ne permettez pas aux services de nettoyage d'utiliser des nettoyeurs chimiques, seulement des solutions savonneuses.

Des dommages toxiques très sérieux ont été causés par la nouvelle pose des tapis[7], dont la plupart sont imprégnés avec des pesticides toxiques ou d'autres produits chimiques pour résister aux tâches. S'il est absolument nécessaire d'installer une nouvelle pose de tapis, achetez-les non toxiques. Plusieurs fabricants ont été poursuivis[8] pour leurs tapis déclenchant des réactions allergiques aux personnes sensibles, en conséquence des tapis non toxiques sont maintenant produits et disponibles.

Un processus encore plus dangereux est l'extermination des termites. Quelques exterminateurs utilisent une couverture pour couvrir toute la maison et répandent le gaz partout dans la demeure. Quand les couvertures sont enlevées, on permet à l'air frais de pénétrer, mais beaucoup de poison est laissé derrière dans les meubles tapissés, les tapis et les tentures. Cela prend environ six mois pour que tout le gaz sorte ! Il y a d'autres méthodes non toxiques disponibles (par exemple, découvrez l'approche de congélation[9]). Les salles de séjour sont souvent par habitude traitées « aux désodorisants » *via* des vaporisateurs ou un produit chimique solide. Ne les utilisez pas non plus.

Peinture

Aucune partie de l'intérieur de la maison ne devrait être peinte tandis que le patient se remet. Les murs peuvent être lavés avec du savon doux ; les taches peuvent être enlevées avec un démaquillant non toxique. La maison peut ne pas sembler parfaite mais, pour l'instant, on doit donner la priorité absolue au rétablissement du patient.

---

7. Cindy Duehring, « Inquiétudes sur les tapis, partie quatre : les médecins parlent avec l'évidence médicale qui s'accumule », Réseau de recherche d'accès de l'environnement (Minot, Dakota du Nord) (www.holisticmed.com/carpet/tc4.txt).

8. Réseau d'action du fluorure, projet de pesticide, recours collectif contre PFOA (www.fluoridealert.org/pesticides/effect.pfos.classaction.htm).

9. G.D. Palmer, « Termites et températures de congélation », eHow home (www.ehow.com/about_6363860_termites-freezing-temperatures.html). Une autre façon de contrôler les termites est d'utiliser de l'huile d'orange, que l'on peut trouver sur Internet.

Vaporisation de pesticides agricoles et de jardinage

Quelques aires de la vie quotidienne sont au-delà du contrôle de la personne donnant des soins, comme les voisins qui vaporisent leurs jardins avec des pesticides. Si et quand cela arrive, assurez-vous que toutes les fenêtres sont fermées et utilisez le purificateur d'air de la pièce et le générateur d'ozone pour protéger le patient. Un problème semblable est causé par la pulvérisation de pesticides des zones agricoles dans le voisinage. Dans un cas de ce type, un patient eut une forte réaction, puis subit de nombreuses rechutes, qui n'ont diminué qu'après son déménagement.

CHAPITRE 11

ALIMENTS DÉFENDUS

« "Le petit déjeuner pour moins d'un dollar" de McDonald's
coûte en réalité beaucoup plus que cela. Vous devez facturer
dans le prix le coût de chirurgie du pontage coronarien. »
– George Carlin

De la même façon que certains aliments, brillamment combinés dans le protocole de Gerson, se révèlent de véritables guérisseurs, d'autres sont strictement exclus du régime du patient. Dans son livre classique, *A Cancer Therapy: Results of Fifty Cases*[1] (*Une thérapie de cancer : résultats de cinquante cas*), le docteur Gerson donne une longue liste « d'aliments défendus ». En réalité, « articles interdits » serait un titre plus précis, puisque la liste n'est pas limitée aux produits alimentaires seulement. Les nouveaux venus au programme Gerson sont tout naturellement déconcertés avec certaines de ces interdictions, excluant les produits alimentaires qui sont, par habitude, mangés et considérés même

---

1. Max Gerson, *Une thérapie de cancer : résultats de cinquante cas et la cure de cancer avancé par la thérapie de régime, un résumé de trente ans d'expérience clinique*, institut Gerson, San Diego, 6ᵉ édition, 1999.

sains par une personne « normale » moyenne, donc il nous faut voir pourquoi ils doivent être exclus. Les règles sont plus faciles à suivre si nous connaissons les raisons qui se cachent derrière elles.

En fait, la liste d'aujourd'hui des substances interdites est plus longue que l'originale du docteur Gerson. Depuis qu'il a écrit son livre, il y a plus d'un demi-siècle, beaucoup de changements sont arrivés qui font que la vie saine est de plus en plus difficile. Le développement gigantesque de l'industrie alimentaire – avec sa gamme énorme d'additifs, librement utilisés dans l'assortiment toujours plus large de produits alimentaires de plats préparés – a changé les habitudes alimentaires des gens pour le pire, exposant les consommateurs aux conséquences néfastes de ce qui est poliment appelé la « cosmétique alimentaire ».

L'un des pires – fortement toxique[2] – est l'aspartame remplaçant le sucre, vendu comme NutraSweet©, Spoonful©, et Equal© et qui est caché dans des milliers de produits alimentaires trouvés sur les étagères des magasins d'alimentation. Le dernier, mais loin d'être le moindre, est le sel contenu dans tous les produits alimentaires traités, la substance même qui cause le syndrome de dommage tissulaire et stimule la croissance de tumeurs[3][4]. (Voir le chapitre 5, « Effondrement des systèmes de défense corporels », p. 33.)

Ajouté à ceci, les produits d'agriculture industrielle contiennent de lourds résidus de pesticides toxiques, herbicides, fongicides, promoteurs de croissance, hormones, antibiotiques et n'importe laquelle des milliers de substances permises par l'organisme de certification des aliments et des médicaments[5], que l'on suppose

---

2. Aspartame (NutraSweet®), Centre d'informations sur la toxicité (www.holisticmed. com/aspartame); voir aussi Dr H. J. Roberts, « Est-ce que l'aspartame est la cause du cancer du cerveau? », *Journal d'avancement dans la médecine* 4 (4) (hiver 1991).

3. Dr Joseph Mercola, « Rumsfeld peut-il "se défendre" contre le procès d'aspartame? » (www.mercola.com/2005/jan/12/rumsfeld_aspartame.htm); voir aussi la note 2 (Roberts), *supra*.

4. Freeman Widener Cope, « Une application médicale de l'association Ling – hypothèse d'induction: le régime élevé en potassium, faible en sodium de la thérapie de cancer de Gerson », *Chimie Physiologique et Physique* 10 (5) (1978): 465-468.

5. Conseiller sur la façon de manger sainement: additifs alimentaires (www.healthy-eatingadvisor.com/food-additives.html) (2006, actualisé).

être inoffensives. En effet, certaines de ces substances évaluées peuvent séparément s'avérer être inoffensives mais, en association avec d'autres, qui sont la façon dont les gens les consomment dans le monde réel, s'additionnent pour former un cocktail toxique. Nous vous rappelons que tous ces produits chimiques sont toxiques et destructeurs du foie, l'organe même que la thérapie Gerson essaie de guérir et de reconstituer.

Les deux règles de base ci-dessous sont celles que les patients de Gerson doivent suivre :

1. Tous les produits alimentaires traités, qu'ils soient appertisés, mis dans des bocaux, embouteillés, gelés, salés, raffinés, sulfurés, fumés, saumurés, irradiés, passés au four à micro-ondes ou autrement traités, doivent être strictement évités.

2. Seuls les fruits et les légumes certifiés comme biologiques doivent être utilisés, car ils sont sans poisons agricoles et sont cultivés dans un sol sain, qui contient toutes les vitamines nécessaires, enzymes, minéraux, oligo-éléments et les micro-organismes qui sont nécessaires pour la santé optimale.

Il est admis de nos jours que même le sol cultivé biologiquement ne contient pas le même niveau de minéraux utiles qu'il y a vingt ans, mais la grande quantité d'aliments biologiques et de jus que l'on donne à un patient de Gerson compense quotidiennement ces lacunes.

Quant aux articles interdits, les effets nocifs du tabac et de l'alcool sont trop bien connus pour avoir besoin d'explication. Ensuite, le sodium (le sel) et les graisses de toutes sortes, sauf l'huile de lin, doivent être évités. Ceci, bien sûr, apporte dans le groupe des produits alimentaires interdits beaucoup d'articles qui contiennent une ou les deux de ces deux substances interdites (par exemple les avocats sont riches en huile naturelle, ce qui est gras). Si vous tenez compte de l'interdiction de graisse et de sel, la liste suivante signifiera quelque chose, sans avoir le besoin d'explications détaillées.

Pour simplifier les choses encore plus, nous répétons haut et fort : seuls sont permis les produits alimentaires qui contribuent à la santé et à la guérison ; tout le reste est interdit.

PRODUITS ALIMENTAIRES ET ARTICLES DÉFENDUS

– Tous les produits alimentaires traités ;
– alcool ;
– avocats ;
– les baies (sauf les groseilles) ;
– bicarbonate de soude dans les produits alimentaires, dentifrice et gargarisme ;
– boissons commerciales embouteillées et appertisées (sodas) ;
– gâteaux, confiseries, chocolat et toutes les sortes de bonbons (teneur élevée en sucre et graisse n'ayant aucune valeur nutritive) ;
– fromage ;
– cacao ;
– le café comme boisson (sauf quand utilisé dans le traitement d'huile de ricin) ;
– cosmétiques, colorants capillaires et permanents (voir le chapitre 5, « Effondrement des systèmes de défense corporels », p. 33) ;
– crème ;
– concombre (mal digéré) ;
– fruits secs (si sulfurés ou vitrés avec de l'huile) ;
– eau potable (voir la section sur les distillateurs au chapitre 10, « La maison d'après Gerson », p. 163) ;
– sulfate de magnésium (aussi pour bains de pieds) ;
– graisses et huiles (exception unique : l'huile de lin, telle que prescrite précédemment) ;
– farine (blanche et complète ; ainsi que les produits de farine comme les pâtes) ;
– le fluorure, dans l'eau et le dentifrice (voir le chapitre 5, « Effondrement des systèmes de défense corporels », p. 33) ;
– des herbes (sauf celles permises) (voir le chapitre 13, « Préparation de la nourriture et des jus – les règles de base », p. 183) ;
– glace et sorbet (saveurs artificielles, édulcorants et crème) ;
– légumineuses (seulement occasionnellement dans la dernière partie de la thérapie) ;
– lait (aussi dégraissé partiellement ou sans gras) ;
– champignons (moisissures, ne sont pas des légumes) ;

– noix (élevées en graisses ; mauvaise configuration de protéines) ;
– orange et zeste de citron (contient des huiles aromatiques) ;
– saumures ;
– ananas (haut en aromatiques) ;
– sel et tous ses remplaçants ;
– soja et tous les produits faits de soja (par exemple, tofu, lait de soja et farine) ;
– épices (élevées en aromatiques) ;
– graines germées ;
– sucre (raffiné blanc) ;
– thé (noir et vert si caféiné ; le thé noir est élevé en fluorure naturelle) ;
– jus de jeunes pousses de blé.

L'interdiction totale de la thérapie Gerson d'utiliser du soja et tous les produits faits de soja peut sembler d'abord surprenante, puisque le soja a la réputation largement publicisée d'être une nourriture végétarienne idéale (c'est-à-dire élevée en protéine et pauvre en graisse et en cholestérol). Il est aussi consommé en Extrême-Orient où l'incidence de cancer est considérablement plus basse qu'en Occident.

Cependant, la vérité derrière cette publicité commercialement motivée est très différente (le soja est une énorme entreprise aux États-Unis, 60 % des produits alimentaires dans les supermarchés en contiennent un certain taux. En fait, le soja est élevé en huile et contient au moins trente protéines provoquant des allergies, qui peuvent causer des dommages sévères[6] aux individus qui y sont sensibles. Le soja contient aussi de l'acide phytique (aussi appelé phytanique) qui bloque l'assimilation de minéraux importants ; c'est un inhibiteur d'enzymes qui annule le pouvoir guérisseur des enzymes d'oxydation essentielles contenues dans les jus ainsi qu'une substance promouvant la formation de caillots, ce qui permet aux globules rouges de s'agglutiner les uns aux autres (en

---

6. « Dangers du soja résumés », SoyOnlineService (www.soyonlineservice.co.nz/03summary.htm).

rouleaux). Il justifie amplement son exclusion totale du protocole Gerson.

Notez s'il vous plaît : on considère que deux produits alimentaires cultivés à la maison et devenus très populaires, à savoir les graines germées et le jus extrait de pousses de blé – qui sont considérés comme sains et nutritifs, devenus à la mode il y a environ vingt-cinq ans – ne doivent pas être utilisés par les patients de Gerson. Notre expérience a montré que, malheureusement, tous les deux ont des effets secondaires nuisibles.

Les pousses ont été mangées en grande quantité par deux patients de Gerson à notre hôpital au lieu des salades habituelles au déjeuner et au dîner. En peu de temps, les deux patients ont montré une réapparition de leurs maladies primaires (c'est-à-dire lupus et cancer du col de l'utérus) après avoir été sans symptôme pendant des mois. D'autres patients atteints du lupus, mangeant des pousses de la cuisine de l'hôpital dans leurs salades et jus, ont cessé de répondre au traitement et ont même empiré.

Peu de temps après, des chercheurs[7] ont découvert que les pousses contiennent des protéines immatures, appelées L-canavanine, qui suppriment le système immunitaire. À l'hôpital Gerson, les pousses ont été immédiatement interdites et ces problèmes ont disparu immédiatement. On a aussi conseillé à tous les patients antérieurs d'arrêter d'utiliser des pousses dans leur régime. Le jus extrait de pousses de blé contient beaucoup de substances nutritives de valeur, mais difficile à digérer, ayant tendance à irriter l'estomac et ne pouvant seulement être prises que dans une quantité ne dépassant pas 30 gr à la fois. Utilisé comme un implant rectal, il peut provoquer une irritation sérieuse. De plus, le jus vert de Gerson (consistant en salades vertes, de bettes, un peu de poivron vert, un peu de chou rouge et une pomme par verre de 250 ml) (voir le chapitre 13, « Préparation de la nourriture et des jus – Règles de base », p. 183) est fortement digestible, contient des substances

---

7. M. R. Malinow, E. J. Bardana Jr., B. Pirofsky, S. Craig et P. McLaughlin, « Le syndrome pareil au lupus érythémateux systémique chez les singes nourris avec des pousses de luzerne : rôle d'un acide aminé de non protéine », *Science* 216 (4544) (23 avril 1982) : 415-417.

nutritives semblables et peut être pris en portions de 125 à 175 ml pendant la journée sans effets secondaires désagréables – excellentes raisons pour ne pas utiliser le jus extrait de pousses de blé.

PRODUITS ALIMENTAIRES TEMPORAIREMENT DÉFENDUS JUSQU'À CE QU'ILS SOIENT AUTORISÉS PAR UN PRATICIEN DE GERSON

– beurre ;
– fromage blanc (sans sel, dégraissé) ;
– œufs ;
– poisson ;
– viande ;
– yaourt (et d'autres laitages fermentés).

ARTICLES MÉNAGERS DÉFENDUS

– aérosols de tous sortes ;
– pose de tapis (neufs) ;
– nettoyants chimiques (voir le chapitre 10, « La maison d'après Gerson », p. 164) ;
– décolorant de chlore (eau de Javel) ;
– cosmétiques (voir le chapitre 5, « Effondrement des systèmes de défense corporels », p. 33) ;
– pommades ;
– peinture (fraîche) ;
– parfums ;
– vaporisateurs de pesticide ;
– conservateurs de bois.

CHAPITRE 12

ALIMENTS BÉNÉFIQUES

«Même la médecine la plus avancée ne peut guérir que seulement huit ou neuf maladies sur dix. Les maladies que la médecine ne peut pas guérir peuvent être guéries seulement par la nourriture.»
– Le Classique de la médecine interne de l'Empereur Jaune (ouvrage chinois, datant d'environ 400 av. J.-C.)

«La nourriture est une meilleure médecine que les médicaments»
Titre du livre du nutritionniste britannique de premier plan Patrick Holford

«Alors, qu'est-ce qu'il y a là à manger?» demande le nouveau venu effrayé par le mode de vie Gerson après la lecture de la liste des produits alimentaires interdits dans le chapitre précédent. C'est une question importante demandant réflexion. Cela montre à quel point il peut être difficile de concevoir ses repas d'une façon naturelle et face à l'immense choix de nourriture provenant des plantes disponible, correctement appelé le «royaume végétal» (qui, dans ce cas, inclut aussi les fruits). C'est une conjecture assez juste de dire que la majorité des gens dans le monde développé, ainsi appelé, considèrent les légumes comme n'étant pas plus que des accessoires secondaires qui accompagnent un plat principal de poisson ou de viande, et que l'on considère seulement de prendre des fruits si aucun dessert n'est offert. Il est temps de voir les choses autrement – et de faire quelques découvertes délicieuses.

Le fait est que la nourriture végétale, qui est la base du régime Gerson, est supérieure à une base animale. Mis à part le fait d'être plus légère, plus pure et plus facile à digérer et à absorber, chaque produit contient un mélange subtil de vitamines, d'enzymes, de minéraux et d'oligo-éléments, qui fonctionnent synergétiquement (c'est-à-dire, en coopération) et fournissent à l'organisme épuisé des substances nutritives de valeur. C'est seulement quand la nourriture non guérissante – en fait, les produits dangereux – est exclue que la vaste gamme et variété d'aliments végétaux apparaît clairement. C'est leur utilité ainsi que leur beauté qui doivent être reconnues.

Essayez de regarder un plateau de fruits frais, biologiques et de légumes avec des yeux d'artiste. Notez les couleurs rayonnantes et les formes diverses des carottes dorées, des choux profondément rouges, des choux-fleurs crémeux avec leurs cols vert clair, des poires beiges, des pommes multicolores et des raisins verts translucides – la gamme est énorme et l'attrait visuel ajoute beaucoup au plaisir des produits alimentaires.

Il y a une autre surprise heureuse qui attend l'explorateur novice au royaume végétal : la découverte de la vraie saveur des légumes et des fruits. D'abord, sans sel ni poivre, la nourriture végétale a un goût doux – et, franchement ennuyeux diront certains –, mais tel n'est pas le cas. Cependant, une vie d'utilisation excessive de sel amortit les papilles gustatives de la langue jusqu'à ce qu'elles soient incapables de transmettre le vrai goût de n'importe quelle nourriture et même la consommation de sel doit être continuellement augmentée pour avoir quelque effet que ce soit. Au cours du régime Gerson sans sel, cela prend une semaine à peu près pour les papilles gustatives paralysées à se remettre. Une fois que cela arrive, les fruits et les légumes commencent soudainement à goûter de façon plus intéressante. En même temps, l'odorat devient aussi plus aigu et contribue au plaisir de chaque repas.

« Laissez votre nourriture être votre médecine et laissez votre médecine être votre nourriture », a dit Hippocrate, le père de la médecine moderne, il y a environ deux mille cinq cents ans. Nous pourrions ajouter : « Laissez votre médecine consister en aliments bénéfiques seulement ! »

CHAPITRE 13

PRÉPARATION DE LA NOURRITURE ET DES JUS – RÈGLES DE BASE

«Un potage de premier ordre est plus créatif
qu'une peinture de deuxième ordre.»
– Abraham Maslow

En présumant que votre cuisine est maintenant entièrement équipée pour votre routine de guérison à la Gerson et que vous avez banni de votre maison tous les produits alimentaires et substances interdits, le moment est venu de découvrir la tâche et toute l'importance de la préparation des aliments. Les règles sont simples, mais elles doivent être observées fidèlement pour garantir les meilleurs résultats.

Toute la nourriture doit être biologique et aussi fraîche que possible. Idéalement, nous devrions être capables d'avoir de la nourriture fraîche, cultivée dans nos propres jardins biologiques; malheureusement, nous ne vivons pas dans un monde idéal et nous devons accepter un compromis. La seconde meilleure chose à faire est d'aller acheter de la salade et des légumes à feuilles en assez petites quantités pour qu'il n'y ait aucun besoin de les garder pendant un certain temps. Les pommes, les poires, les oranges et les racines comestibles peuvent être stockées pour quelque temps sans perte significative de qualité.

Les deux règles de base les plus importantes de la préparation alimentaire sont les suivantes :

1. Tous les produits alimentaires doivent être préparés avec grand soin pour préserver les substances nutritives autant que possible. La cuisine doit être lente, à feu doux ou à basse température ; de hautes températures changent les substances nutritives des légumes, les rendant moins facilement absorbables. Les légumes ne doivent pas être pelés, les substances nutritives de valeur sont contenues dans ou immédiatement au-dessous de leurs peaux – et seulement lavés ou bien nettoyés. À part les pommes de terre, le maïs et les betteraves entières, qui doivent être bouillies dans suffisamment d'eau, les légumes sont cuisinés avec le minimum d'eau ou bouillon de potage (voir « potage spécial ou potage d'Hippocrate », p. 189) ou sur un lit d'oignons tranchés et de tomates, qui donnent assez de liquide pour empêcher les légumes de brûler. Rappelez-vous que l'oxydation, avec la perte de nutriments, survient aussitôt que vous faites une coupure dans un légume ou un fruit ; commencez seulement à les trancher quand vous êtes prêt à cuisiner.

2. La nourriture doit être savoureuse, diverse et agréable pour compenser le fait d'être très différente du régime occidental normal tel qu'il est appelé. La variété aide à stimuler l'appétit. Elle fournit aussi une vaste gamme de minéraux et d'oligo-éléments nécessaires au corps pour guérir. Rappelez-vous l'importance de l'attrait visuel ! Les salades peuvent en particulier être vraiment alléchantes en mélangeant des feuilles vertes avec des tomates coupées et des poivrons multicolores, en ajoutant des radis et un petit peu de ciboulette. (Pour de nouvelles idées, voir le chapitre 28, « Recettes », p. 337.)

Un petit vase de fleurs sur la table à manger peut faire des merveilles dans la fabrication du repas et lui donner un meilleur goût.

Le régime Gerson offre un excellent équilibre entre les produits alimentaires crus et cuisinés. Les repas principaux copieux peuvent suggérer à quelques patients que beaucoup de leur nourriture est cuisinée, mais ce n'est pas le cas. Les repas commencent par des salades crues énormes et se terminent par des fruits crus, et par la ration quotidienne de treize verres de jus fraîchement faits. Des aliments cuisinés sont nécessaires. L'expérience du docteur Gerson a montré que les patients ne digèrent pas bien si on leur donne seulement de la nourriture crue avec des jus. En fait, les produits alimentaires cuisinés fournissent la variété supplémentaire et permettent aux patients de manger plus qu'ils ne le feraient sur un régime exclusivement cru. Ils fournissent aussi la plupart des fibres douces, qui promeuvent la digestion des nourritures crues et des jus.

L'article le plus populaire dans la liste des produits alimentaires cuisinés est le « potage spécial ou potage d'Hippocrate » (voir p. 189) qui aide à désintoxiquer les reins et qui réconforte grandement, particulièrement par temps froid. Tous les aliments cuisinés servent en quelque sorte « de papier buvard » dans l'estomac, aidant à traiter l'apport constant de grandes quantités de jus. Cependant, les produits alimentaires cuisinés représentent seulement environ 1,4 à 1,8 kg de la consommation journalière du patient, tandis que les nourritures crues, surtout dans les jus, représentent environ 7,8 kg !

L'IMPORTANCE DES JUS

Seules quatre sortes de jus sont utilisées dans le traitement de toutes les catégories de patients, à part quelques exceptions mineures. Les jus de base sont :
1. jus de pomme/carotte ;
2. jus de carotte ;
3. jus vert ;
4. jus d'orange.

De temps en temps, pour des cas spéciaux, un jus différent doit être substitué. Par exemple, les diabétiques reçoivent du jus de pamplemousse au lieu du jus d'orange, puisque le pamplemousse contient moins de sucre ; parfois on donne un jus de fruit, comme le jus de pomme, aux patients avec les maladies liées au collagène qui ne devraient pas boire de jus d'agrumes.

Jus de pomme/carotte

Utilisez approximativement 225 g de carotte et 225 g de pomme. Lavez et brossez (ne pelez pas), râpez et placez la pulpe dans un tissu fourni avec la centrifugeuse électrique avec une presse pour extraire le jus de la pulpe. Servez la boisson immédiatement.

Jus de carotte

Utilisez approximativement 250 à 350 gr de carotte. Lavez et brossez (ne pelez pas), râpez et placez la pulpe dans un tissu fourni avec la centrifugeuse électrique avec une presse pour extraire le jus de la pulpe. Servez la boisson immédiatement.

Jus vert

Utilisez de la laitue romaine, à feuilles rouges, des endives, de l'escarole, deux à trois feuilles de chou rouge, des jeunes sommets intérieurs de betterave, des bettes suisses, un quart de petit poivron vert et du cresson. Ajoutez une pomme moyenne en râpant. Procurez-vous autant de ces légumes que possible. Si certains des susdits articles ne sont pas disponibles, n'utilisez pas de remplaçants, comme l'épinard ou le céleri. Moulez le tout en marmelade et placez-le dans un tissu pour être pressé. Ce jus doit être bu immédiatement puisque ses enzymes meurent rapidement.

Jus d'orange (ou de pamplemousse)

Utilisez seulement une centrifugeuse électrique de type fraise, électrique ou manuelle. Ne pressez pas la pelure du fruit. Les huiles aromatiques contenues dans la peau sont nuisibles et se heurteraient au traitement.

ORDRE DU JOUR

Le menu quotidien moyen typique du patient Gerson est comme suit :

Petit déjeuner

– Un grand bol de flocons d'avoine cuisinés dans de l'eau distillée et adoucis avec un petit peu de miel ou de fruits secs (faites tremper toute la nuit dans l'eau froide, ou versez de l'eau bouillante);
– un verre de 225 ml de jus d'orange fraîchement pressé;
– quelques fruits additionnels crus ou cuits;
– facultatif: une tranche de pain de seigle grillé, non salé et biologique.

Déjeuner

– Une grande assiette de salade crue mélangée avec une vinaigrette à l'huile de lin (voir vinaigrette à l'huile de lin et jus de citron au chapitre 28, « Recettes », p. 348), 250 à 300 ml de « potage spécial ou potage d'Hippocrate » (voir p. 189);
– Une pomme de terre cuite au four, bouillie, pilée ou autrement préparée;
– 1 à 2 légumes fraîchement cuisinés;
– Fruit cru ou cuit pour dessert.

Dîner

– Même procédure qu'au déjeuner, mais variez avec des légumes différents et fruit pour le dessert.
Notez s'il vous plaît: Au déjeuner ou au dîner et après que le patient a consommé les produits alimentaires nécessaires, il peut manger une deuxième tranche de pain de seigle non salé, biologique. Cependant, le pain ne devrait pas satisfaire l'appétit ou prendre la place des produits alimentaires essentiels.

RECETTES DE BASE POUR VOUS FAIRE DÉMARRER

Pour une gamme complète de recettes Gerson, s'il vous plaît veuillez voir le chapitre 28, « Recettes », p. 337. Les instructions suivantes vous sont présentées seulement pour vous familiariser aux articles les plus fondamentaux du menu quotidien essentiel du patient.

Petit déjeuner

Pour une personne, mettez 150 gr d'avoine roulée dans 350 ml d'eau distillée. Commencez avec de l'eau froide, amenez à ébullition et laissez mijoter de six à huit minutes, en remuant de temps en temps. En attendant, pressez un jus d'orange et ajoutez n'importe quelle médication ordonnée (voir le chapitre 15, « Médications », p. 205). Servez les flocons d'avoine avec des fruits (que l'on a fait tremper dans de l'eau froide pour la nuit, ou versez de l'eau bouillante sur ces derniers que vous laissez pour deux heures environ jusqu'à ce qu'ils soient gonflés), des fruits secs non sulfurés (par exemple des abricots, des lamelles de pomme, des prunes, des raisins et de la mangue), ou utilisez une pomme crue ou cuite à l'étouffée ou des prunes cuites à l'étouffée, ou un fruit frais en saison (par exemple des pêches, des nectarines, des raisins ou des poires) mais pas de baies. Jusqu'à deux cuillerées à thé par jour d'édulcorants sont permis (par exemple le miel, le sirop d'érable, le jus de canne séché par vaporisation vendu comme Sucanat – un sucre de canne biologique séché – et le rapadura ou de la mélasse non sulfurée peuvent être utilisés).

Déjeuner

Pour la salade, découpez, tranchez et mélangez différentes laitues, comme la romaine à feuilles rouges, l'escarole et l'endive. Ajoutez au mélange des oignons verts hachés, des radis, un petit peu de céleri, quelques tomates, des fleurons de chou-fleur, des tranches de poivron vert et du cresson. Pour l'assaisonnement (voir vinaigrette à l'huile de lin et de jus de citron au chapitre 28, « Recettes », p. 348), mélangez une cuillerée à soupe d'huile de lin (pendant le premier mois de la thérapie ; ensuite, réduisez à deux cuillerées à thé) avec du cidre de pomme ou du vinaigre de vin rouge, ou du citron ou du jus de lime. Ajoutez de l'ail au goût.

Le « potage spécial ou potage d'Hippocrate » (voir ci-après) doit être mangé deux fois par jour au cours du traitement. Pour gagner du temps et des efforts, préparez-en assez pour deux jours (c'est-à-dire quatre portions). Il se gardera dans le réfrigérateur la nuit pour la journée suivante.

POTAGE SPÉCIAL OU POTAGE D'HIPPOCRATE

– un céleri rave moyen, si disponible – sinon, trois à quatre branches de céleri (c'est-à-dire Pascal – Pascal est le nom d'un type de céleri) ;

– une racine de persil moyenne (rarement disponible ; elle peut-être omise) ;

– deux petits ou un grand poireau (si non disponible, l'utilisation de deux petits oignons à la place) ;

– deux oignons moyens ;

– de l'ail pour le goût (peut aussi être pressé cru dans le potage chaud au lieu de le faire cuire) ;

– une petite quantité de persil ;

– 400 à 700 gr de tomates (ou plus, si désiré) ;

– 450 gr de pommes de terre.

Lavez et brossez les légumes, puis coupez en tranches ou en cubes de 1 cm. Placez dans une grande casserole (ou marmite), ajoutez de l'eau pour juste couvrir les légumes, amenez à ébullition, faites cuire ensuite lentement à basse température ou à petit feu durant 1 h ½ à 2 h jusqu'à ce que tous les légumes soient tendres. Passez le tout dans une moulinette pour aliments pour enlever les fibres. Laissez le potage refroidir avant de le mettre au réfrigérateur.

Notez s'il vous plaît : beaucoup d'épices sont fortes en acides aromatiques, qui sont des irritants et qui probablement neutralisent la réaction guérissante. C'est pourquoi on permet seulement les épices douces suivantes, utilisables en très petites doses : le quatre-épices, l'anis, les feuilles de laurier, la coriandre, l'aneth, le fenouil, la noix de muscade, la marjolaine, le romarin, le safran, la sauge, l'oseille, la sarriette, l'estragon et le thym. De plus, la ciboulette, l'ail, l'oignon et le persil peuvent être utilisés en plus grandes quantités. Deux tisanes – la camomille et la menthe poivrée – sont fréquemment utilisées par les patients de Gerson. Pour des détails, s'il vous plaît voir le chapitre 14, « Tout savoir sur les lavements », p. 191, et le chapitre 17, « Comprendre les réactions guérissantes », p. 219.

CHAPITRE 14

TOUT SAVOIR SUR LES LAVEMENTS

Au non-initié, le lavement de café est l'élément le plus surprenant et apparemment bizarre de la thérapie Gerson. Les critiques aiment l'attaquer et le ridiculiser sans se donner la peine de découvrir son but et sa fonction. Pourtant, sans cet outil simple de désintoxication, la méthode Gerson ne marcherait pas. Avant d'entrer dans les détails, laissez-nous vous faire comprendre pourquoi ceci est ainsi.

Le moment où un patient est mis sur la thérapie complète, l'effet combiné de la nourriture, des jus et de la médication oblige le système immunitaire à attaquer et à tuer le tissu tumoral, en plus de nettoyer les toxines accumulées des tissus du corps. Ce grand dégagement de la procédure porte le risque de surcharger et d'empoisonner le foie – organe de désintoxication de la plus haute importance, qui, chez un cancéreux, doit nécessairement être déjà endommagé et débilité. C'était cette réalisation qui a incité le docteur Gerson, il y a environ soixante-quinze ans, à incorporer le lavement de café dans le programme. Il s'est rendu compte que, sans ce moyen additionnel de désintoxication, le foie était en danger et pouvait devenir comateux, ce qui pourrait sévèrement endommager ou même tuer le patient. Dans ce chapitre, nous expliquerons entièrement comment le lavement de café empêche une telle chose d'arriver.

En général, n'importe quelle sorte de lavement injecte une substance dans le rectum pour vider l'intestin de ses matières fécales ou administrer des substances nutritives ou des médicaments. C'est un acte médical de la haute Antiquité. Hippocrate, le Grec « père de la médecine moderne » prescrivait des lavements d'eau pour plusieurs conditions, il y a environ deux mille six cents ans. En Inde, on a recommandé des lavements pour le nettoyage intérieur de Patanjali, l'auteur du premier manuscrit écrit sur le yoga, aux alentours de l'an 200 av. J.-C.. Selon la tradition, l'ibis (un oiseau sacré de l'Égypte antique associé à la sagesse) avait l'habitude de s'administrer un lavement avec son long bec courbé. Plus près de nous, une dame à la cour du Roi-Soleil Louis XIV est connue pour avoir pris un lavement sous ses jupes volumineuses, et « le malade imaginaire » (c'est-à-dire « l'hypocondriaque », dans la pièce de Molière du même titre) exécute un lavement sur scène. C'est seulement récemment et principalement dans les pays anglophones que cette méthode nettoyante simple et sûre est tombée en désuétude.

L'utilisation de café comme matériau de lavement a commencé en Allemagne vers la fin de la Première Guerre mondiale (1914-1918). Le pays était bloqué par les Alliés et beaucoup de biens de première nécessité – parmi eux, la morphine – n'étaient pas disponibles, pourtant des trains entiers de soldats blessés continuaient d'arriver dans les hôpitaux de campagne, ayant besoin de chirurgie. Les chirurgiens avaient à peine assez de morphine pour amoindrir la douleur des opérations, mais rien pour aider les blessés à supporter la douleur postchirurgicale ; tout ce qu'ils pouvaient faire était d'utiliser des lavements d'eau.

Bien que le café fût rare, à la suite du blocus, il y en avait beaucoup pour aider les chirurgiens à passer une nuit blanche pendant les quarts de service qui duraient de longues heures. Les infirmières, voulant désespérément atténuer les douleurs de leurs patients, ont commencé à verser un peu de café restant dans les seaux de lavement. Elles ont supposé que si ça aidait les chirurgiens (qui l'ont bu), les soldats (qui n'en avaient pas) en profiteraient aussi. En effet, les soldats ont rapporté un soulagement de la douleur.

Cette découverte accidentelle est venue aux oreilles de deux professeurs en recherche médicale, Meyer et Huebner de l'université de Göttingen[1] en Allemagne, qui ont continué à tester les effets de l'infusion rectale de café sur des rats. Ils ont constaté que la caféine, voyageant *via* la veine hémorroïdale et le système portique jusqu'au foie, ouvrait les conduits de la bile, permettant au foie d'évacuer les toxines accumulées. Cette observation a été confirmée soixante-dix ans plus tard, en 1990, par le docteur Peter Lechner[2], chirurgien de cancérologie à l'hôpital de quartier de Graz, Autriche, après avoir fait une étude de six ans d'un test contrôlé sur des cancéreux, d'après une version légèrement modifiée de la thérapie Gerson. Dans son rapport, il cite les résultats indépendants de laboratoire, identifiant les deux composants du café qui jouent le rôle majeur dans la désintoxication du foie. (Voir le chapitre 9, « Pourquoi la thérapie Gerson fonctionne-t-elle ? », p. 147.)

Le docteur Gerson a eu conscience des avantages des lavements tôt dans le développement de son traitement et ils sont restés une pierre angulaire de sa thérapie jusqu'à ce jour. Il est important de se rendre compte que lorsque le patient retient le lavement de café dans son côlon pendant les douze à quinze minutes suggérées, l'apport sanguin entier du corps passe par le foie toutes les trois minutes (c'est-à-dire quatre à cinq fois en tout pendant ce temps), véhiculant les toxines extraites des tissus. Celles-ci sont alors évacuées par les conduits biliaires en raison de la stimulation de la caféine.

Cependant, pour quitter le corps, ces toxines doivent toujours voyager par l'intestin grêle (7,5 à 8,5 m) et par le côlon (1,2 à 1,5 m), *via* le rectum et l'anus. Naturellement, lors de ce long voyage, une petite quantité des toxines libérées est réabsorbée dans le système, ce qui peut causer de l'inconfort chez le patient, particulièrement

---

1. Max Gerson, *Une thérapie de cancer : résultats de cinquante cas et la cure de* cancer *avancé par la thérapie de régime, un résumé de trente ans d'expérience clinique*, institut Gerson, San Diego, 6e édition, 1999.
2. Dr Peter Lechner, « Le régime alimentaire à être utilisé dans les soins postopératoires oncologiques », Procédures de la Oesterreicher Gesellschaft fur Chirurgie (21-23 juin 1984).

dans la première phase de la thérapie, quand la désintoxication vient de commencer. Ceci est la raison pour laquelle, au commencement, cinq ou plus lavements sont pris quotidiennement pour entretenir le processus d'élimination et pourquoi le traitement à l'huile de ricin qui est plus rapide (voir « Le traitement à l'huile de ricin », p. 201) fait aussi partie du programme pour le patient moyen.

Avertissement important : Bien que l'hydrothérapie colique soit devenue à la mode parmi certaines célébrités, elle ne doit pas être utilisée par les patients de Gerson. Le docteur Gerson l'avait exposé très clairement et nous ne pouvons seulement que réitérer sa conclusion. Dans l'hydrothérapie du côlon, plus de cinq litres d'eau sont forcés dans toute la longueur du gros intestin, sous pression, ce qui peut facilement le distendre. Quand l'eau ressort, elle lave les liquides, les enzymes, les minéraux et autres substances nutritives du côlon, ensemble avec les bactéries amicales qui sont essentielles pour la bonne digestion. Cela peut augmenter le risque d'un déséquilibre minéral. D'autre part, l'hydrothérapie colique ne serait pas la raison de toute l'importance de l'utilisation des lavements de café, à savoir l'ouverture des conduits biliaires, ce qui aide le foie à sortir les toxines et à se nettoyer. En aucun cas quelqu'un ne devrait faire l'erreur de penser que l'hydrothérapie est interchangeable avec des lavements de café.

Nous avons présenté l'histoire et le contexte théorique. Voyons maintenant les aspects pratiques.

Les choses de base et comment les utiliser

Les composants essentiels de base du lavement de café sont les suivants :

– café biologique, légèrement ou moyennement torréfié par une filtration goutte à goutte ;

– eau filtrée ou, si d'une source fluorée, distillée ;

– équipement de lavement.

L'équipement doit être soigneusement choisi, car tous les produits sur le marché ne sont pas appropriés. Le tout premier choix est une bouillotte en caoutchouc, complète avec le tuyau approprié et l'embout rectal ou vaginal. Cela marche bien pour l'utilisation occasionnelle ou pour le voyage, mais il est difficile de la nettoyer. D'autres sacs en caoutchouc, pas « des seringues de combinaison », ont une ouverture beaucoup plus large, qui les rend plus faciles à nettoyer. Cependant, ils ne se prêtent pas bien à une utilisation constante.

Le plus populaire parmi les patients suivant la thérapie Gerson est le seau en plastique, qui a une graduation facile à lire. Cela indique la quantité de café que le patient a mise dans le rectum. Le seau est facile à nettoyer et a seulement un inconvénient : si on le laisse tomber ou qu'on le nettoie trop vigoureusement, il peut se casser et doit être remplacé.

Ce risque est évité en choisissant un seau en acier inoxydable, maintenant disponible à un prix relativement bon marché d'environ 25 €, y compris les attachements nécessaires. C'est incassable et facile à nettoyer, même avec de l'eau très chaude, qui ne devrait pas être utilisée avec le seau en plastique. Le tuyau en caoutchouc doit être remplacé de temps en temps. Le seul inconvénient de ce type est que, n'étant pas transparent, on ne peut pas vérifier jusqu'où le processus de lavement a progressé.

Le mélange standard pour un lavement consiste en trois cuillerées à soupe arrondies de café biologique, torréfié avec 90 cl d'eau distillée ou filtrée. La procédure consiste à faire bouillir l'eau jusqu'à ébullition, ajouter le café, le laisser bouillir pour trois minutes, réduire ensuite la chaleur et le laisser mijoter (couvert) pour quinze minutes. Laissez-le refroidir, filtrez-le ensuite dans une passoire revêtue de tissu. (Un morceau de linge propre, blanc ou du nylon peut être utilisé.) Vérifiez la quantité une fois filtrée et ajouter de l'eau bouillie pour remplacer celle qui s'est évaporée et rétablir le 90 cl (0,9 l).

Pour des patients en thérapie, il est préférable de préparer ce dont on a besoin pour toute la journée en une seule fois plutôt que de faire cuire chaque portion séparément toutes les quatre heures. Autrement dit, un concentré de café est produit, sauvant ainsi beaucoup de temps et d'effort. Prenez un pot qui contient au moins trois litres, mettez environ deux litres d'eau filtrée ou distillée, faites-la bouillir, ajoutez quinze cuillerées à soupe arrondies de café, ce qui sera assez pour cinq lavements, et procédez comme indiqué ci-dessus. Après la filtration du liquide, prenez cinq bocaux de 1 litre ou des bouteilles de jus, versez la même quantité de concentré dans chacun d'eux, ajoutez ensuite assez d'eau pour amener le volume à 25 cl de concentré. Le mélange standard pour un lavement (c'est-à-dire 25 cl) de concentré de café avec 75 cl d'eau, faisant un total de 1 litre qui doit être réchauffé à la température corporelle et versé dans le seau de lavement, en ayant d'abord fermé le tube pour empêcher le liquide de couler. Avant le début du lavement, un petit peu de solution devrait être sortie pour enlever l'air du tube. C'est une bonne idée de manger un petit morceau de fruit pour faire démarrer le système digestif, particulièrement avant le premier lavement du matin. Ceci fournira un peu de glucose pour augmenter l'hypoglycémie après une nuit de sommeil.

Plus le patient est détendu, plus facile l'expérience de lavement sera. Cela exige du confort. À moins qu'un canapé ou un lit de camp dépliant ne soit disponible, un « nid » de lavement est fait sur le sol de la salle de bains, avec une grande serviette douce ou une couverture comme base, recouverte avec une natte de lavement ou un rideau de douche de polyester doux pour contenir les fuites accidentelles ou un déversement, et un oreiller ou un coussin pour reposer la tête. Le seau est placé approximativement à 50 cm au-dessus du corps, accroché ou sur un tabouret. Le café ne devrait pas couler trop rapidement ou avec trop de pression. Environ 5 cm de l'embout sont lubrifiés avec de la vaseline® et inséré doucement d'environ 10-15 cm dans l'anus, et la pince sur le tube est relâchée pour laisser couler le café. Le patient se trouve allongé sur son côté droit avec ses jambes remontées dans la position fœtale, détendu et respirant profondément. Quand tout le café est absorbé, il devrait être retenu pendant douze à quinze minutes avant l'évacuation.

Beaucoup de patients aiment ce moment de confort détendu du lavement – « où on prend un café… à l'envers », comme certains le disent – et l'utilisent pour écouter de la musique relaxante, méditer ou lire. Une demoiselle, se remettant d'une tumeur cérébrale sur le programme Gerson pendant environ deux ans, a lu d'abord tous les classiques principaux, ensuite elle est passée à la philosophie, puis aux mathématiques et subséquemment est devenue si instruite qu'elle a gagné une bourse d'études supérieures ! Elle a aussi obtenu un rétablissement complet.

Note importante : pour les patients qui ont été traités auparavant avec la chimiothérapie, le calendrier de lavement est réduit. Il est devenu évident que de tels patients doivent être désintoxiqués plus lentement et prudemment afin de ne pas sortir trop rapidement tous les résidus de chimiothérapie toxiques restants, qui s'élèveraient à un surdosage dangereux.

COMBIEN DE FOIS ? ET À QUELLE FRÉQUENCE ?

La plupart des patients « normaux » (c'est-à-dire ceux qui n'ont pas été traités auparavant avec la chimiothérapie, ni très débilités) sont sur un calendrier de lavement toutes les quatre heures (par exemple, 6 heures, 10 heures, 14 heures, 18 heures et 22 heures), buvant simultanément les douze à treize verres prescrits de jus. Ceci est absolument essentiel. Bien que le lavement atteigne seulement la partie du côlon, il enlève inévitablement certains des minéraux et, sans les jus riches en minéraux, un déséquilibre électrolytique pourrait en résulter. En général, trois jus par lavement sont une bonne ligne directrice.

Il y a des situations où le calendrier de quatre heures a besoin de modification, ajoutant des lavements supplémentaires à l'ordre du jour. Temporairement, le faire de cette manière ne nécessite pas de jus supplémentaires. Les lavements sont des analgésiques excellents ; si un patient souffre de façon intense, il n'y a rien de mal à en prendre un avant que les quatre heures ne soient passées. Le docteur Gerson a aussi suggéré que, dans de tels cas, quand de très grandes tumeurs sont détruites et sont absorbées, le patient devrait prendre un lavement supplémentaire pendant la nuit – autour de 2 ou 3 heures – pour éviter de se réveiller avec une douleur, avec un mal de tête ou même dans un état semi-comateux le matin. Quelques patients prennent même des lavements toutes les deux heures afin de contrôler la douleur, les gaz ou d'autres sortes d'inconforts.

Il est important de se souvenir que ces lavements de café ne se heurtent pas à l'activité normale du côlon, produisant des selles quotidiennes. De temps en temps, les patients s'en inquiètent mais leurs craintes sont sans fondement. Une fois que le foie et le système digestif sont entièrement rétablis, l'élimination normale reprend, même chez ceux qui avaient précédemment souffert de constipation.

PROBLÈMES POSSIBLES

Beaucoup de patients apprennent la routine de lavement sans difficulté et aiment la sensation de légèreté et d'énergie supplémentaire apportée par une telle pratique. D'autres, cependant, éprouvent des difficultés, qui doivent être éliminées. Certains des problèmes qui peuvent surgir sont décrits ci-dessous.

Les patients peuvent arriver à l'hôpital avec une accumulation massive de selles dans leur côlon, causée par l'utilisation de médicaments analgésiques puissants, y compris la morphine. Ceux-ci ont tendance à paralyser le péristaltisme (la contraction alternée et la relaxation de l'intestin, par lequel le contenu est propulsé), causant une constipation sévère. En conséquence, ces patients sont incapables de prendre le litre de solution de café, sans même mentionner la retenue. La réponse, dans ces cas, est de prendre indépendamment la quantité qu'ils peuvent confortablement accepter, arrêter et retenir aussi longtemps que possible (même si c'est seulement pour quelques minutes), puis l'évacuer et ensuite prendre le restant de la solution de café. De nouveau, retenez-la et évacuez-la après douze à quinze minutes. En règle générale, après deux ou trois jours, quand le côlon a été dégagé des vieilles accumulations, les lavements entiers peuvent être repris et tenus sans difficulté.

Quelques patients peuvent souffrir de rétention de gaz, ce qui empêche le lavement d'entrer dans le côlon. Quand cela arrive, une petite quantité de 15 à 30 cl de café peut être infusée, après quoi le seau est baissé au niveau du patient, permettant au café de refouler dans le seau. Ceci sort souvent des gaz, causant un peu « de bouillonnement » dans le seau. Le seau est alors levé de nouveau et, après le dégagement des gaz, le lavement peut continuer plus facilement.

On suppose que le patient prend le lavement couché sur son côté droit pour aider la solution de café à entrer dans le côlon transversal du côlon descendant. Cependant, à la suite d'une chirurgie, arthrite ou tumeurs, le côté droit peut être trop douloureux pour s'y allonger. Dans un tel cas, le patient doit être couché sur son dos, avec ses jambes remontées et procéder de cette position.

Si un patient souffre d'une irritation sévère du côlon, une petite portion du concentré de café, disons de 60 à 120 ml, peut être diluée avec de la camomille au lieu de l'eau. La quantité plus petite de café aidera toujours à désintoxiquer le foie tandis que la camomille calme le côlon. Il n'y a aucun délai fixe pour l'utilisation de la camomille. Dans le cas de diarrhée sévère, un lavement de camomille est seulement utilisé pour le nettoyage doux du matin et du soir.

Pour préparer la camomille, mettez 30 gr de capitules séchés de camomille dans un plat en verre, ajoutez un demi-litre d'eau bouillante, couvrez le plat et laissez-le dans en endroit chaud pour infuser pendant quinze minutes. Filtrez, refroidissez et conservez-le dans une bouteille bouchonnée pour un maximum de trois jours. Augmentez la quantité dans les proportions requises. La camomille est une des herbes la plus utilisée dans la thérapie Gerson, tant comme une composante de lavement qu'une boisson d'herbes.

Parfois, un patient a fait des lavements pendant les premiers jours du traitement sans aucun problème, puis soudainement ne peut pas mettre plus de 225 à 300 ml dans le côlon. Ceci peut être un symptôme d'une réaction guérissante ou d'une résurgence (réapparition) et la solution est de prendre ce qui est possible, évacuer et prendre le reste. Même si la solution de café doit être infusée en trois petites quantités, cela n'a pas d'importance.

Les résurgences sont traitées en détail dans le chapitre 17, « Comprendre les réactions guérissantes », p. 219). En bref, elles arrivent quand beaucoup de bile s'est déversée dans l'intestin et que ce dernier est incapable de tout contenir. La bile alors déborde et revient dans l'estomac. Puisque l'estomac doit être acide pour contenir et digérer la nourriture, la bile fortement alcaline produit un inconfort énorme ; l'estomac ne peut pas alors retenir la nourriture ou le liquide et les patients vomissent. En soi, ce type de réaction est une bonne chose parce qu'elle nettoie la plupart de la bile toxique mais, dans le processus, la membrane de l'estomac devient irritée et a besoin de soulagement instantané. Pour cela, le patient doit boire autant de thé de menthe poivrée et de jus de flocons de gruau d'avoine que possible (voir le chapitre 17, « Comprendre les réactions guérissantes », p. 219). En même temps, les lavements de café sont réduits puisqu'ils causent un flot important de bile. La marche à suivre qui s'impose pendant les deux à trois jours suivants est de prendre deux lavements de camomille et seulement un lavement de café par jour, jusqu'à ce que la nausée et les vomissements disparaissent.

Pendant une crise, si le patient vomit et a aussi la diarrhée, le corps perd beaucoup de liquide, et la déshydratation doit être empêchée. Une façon de le faire est d'utiliser plus de lavements de camomille au lieu de café. Aussi, un jus de carotte/pomme peut être utilisé comme implant rectal. La dose normale est de 230 ml de jus réchauffé à la température corporelle dans un verre mis dans un bain-marie (pas sur le fourneau et non dilué) et infusé doucement dans le rectum. Ceci n'est pas un lavement et le patient devrait le retenir jusqu'à ce que le liquide soit absorbé. Cela ne devrait pas prendre plus de dix à quinze minutes, étant couché immobile sur le lit. Ces infusions peuvent être utilisées avec tous les jus (sauf le jus d'orange), même à chaque heure, au lieu de les avoir comme des boissons, et sont en particulier d'un grand secours quand le patient a une crise et ne peut même pas voir un jus, sans même vouloir parler de le boire.

Notez s'il vous plaît : n'infusez pas de jus d'orange dans le rectum. Un autre problème peut arriver quand le patient prend un litre au complet de solution de café, mais après douze minutes est incapable de l'évacuer. Quand cela arrive, la réaction habituelle est de prendre un autre lavement, s'attendant à ce que ce dernier pousse le premier lot dehors, mais quand cela n'arrive pas, le patient a tendance à s'affoler. La raison du blocage est que les spasmes du côlon et les crampes ne dégagent pas le liquide. Bien sûr, il n'y a aucun danger à cela – le côlon peut, en réalité, tenir plus de cinq litres –, mais ce n'est pas le sujet. Si les ennuis causés sont gênants, le patient doit se coucher sur son côté, avec une bouteille d'eau chaude sur l'estomac et essayer de se détendre. Si cela ne remet pas les choses sur la bonne voie, une petite quantité d'huile de ricin peut être insérée dans le rectum ; ceci promeut d'habitude la relaxation et l'évacuation. Cependant, si la situation dure un peu plus longtemps, y compris le temps écoulé avant le lavement suivant, deux cuillerées à soupe du composé de potassium normal (voir le chapitre 15, « Médications », p. 205) sont ajoutées à chaque lavement pendant quelques jours pour aider la situation. Ceci permettra aux crampes et/ou spasmes de disparaître.

Notez s'il vous plaît : n'utilisez pas cette méthode pendant plus de deux à trois jours pour éviter d'irriter le rectum et le côlon.

C'est seulement quand ils pratiquent la routine de lavement normale que les patients comprennent combien de déchets leurs corps ont stockés pendant de nombreuses années. Une fois que l'organisme obtient un feu vert dans la direction de l'autonettoyage, il sort vraiment une variété d'accumulations étranges, inquiétantes, qui apparaissent dans les retours de lavement, y compris une vaste gamme de parasites. Les experts disent qu'environ 85 % d'entre nous hébergons des parasites dans notre côlon, qu'il est préférable et plus sain d'expulser[3]. Donc, le message ne doit pas être alarmiste si les retours de lavement contiennent des substances inhabituelles ; ils prouvent que la désintoxication et le nettoyage progressent bien.

LE TRAITEMENT À L'HUILE DE RICIN

Comme nous avons expliqué ci-dessus, les toxines sorties du foie par le très important lavement de café ont un long trajet de 7,5 à 9 m pour parcourir l'intestin grêle, et ensuite de 1,25 à 1,5 m pour le gros intestin avant qu'elles ne puissent quitter le corps *via* l'anus.

---

3. « Même le Dr Oz dit [que] 90 % des humains auront des problèmes de parasites au cours de leur vie ». Les docteurs Jo Jordan et Jesse Hanley, « La vérité sur les parasites humains », Puristat™ Digestive Wellness Center (www.puristat.com/parasites).

Au cours de ce trajet, il est inévitable que certaines des toxines libérées soient réabsorbées. Cela prend du temps – parfois trop de temps – pour expulser du corps les résidus accumulés pendant des années de repas défectueux, plus les toxiques des tumeurs détruites. Le temps étant le facteur critique dans ce programme, particulièrement dans le cas de patients sérieusement malades, le docteur Gerson a vu le besoin réel d'accélérer le processus d'élimination afin de réduire la réabsorption à un minimum. Pour le réaliser et dégager les accumulations dans l'intestin grêle, que le lavement ne peut pas atteindre, il a ajouté le traitement à l'huile de ricin à la thérapie intensive.

Cela consiste à prendre de l'huile de ricin par la bouche, aussi bien que par le lavement, pour accélérer et renforcer la sortie de résidus toxiques du tube digestif. Le patient est réveillé à environ 5 heures pour prendre deux cuillérées à soupe d'huile de ricin suivies immédiatement par une demie à deux tiers de tasse de café noir normal (pas le café de lavement ou le concentré), adouci avec une demi-cuillérée à thé de *sucanat* (sucre de canne intégral) ou d'autre sucre de canne séché biologiquement. (Les diabétiques ne prennent pas de sucre dans ce café.) Les personnes qui refusent le café adouci doivent comprendre que le sucre est nécessaire pour activer le péristaltisme de l'estomac et neutraliser l'hypoglycémie. Le lavement de café de 6 heures aussi bien que le petit déjeuner sont pris comme d'habitude. Cinq heures après l'administration orale de l'huile de ricin – soit à 10 heures – un autre lavement à l'huile de ricin est pris au lieu du lavement de café normal.

Le lavement d'huile de ricin est préparé en utilisant un deuxième seau de lavement exclusivement réservé pour ce traitement. Mettez quatre cuillerées à soupe d'huile de ricin dans le seau de lavement. Ajoutez-y un quart de cuillérée à thé de poudre de bile de bœuf et mélangez bien le tout. Préparez le mélange de lavement ordinaire de 25 cl de concentré de café plus 75 cl d'eau distillée ou purifiée. Réchauffez à la température corporelle. Prenez un morceau de savon doux de toilette (pas de détergent) (par exemple Lux®, Camay® ou semblable), immergez-le un moment dans le café et frottez-y un peu de savon (ne laissez aucune particule de savon ou de savon liquide). Mélangez le café de lavement légèrement savonneux dans l'huile de ricin avec la bile de bœuf et agitez bien pour émulsionner la solution autant que possible. Vous pouvez utiliser un batteur électrique, mais l'huile quelque peu émulsionnée montera toujours au sommet pendant que vous essayez de prendre le lavement. En fait, la plupart des patients sont incapables d'eux-mêmes de remuer la solution assez vigoureusement pour garder l'huile mélangée au café ; ils ont besoin d'une aide pour le faire. Quand la solution est infusée, essayez de la retenir pour quelque temps, mais vous n'allez probablement pas réussir. Cela n'a pas d'importance ; libérez quand nécessaire. Ce lavement fait son travail très vite. Le traitement d'huile de ricin est pris tous les deux jours pendant les quatre à cinq premiers mois de la thérapie intensive et ensuite lentement réduit.

Notez s'il vous plaît : les patients traités auparavant avec la chimiothérapie ne doivent pas utiliser le traitement à l'huile de ricin.

Les patients réagissent au traitement à l'huile de ricin de façon très différente. Pour beaucoup, c'est simplement un inconvénient doux en raison de l'effet nettoyant puissant de l'huile ; pendant les journées allouées à l'huile de ricin, il est sage de rester dans les environs proches de la salle de bains ou toilettes. D'autres trouvent le goût et l'odeur faible de l'huile rebutants. Ceci peut être atténué en mangeant un petit morceau de fruit avant la prise de l'huile, ou la moitié d'une orange que l'on peut sucer aussitôt après. Quelques patients ajoutent simplement l'huile à la tasse de café et utilisent une paille ou une pipette, insérée dans l'huile, afin de l'avaler rapidement dans le fond de la gorge, suivi immédiatement par le café pour la faire descendre le plus vite possible.

Ceci est la seule occasion dans le programme Gerson quand les patients boivent du café. Il est fait pour activer les muscles de l'estomac et faire circuler l'huile aussi rapidement que possible, pour que le patient ne soit pas écœuré par la nausée durant des heures pendant que l'huile demeure dans son estomac, et puisse jouir de son petit déjeuner et des jus qui suivent. Quelques patients ont essayé de substituer la menthe poivrée ou une certaine autre tisane pour le café, mais sans aucun doute le café donne les meilleurs résultats et devrait être pris, même par ceux qui ne le boivent pas normalement.

NETTOYAGE DE L'ÉQUIPEMENT

Comme tous les autres outils du programme Gerson, le seau de lavement doit être gardé propre. Comme l'anus, le rectum et le côlon ne sont pas stériles, l'équipement a besoin d'être stérilisé. Après chaque utilisation, le seau doit être rincé avec de l'eau chaude, savonneuse, ainsi que le tube et rincé ensuite à nouveau de fond en comble pour enlever le savon. Deux ou trois fois par semaine, il est sage de mettre une tasse d'eau oxygénée à 3 % (obtenue au supermarché ou à la pharmacie) dans le seau avec la pince fermée et de le laisser reposer toute la nuit pour tuer tous les microbes et toutes les impuretés. Rincez-le avant la première utilisation du matin.

Avertissement : si vous gardez le tube en plastique attaché au seau, il risque de se desserrer, voire de se détacher. Vérifiez la jointure fréquemment et, si nécessaire, coupez à peu près 2,5 cm du bout desserré et remplacez-le avec une partie plus étroite. Vous pouvez empêcher des incidents en enlevant le tube en plastique, chaque fois, avant que vous mettiez de l'eau chaude dans le seau, pour qu'il se resserre à sa taille originale et reste fermement dans cette position.

Le seau réservé pour le traitement d'huile de ricin est aussi nettoyé comme ci-dessus, mais avec une quantité généreuse d'eau chaude, savonneuse, pour se débarrasser de tous les résidus huileux. Essuyez l'intérieur du seau avec un morceau de papier essuie-tout absorbant pour finir le nettoyage.

CHAPITRE 15

MÉDICATIONS

Pour le grand public, «médications» signifie normalement des médicaments, prescrits par la médecine allopathique dans le traitement des maladies. Dans des cas aigus et des cas d'urgence, beaucoup de médicaments sont d'importance vitale et de grande valeur. Cependant, quand il s'agit de conditions chroniques, en règle générale, les médicaments synthétiques, qui sont étrangers au corps, peuvent simplement soulager (c'est-à-dire supprimer) les symptômes sans traiter la cause de base. Ce processus est souvent accompagné d'effets secondaires sérieux, qui peuvent exiger plus de médicaments pour les contrôler.

Les médicaments utilisés dans la thérapie Gerson appartiennent à une catégorie totalement différente. Loin d'être des médicaments, ils sont des compléments nutritionnels consistants en substances naturelles présentes ou requises pour le fonctionnement normal des systèmes corporels. Étant naturels, ils n'ont pas d'effets secondaires destructeurs. Leur but est de compenser les déficiences du corps malade jusqu'à ce qu'il se remette suffisamment bien pour couvrir tous ses besoins. Ces substances sont si pures que, même si elles sont inexactement utilisées par erreur ou sont dans des doses excessives ou insuffisantes, elles ne font pas de mal – mis à part le supplément d'iode et la thyroïde qui doivent être correctement ajustés.

Obervons-les un à un.

COMPOSÉ DE POTASSIUM

Le docteur Gerson a constaté que le problème de base de toutes les maladies dégénératives chroniques consiste en une perte de potassium et en la pénétration de sodium dans les cellules, maintenant connu comme le « syndrome de dommage tissulaire ». Le régime moyen dans la plupart des pays, particulièrement dans le monde développé, contient bien trop de sel, qui cause finalement la perte d'un équilibre sain de l'organisme[1] pour bien fonctionner. Pour corriger ceci, le docteur Gerson a ajouté une grande quantité de potassium (une solution de 10 % de trois sels de potassium) au régime végétarien biologique, déjà riche en potassium, et a observé que ceci permet au corps malade d'éliminer ensemble le sodium excédentaire avec l'œdème, réduisant ainsi l'hypertension et, dans la plupart des cas, la douleur.

Pour préparer cette solution, prenez 100 g de ce composé de trois sels de potassium prêts à l'emploi, versez-les pour dissolution dans un litre d'eau distillée et stockez le tout dans une bouteille sombre de verre, ou claire, gardée à l'intérieur d'un grand sac de papier brun ou noir, empêchant ainsi la lumière de pénétrer. Avec la thérapie intensive, quatre cuillerées à thé du composé de potassium sont ajoutées à chacun des dix jus de fruits et/ou de légumes fraîchement préparés. Ce dosage est réduit après trois à quatre semaines à deux cuillerées à thé pour chacun des dix jus.

Chez les patients gravement malades cela peut prendre de nombreux mois, et même un à deux ans, pour rétablir le contenu de potassium normal requis par les organes essentiels. Le niveau de potassium du sérum, tel qu'indiqué dans le résultat d'une analyse de sang, ne reflète pas le statut de potassium de la cellule. Des valeurs basses de potassium du sérum peuvent signifier la guérison parce que les tissus épuisés réabsorbent le potassium, tandis que des valeurs élevées peuvent être trouvées indiquant un échec parce que les tissus le perdent.

---

1. Freeman Widener Cope, *Chimie Physiologique et Physique* 10 (5) (1978).

THYROÏDE ET LA SOLUTION DE LUGOL

C'est un fait – connu du vivant du docteur Gerson – que la plupart des cancéreux souffrent d'un métabolisme basal[2] bas. Une grande partie du problème est causé par le chlore[3] largement utilisé dans la purification de l'approvisionnement en eau et, pis encore, par le fluorure[4]. Les deux enlèvent l'iode de la thyroïde, réduisant ainsi sa capacité à fonctionner correctement. La thyroïde régularise le taux métabolique de l'organisme, agissant comme son thermostat, étant capable d'augmenter la température et produire de la fièvre. Elle agit aussi sur le système immunitaire aussi bien que sur le fonctionnement approprié de tous les systèmes d'hormones.

Quand un comprimé d'extrait de thyroïde et d'iode, sous forme de solution de Lugol (solution de 10 % d'iodure de potassium) diluée de moitié, sont ajoutés à la consommation du patient, le système immunitaire est réactivé et la guérison peut commencer. Le niveau métabolique du patient doit être établi pour un dosage très précis, mais la plupart des cancéreux commencent par prendre des comprimés de 325 mg (cinq grains aux États-Unis) d'extrait de thyroïde et dix-huit gouttes de solution de Lugol (trois gouttes dans un jus d'orange et dans cinq jus de carotte/pomme) par jour, pendant les trois à quatre premières semaines seulement. Alors le dosage est réduit à des comprimés de 130 à 160 mg (deux ou deux demi-grains) d'extrait de thyroïde et douze gouttes de Lugol, dilué de moitié avec de l'eau, et subséquemment ajusté conformément aux instructions précises du docteur de Gerson. Les patients souffrant de maladies bénignes utilisent la thérapie moins intensive (voir le chapitre 20, « La thérapie Gerson pour maladies non malignes », p. 239) avec beaucoup moins d'extrait de thyroïde et de solution de Lugol.

---

2. Kathy Page, « Hypothyroïdisme et cancer », mémorandum supplémentaire, comité d'élection du parlement britannique pour la science et la technologie (juin 2000).
3. Joseph M. Price, *Infarctus, cholesterol, chlore*, Pyramid Books, Salem (États-Unis), 1971.
4. P. M. Galetti et G. Joyet, « Effet du fluor sur le métabolisme de l'iode thyroïdien dans l'hyperthyroïdisme », *Journal d'endocrinologie clinique et de métabolisme* 18 (10) (octobre 1958): 1102-10.

ACIDE NICOTINIQUE

L'acide nicotinique (vitamine B3 ou niacine) aide à la digestion des protéines et aide à ouvrir la circulation capillaire, apportant ainsi du sang fraîchement oxygéné (provenant de la consommation constante de jus frais) à tous les tissus du corps. En améliorant la circulation, il contribue aussi à réduire les ascites (l'œdème abdominal) et la douleur. Le dosage est un comprimé de 50 mg six fois par jour, pris avec les repas. Cette médication cause souvent le bien connu « flux d'acide nicotinique », un rougissement provisoire du visage et de la partie supérieure de la poitrine, avec un peu de démangeaison. Ceci est totalement inoffensif et passe rapidement. (Ne changez pas de l'acide nicotinique non rougissant ; c'est inefficace). L'acide nicotinique ne doit pas être pris par une femme ayant ses règles ou en cas de saignement de toutes sortes.

CAPSULES DE FOIE

Le foie sévèrement toxique et endommagé du cancéreux a besoin d'aide maximale pour améliorer ses fonctions vitales. La thérapie fournit cette aide sous forme de capsules de foie contenant du foie séché, dégraissé, en poudre d'animaux sains. On donne deux capsules de poudre de foie, trois fois par jour, avec seulement du jus de carotte. Selon la doctoresse Virginia Livingston[5], la combinaison de poudre de foie séché avec du jus de carotte produit de l'acide abscissique, un précurseur de la vitamine A, qui est essentiel dans l'attaque des tissus tumoraux.

INJECTIONS DE FOIE CRU AVEC COMPLÉMENT DE B12

Ces injections, qui contiennent normalement une petite quantité de vitamine B12, sont des substances supplémentaires données pour aider la restauration du foie. Cependant, puisque pratiquement tous

---

5. Communication personnelle du Dr Livingston à Charlotte Gerson (février 1977).

les cancéreux sont anémiques, un supplément de B12 est nécessaire pour aider à reconstituer le contenu d'hémoglobine du sang, promouvant la formation et la maturation des globules rouges. Il agit contre les différents types d'anémie et même contre des changements dégénératifs de la moelle épinière. Tel que constaté dans des expériences animales, cette vitamine peut reconstituer une vaste gamme de tissus endommagés par l'âge, par des maladies chroniques, chirurgies, maladies dégénératives ou divers types d'empoisonnement. Un extrait de foie intramusculaire (3 cc) avec 50 µg supplémentaire de B12 – un petit montant, un 20ᵉ de 1 cc – est donné quotidiennement pendant quatre mois ou plus. Plus tard, la fréquence est réduite à une fois tous les deux jours ; et encore plus tard, parfois un an, à deux fois par semaine.

PANCRÉATINE

Ceci est un extrait de diverses enzymes digestives pancréatiques, normalement nécessaires pour digérer les gras, protéines et sucre. Les patients de Gerson ne consomment pas ces substances ; cependant, ces enzymes sont extrêmement importantes dans la digestion et l'élimination du tissu tumoral. Le dosage est de trois comprimés de 325 mg, quatre fois par jour, un après chaque repas, plus une dose supplémentaire à midi. Pour des tumeurs exceptionnellement grosses, deux-trois comprimés par jour de 1,200 mg de pancréatine concentrée peuvent être ajoutés à la médication du patient. Quelques patients ne peuvent pas tolérer la pancréatine et doivent s'en passer. Le docteur Gerson a aussi omis la pancréatine pour des cas de sarcome.

ACIDOL PEPSIN

(**Note** : l'acidol pepsin est un produit aux États-Unis fait d'acide chloridrique et de l'enzyme pepsine ayant pour but de renforcer le déclin des sucs digestifs produits par l'estomac afin d'assurer une bonne digestion.)

Ces comprimés fournissent des jus gastriques, absolument nécessaires pour des patients souffrant de maladies chroniques qui ont tendance à avoir une insuffisance d'acide dans l'estomac et de pepsine digestive. De fait, ils ont un mauvais appétit et une mauvaise digestion. Puisque le traitement Gerson est basé sur la consommation optimale de nourriture et de jus par le patient, l'estomac a besoin d'aide pour la consommation et la digestion de la nourriture. L'acidol pepsin facilite la digestion de protéines et l'absorption de fer, en aidant à éliminer les gaz et le ballonnement. Le dosage est de six comprimés par jour, deux avant chaque repas. On ne donne aucun acidol dans les cas de reflux acide, d'ulcères d'estomac ou d'autres conditions inflammatoires ou d'irritations de l'estomac.

POUDRE DE BILE DE BŒUF

Cela aide à émulsionner l'huile de ricin, qui est utilisée dans les lavements d'huile de ricin/café. La poudre est mélangée dans l'huile de ricin et remuée avant que le café légèrement savonneux ne soit ajouté.

HUILE DE LIN

Comme l'huile de lin de catégorie alimentaire, elle contient les deux acides gras essentiels – l'acide linoléique et l'acide linolénique – et est particulièrement riche dans la série des Oméga-3, comme l'a découvert le docteur Johanna Budwig[6]. Les effets thérapeutiques de l'huile de lin :
— elle attire l'oxygène à la membrane cellulaire et le transporte dans la cellule ;
— elle peut détoxiquer les toxines solubles dans le gras et aide à dissoudre et enlever la plaque ;

6. Dr Johanna Budwig, *L'huile de lin comme véritable aide contre l'infarctus du cœur, l'arthrite, le cancer et autres maladies*, Apple Publishing, Ferndale (États-Unis), 3ᵉ édition, décembre 1994.

– elle est un transporteur de vitamine A, qui est importante pour le système immunitaire ;

– elle enlève le cholestérol excédentaire, une fonction importante, puisque les niveaux de cholestérol des patients montent parfois pendant les étapes initiales de la thérapie.

La dose est de deux cuillerées à soupe quotidiennement pendant le premier mois, puis une cuillerée à soupe quotidiennement pour le reste du traitement (limitée et réduite à une cuillerée à soupe quotidiennement après trente jours).

Coenzyme Q10 (Ubiquinone)

Supplément récemment ajouté au protocole, cette coenzyme aide au remplacement de certaines des substances nutritives qui étaient disponibles dans le jus de foie cru, mais qui n'est plus disponible. Elle doit être administrée prudemment d'abord, puisque certains patients sont hypersensibles à cette substance. Pour commencer, la dose est de 50 mg quotidiennement pendant cinq à sept jours, ensuite accrue à 100 mg par jour, pour atteindre 500 à 600 mg quotidiennement.

CHAPITRE 16

CONTRÔLE DE LA DOULEUR SANS MÉDICAMENTS

Un grand pourcentage des patients qui arrivent à l'hôpital Gerson souffrent de douleurs ou prennent de hautes doses de médicaments sédatifs, y compris la morphine, la codéine ou les deux ensemble (par exemple, en prenant le médicament OxiContin®). Ces médicaments sont fortement toxiques[1] et, puisque désintoxiquer le corps est le but de base de la thérapie Gerson, tous les efforts doivent être faits pour contrôler la douleur des patients sans l'utilisation de médicaments toxiques.

Le premier outil pour atteindre ce but est le lavement de café (voir le chapitre 14, « Tout savoir sur les lavements », p. 191). L'enlèvement des toxines accumulées dans le foie permet à cet organe essentiel d'absorber et de sortir plus de poisons accumulés dans le corps, ce qui apporte un soulagement immédiat au patient. Cela ne suffit pas cependant pour se débarrasser de toute la douleur et des médicaments soulageant des douleurs pas trop sévères (comme l'aspirine, l'ibuprofène ou le Tylenol®) peuvent être

---

1. « Médicaments et produits chimiques problématiques : résumé des rapports du médecin légiste sur les morts causés par l'oxycodone (analgésique très puissant) », ministère américain de la Justice, administration de la lutte antidrogue, bureau de contrôle de diversion (www.deadiversion.usdoj.gov/drugs_concern/oxycodone/oxycontin7.htm).

nécessaires. Cependant, ceux-ci sont ineffectifs si le patient utilisait de la morphine ; dans de tels cas, le docteur Gerson préconisait un ou plusieurs des moyens suivants :
- compresses d'huile de ricin ;
- compresses d'argile ;
- hyperthermie (hydrothérapie) (fièvre artificielle) ;
- laétrile (vitamine B-17) ;
- traitements d'oxygène ;
- rebonds ;
- « la triade » qui consiste en un cachet d'aspirine, une capsule de vitamine C (500 mg) et une capsule d'acide nicotinique (50 mg).

Les sections suivantes donnent des instructions d'utilisation.

COMPRESSES D'HUILE DE RICIN

Des compresses d'huile de ricin chaudes aident à soulager le muscle et la douleur osseuse, les spasmes et les crampes, y compris dans la zone du foie ou de n'importe quelle autre partie du corps qui est douloureuse. Elles augmentent la circulation, détendent les muscles, dispersent la toxicité, agissent rapidement et sont fiables.

Pour préparer une compresse d'huile de ricin, prenez du tissu en flanelle de laine blanche (la flanelle de coton est aussi acceptable) et coupez-en trois morceaux identiques assez grands pour couvrir la zone affectée. La taille habituelle est d'environ 23 x 28 cm. Un morceau est placé sur une surface plate et recouvert d'une couche mince d'huile de ricin. Placez le deuxième morceau par-dessus, qui est lui aussi recouvert d'huile, puis recouvert à son tour par le troisième morceau, faisant quelque chose ressemblant à un sandwich à trois étages. Ce paquet de base est mis sur la peau à l'endroit de la douleur, le tout couvert légèrement avec une plus grande feuille de plastique pour empêcher les mauvaises taches de marquer les draps du lit ou le pyjama, et attaché solidement dans cette position avec un bandage ou autre chose appropriée. Finalement, une bouillote d'eau tiède est placée sur la compresse. Ceci est préférable à une chaufferette électrique dont l'émission électromagnétique se heurterait au champ énergétique du corps.

La compresse peut être laissée en place pendant plusieurs heures, ou même toute la journée et toute la nuit, à condition que l'eau dans la bouteille soit remplacée quand elle se refroidit. Quelques patients ont senti un inconfort quand la compresse d'huile de ricin a augmenté l'activité de guérison du foie. Dans de tels cas, la compresse a été enlevée et réutilisée à d'autres moments. La compresse d'huile de ricin peut être sauvée et réutilisée. Quelques patients ont rapporté de meilleurs résultats avec une alternance de compresse d'argile et de compresse d'huile de ricin, ce qui est parfaitement acceptable.

COMPRESSES DE BOUE D'ARGILE

Les compresses de boue d'argile aident à soulager les inflammations « sensations chaudes » autour des articulations arthritiques et des tumeurs et dans d'autres endroits où il y a rétention d'eau. La meilleure argile est la montmorillonite (pas celle d'origine marine), qui absorbe aussi les toxines par la peau. Prise avec du thé de menthe poivrée (un quart à une demi-cuillerée à thé dans une tasse), l'argile aide même à dégager la diarrhée et la nourriture empoisonnée en général. Les compresses de boue d'argile ont longtemps été utilisées dans de nombreuses parties du monde. Appliquées autour de la tête, elles peuvent même soulager des maux de tête et des attaques.

La compresse de boue d'argile est préparée en mélangeant de la poudre d'argile sèche avec assez d'eau chaude distillée pour faire une pâte facile à étaler, ni trop liquide ni trop sèche. Une couche d'environ 2 à 3 mm d'épaisseur est étendue sur un morceau de tissu propre, blanc, placé sur la zone affectée et recouverte avec un morceau de plastique et un tissu de laine. Sécurisez le tout dans la position, et elle peut être laissée en place pendant deux à trois heures et enlevée et jetée quand elle est devenue sèche. Les compresses peuvent être utilisées deux ou trois fois par jour, tel qu'exigé, mais ne doivent pas être placées sur une lésion ouverte.

Hyperthermie (hydrothérapie)

Quand un patient souffre de douleur, particulièrement une douleur des os, ou que le patient est mal à l'aise car la réaction de guérison attendue n'a pas eu lieu, certaines procédures peuvent être utiles. L'une d'entre elles est l'hyperthermie, un traitement par eau chaude. Il consiste à immerger le patient jusqu'au menton dans un bain d'eau non fluorée, considérablement plus chaud qu'un bain normal. Quand le patient est devenu accoutumé à la chaleur, la température de l'eau peut être prudemment augmentée en ajoutant plus d'eau chaude à 39 °C, ou même un peu au-dessus. Le but de ce traitement est non seulement d'augmenter la circulation (qui soulage la douleur), mais aussi d'augmenter la température du patient ; autrement dit, de créer une fièvre.

Le tissu malin est sensible à une augmentation de la température et peut être tué par la fièvre. De là, en augmentant la température corporelle à 39 °C ou au-dessus est extrêmement avantageux. Nous n'avons jamais vu de fièvre de plus de 40 °C. De véritables dommages à l'organisme n'arrivent pas jusqu'à ce que la température atteigne 41 °C. Une infirmière ou un préposé devrait assister le patient pendant ces bains chauds pour une sécurité supplémentaire et vérifier la température de l'eau avec un thermomètre de bain. On peut donner au patient une certaine tisane chaude pour remplacer les liquides perdus par la transpiration et avoir un tissu frais (non glacé) placé sur le front pour le confort. À la fin du bain, qui d'habitude ne dure pas plus de vingt minutes, le patient doit rapidement être séché avec des serviettes chaudes et mis dans un lit chaud, permettant à la température corporelle de lentement retourner à la normale. L'hyperthermie ne devrait pas être utilisée pour les patients qui souffrent de problèmes cardiaques, d'hypertension ou des difficultés respiratoires ou qui, à cause de l'âge, ont un cœur et une constitution faibles. Ne jamais utiliser de l'eau fluorée.

Pour augmenter l'effet de l'hyperthermie, on donne aussi à quelques cancéreux une injection intraveineuse de laétrile environ quinze minutes avant de prendre le bain. Le laétrile, aussi connu comme vitamine B17 (ou amygdaline), est extrait du noyau de l'abricot. Il est non toxique bien qu'il contienne une fraction de cyanure. Cette substance ne détruit pas les cellules saines normales (après tout, le nom complet de la vitamine B12 est cyanocobalamine !) parce que les cellules contiennent une enzyme – la rhodanase – qui neutralise la fraction de cyanure. Les cellules tumorales, cependant, manquent de cette enzyme, alors le laétrile peut les attaquer et les détruire. Il a aussi été expérimentalement établi que, après une injection de laétrile, la température de la tumeur monte jusqu'à 1 °C. Quand la température corporelle du patient est augmentée par le traitement hyperthermique, cela aide en plus à attaquer et détruire le tissu tumoral.

TRAITEMENT D'OXYGÈNE

Deux composés contenant de l'oxygène supplémentaire sont des outils utiles de contrôle de la douleur. On a l'eau oxygénée (H_2O_2), à savoir l'eau (H_2O), plus un atome d'oxygène supplémentaire attaché à cette molécule par un lien simple. L'autre composé de base, l'oxygène (O_2), est aussi une molécule qui peut aussi avoir un atome d'oxygène supplémentaire attaché, aboutissant à O_3 (l'ozone). Malgré la réputation de l'ozone comme un irritant, les traitements d'oxygène correctement utilisés sont d'une aide puissante dans le contrôle de la douleur et de la guérison.

Voici les quatre avantages du traitement d'ozone (de l'oxygène à 90 % à de l'ozone à 10 %) :
   – il attaque et tue les microbes et les virus ;
   – il attaque et détruit les tissus tumoraux ;
   – cela augmente l'oxygénation du système sanguin ;
   – il capture les radicaux libres toxiques et aide le corps à les excréter.

H_2O_2 (l'eau oxygénée) est disponible et à bon marché dans les pharmacies ou même dans les supermarchés. On la trouve dans une solution à 3 %, qu'il est sécuritaire d'appliquer sur la peau, ou utilisée dans un bain d'eau non fluorée, en ajoutant environ deux litres au bain. Il est encore plus efficace de frotter le peroxyde sur la peau après un bain chaud, afin qu'il soit absorbé par les pores directement dans le système sanguin.

Il est plus difficile de traiter à l'ozone puisque cela exige une machine spéciale pour produire de l'ozone, qui est généralement seulement disponible pour des personnes spécialement formées dans son utilisation propre. Il y a aussi des machines qui produisent de l'ozone pour être mélangé à l'eau du bain, mais celles-ci sont chères, exigent un réservoir d'oxygène qui n'est pas recommandé pour l'utilisation à domicile.

Rebonds

Un petit trampoline pour de doux rebonds peut ressembler à un choix surprenant pour le contrôle de la douleur, pourtant il peut extrêmement bien servir ce but. On doit dire au patient clairement qu'il ne doit pas sauter vigoureusement sur le trampoline, mais seulement lever ses talons comme s'il marchait, tout en restant sur place. Ce mouvement cause une augmentation du poids à la descente et donne la sensation au patient de se sentir en apesanteur au sommet du rebond. Ce mouvement stimule et augmente la circulation lymphatique, qui aide à son tour à surmonter les blocages et la douleur. «La promenade» douce sur le trampoline peut être répétée jusqu'à cinq ou six fois par jour, mais chaque exercice ne doit pas durer plus de trente secondes.

« La Triade »

Le docteur Gerson a utilisé cette combinaison de trois comprimés avec succès dans de nombreux cas. Une fois que le patient est suffisamment détoxiqué, les trois comprimés agissent synergétiquement et ont plus d'effet que pris séparément. Cette combinaison, maintenant nommée la «triade», continue à bien fonctionner dans le soulagement de la douleur aussi bien que dans la qualité du sommeil.

Elle consiste simplement en un cachet d'aspirine, un comprimé de 500 mg de vitamine C et un comprimé de 50 mg d'acide nicotinique. Cette combinaison fait partie de la médication normale du patient et peut être utilisée jusqu'à cinq fois par jour, toutes les quatre heures si nécessaire.

CHAPITRE 17

COMPRENDRE LES RÉACTIONS GUÉRISSANTES

Les réactions guérissantes, aussi connues comme des flambées soudaines, recrudescences ou réactions curatives, font partie intégrante et essentielle de la thérapie Gerson. Il est important que les patients comprennent bien la nature et la fonction de ces flambées avant de s'embarquer dans le traitement complet, puisque ces flambées sont des expériences quelque peu paradoxales ; bien qu'elles puissent produire un certain nombre de symptômes désagréables, elles devraient être accueillies comme la preuve que la thérapie a donné un coup de pied à la maladie et que tout marche bien.

Voyons comment et quand ce processus nécessaire va probablement commencer. En règle générale, après les quelques premiers jours sur le programme complet de Gerson, les patients se sentent mieux, souffrent moins de douleur, ont amélioré leur appétit et voient des réductions de leurs tumeurs externes ou palpables. Naturellement, ils sont énormément encouragés par ces développements positifs. C'est le moment de rappeler aux patients qu'une recrudescence est peut-être sur le chemin et expliquer comment elle va promouvoir la détoxication. Sans préparation appropriée, le changement soudain du bien-être à son opposé serait difficile à endurer !

Quand le corps subit pour la première fois un changement de cap de 180 degrés allant d'un chemin qui le conduisait à la destruction causée par un cancer (ou toute autre maladie chronique) à un chemin le menant à la guérison, ce que le docteur Gerson a appelé « le mécanisme guérissant », le système immunitaire commence à donner un coup de pied. Le corps produisant une inflammation guérissante sort les toxines des tissus, déversant une charge toxique massive qui doit être éliminée du foie. Le processus est parfois accompagné par une fièvre guérissante et des périodes de dépression et de panique.

Par-dessus le marché, le patient peut aussi ressentir de la nausée, des selles toxiques, un manque d'appétit et même de l'aversion à la nourriture ou à la boisson, particulièrement aux jus verts. Il peut aussi y avoir plus de gaz que d'habitude, plus de difficultés avec les lavements de café (qui augmentent la pression toxique du foie). Sans préavis, le patient peut estimer que sa condition empire. Il est affaibli, écœuré, inconfortable, et parfois la douleur qui avait été réduite revient dans une certaine mesure. Avec le risque de dépression, qui est un des effets secondaires possibles, le patient peut même se demander si la thérapie Gerson est la cause de sa condition qui empire. Cependant, le docteur ou le praticien de Gerson, qui reconnaît ces symptômes comme le signal souhaité et bienvenu de l'action guérissante, peut rassurer le patient et dissiper sa panique.

La première flambée est d'habitude relativement courte, puisque le corps ne peut pas encore effectuer de guérison sérieuse dans sa condition affaiblie et commence tout juste à répondre. Même ce premier début peut produire des résultats impressionnants. Avec l'attaque d'un tissu malin, le corps commence aussi à guérir des vieilles blessures, des fractures, des cicatrices grumeleuses et des conditions sérieuses, y compris l'hypertension de longue date et même le diabète de début d'âge. Ce processus ne peut pas être retenu ou arrêté puisque le corps ne peut pas guérir sélectivement ! Autrement dit, il guérit vraiment non seulement la maladie mortelle présente, mais éclaircit aussi tous les autres dommages, anciens ou récents. C'est ce que signifie la thérapie complète de Gerson. Grâce à cela, les cancéreux ont surmonté des allergies, des migraines à long terme, de l'arthrite, de la fibromyalgie et d'autres conditions qui les ont dérangés pendant une durée quelconque.

Comment les patients réagissent-ils à une flambée ? On ne peut donner qu'une réponse générale basée sur les réactions d'une majorité de cas. Puisque chaque personne est différente et a un passé médical différent avec des dommages différents au corps, chaque flambée est aussi différente. Il est aussi impossible de donner une réponse exacte aux patients qui veulent savoir combien de temps une flambée durera. Dans des nombreux cas, la première réaction est douce et dure seulement de quelques heures à un jour ou deux. La deuxième est normalement plus longue et plus intense, puisque le corps et son système immunitaire ont, dans une certaine mesure, été détoxiqués, renforcés avec des enzymes et des substances nutritives contenues dans les jus crus et supportés par la médication. En conséquence, l'organisme peut répondre plus puissamment.

Dans la plupart des cas, on peut s'attendre à cette seconde flambée autour de la sixième semaine de thérapie. La troisième réaction arrive d'habitude autour de trois mois dans le traitement et est la plus intense. Rappelez-vous s'il vous plaît que ceci n'est pas un horaire gravé dans du granit, seulement le résultat de ce que nous avons observé dans une majorité de cas. Les réactions sont aussi différentes avec les patients prétraités par de la chimiothérapie. (Voir le chapitre 19, « Adaptation de la thérapie pour des patients prétraités à la chimiothérapie et sévèrement affaiblis », p. 233.)

Que pourrait-on faire pour le patient qui est indisposé, renversé et consterné pendant une flambée soudaine ? Il ne faudrait pas arrêter la thérapie, ni arrêter les lavements de café ou les jus, parce que cela arrêterait dramatiquement le processus de guérison, mais nous devons cependant aider le patient à supporter ces moments de flambées inconfortables. Voici les meilleures façons de le faire…

NAUSÉE

Si, malgré la nausée, le patient peut boire des jus, il faut bien sûr continuer à les lui fournir par tous les moyens. S'il développe une aversion sévère au jus vert, réchauffez-le doucement (non dilué) à la température du corps ; en utilisant un bain-marie, versez alors le jus dans le seau de lavement et infusez-le rectalement comme un implant de rétention. Ceci n'est pas un lavement et ne devrait pas être expulsé.

Le patient devrait être couché confortablement sur un lit, avec les jambes remontées dans la position fœtale, permettant au jus d'être absorbé. Les patients qui sont temporairement incapables de boire n'importe quels jus peuvent les faire administrer rectalement (tous, sauf le jus d'orange) et devraient être encouragés à boire le gruau de flocons d'avoine chaud et beaucoup de thé de menthe poivrée, en partie pour calmer l'estomac et aussi pour fournir les liquides nécessaires qui devraient normalement être fournis par les jus.

Pour préparer le gruau de flocons d'avoine, mettez 30 gr d'avoine et 150 ml d'eau dans une casserole et amenez à ébullition. Laissez mijoter le liquide dix à quinze minutes, ensuite passez dans une passoire fine à thé pour enlever toutes les particules solides. Pressez l'avoine autant que possible dans la passoire pour obtenir un liquide un peu plus dense que de l'eau. Le faire boire chaud.

Pour des patients sévèrement sensibles aux jus pendant une flambée, on peut verser 60 gr de gruau dans un verre et ajouter pas plus de 180 ml de jus.

Le thé de menthe poivrée aide à soulager la nausée, l'inconfort digestif et les gaz. La menthe poivrée ou la menthe verte sont faciles à cultiver dans le jardin et s'étendent rapidement. Une grosse cuillerée à soupe de feuilles fraîches fait une tasse de thé ; ajoutez de l'eau distillée bouillante, couvrir et laissez infuser durant douze à quinze minutes, puis filtrez ensuite. Si vous utilisez des sachets de thé, assurez-vous qu'ils sont biologiques. Un sachet de thé fait facilement deux tasses. Si vous achetez des feuilles, qui sont préférables, mettez une cuillerée à soupe de feuilles dans la casserole, versez dessus deux tasses d'eau distillée, bouillie, puis procédez tel qu'indiqué ci-dessus.

C'est une bonne idée que de laisser le thé de menthe poivrée dans une Thermos sur la table de nuit du patient, au cas où il aurait soif durant la nuit.

DOULEUR

Les compresses d'huile de ricin et/ou les compresses de boue d'argile peuvent être appliquées localement. (Voir le chapitre 16, « Contrôle de la douleur sans médicaments », p. 213.) Le patient sera aussi affaibli et devrait se reposer dans le lit. À moins qu'il ait reçu de hautes doses de morphine avant de commencer la thérapie Gerson, « la triade » contre la douleur peut être utile, consistant en un cachet d'aspirine, un comprimé de 500 mg de vitamine C (l'acide ascorbique, pas le sodium ascorbique) et un comprimé de 50 mg ordinaire d'acide nicotinique. Cette triade peut être prise toutes les quatre heures, si nécessaire. Dans les cas de morphine utilisée antérieurement ou d'autres médicaments puissants pris pour combattre la douleur, cela va prendre du temps pour dégager le corps de ces médicaments avant que la triade ne puisse devenir efficace. Continuez à essayer ; cela marchera finalement.

DÉPRESSION

Le docteur Gerson a noté[1] que ce n'est pas inhabituel pour le patient de se sentir temporairement diminué, de perdre espoir et d'avoir même de longs moments ou il pleure pendant une flambée. De telles explosions émotionnelles vont de pair avec les tentatives du corps de se détoxiquer : le corps et l'esprit ne peuvent pas être séparés. (Voir le chapitre 25, « Soutien psychologique pour les patients de Gerson », p. 293.)

Souvent, un lavement supplémentaire aide à atténuer le bouleversement. Le patient peut même chercher la bagarre avec la personne

---

1. Max Gerson, *Une thérapie de cancer : résultats de cinquante cas et la cure de cancer avancé par la thérapie de régime, un résumé de trente ans d'expérience clinique*, institut Gerson, San Diego, 6ᵉ édition, 1999, p. 201-202.

donnant des soins sans aucune raison évidente. Ceci est moins surprenant si nous considérons le fait métabolique que l'agression produit de l'adrénaline supplémentaire, qui fait que la personne se sent en réalité mieux ! La personne donnant des soins ne devrait être blessée par aucune attaque injustifiée ou accusation. Le patient ne peut pas contrôler ces explosions et les regrette d'habitude par la suite. De nouveau, un lavement de café peut résoudre le problème. On devrait plutôt voir cette partie de la flambée comme un dégagement psychologique. Une fois que la flambée est passée, le patient sera de nouveau optimiste et regardera les bonnes choses à venir.

DIFFICULTÉS AVEC LES LAVEMENTS DE CAFÉ

Voir le chapitre 14, « Tout savoir sur les lavements », p. 191.

FIÈVRE

Ceci est une bonne réponse attendue du système immunitaire, attaquant le tissu malin. N'essayez pas d'arrêter la fièvre avec de l'aspirine ou un autre médicament. Assurez-vous simplement que le patient a un tissu essoré d'eau, mais humide et frais (mais pas glacé) sur son front. En presque trente ans, nous n'avons jamais vu le corps atteindre une température qui pourrait endommager le cerveau ou le foie (c'est-à-dire plus de 41 °C). Le plus haut que nous ayons vu était de 40,3 °C, ce qui est inconfortable, mais pas sérieux. Puisque le corps est en charge et que la thérapie active la guérison, la fièvre n'est pas produite artificiellement et le corps ne se guérit jamais en mourant !

EN RÉSUMÉ

Les susdites méthodes couvrent les façons d'atténuer les symptômes généraux ressentis par le patient qui se remet. Cependant, les flambées guérissantes ou curatives peuvent prendre beaucoup de formes différentes.

Étude de cas

Une dame, récupérant très vite d'un mélanome répandu, résorbait des tissus tumoraux rapidement. Un jour, son fils qui appelait l'hôpital a dit : « La nuit dernière, ma maman a marché de façon désorientée autour de la maison, disant des bêtises et se répétant, par conséquent nous l'avons mise au lit. Cependant, ce matin elle ne s'est pas vraiment réveillée, donc nous l'avons emmenée aux urgences de l'hôpital. Là, le docteur a dit que, naturellement, son mélanome s'était étendu à son cerveau et qu'elle mourait. Que devrions-nous faire ? »

Le docteur de Gerson lui a recommandé immédiatement de la sortir de l'hôpital, de la faire revenir chez elle et de lui administrer des lavements de café toutes les deux heures 24 heures sur 24. La patiente avait absorbé du tissu tumoral et des toxines plus rapidement qu'elle ne les éliminaient. Les toxines alors circulaient et avaient atteint son cerveau mais, au lieu d'augmenter ses lavements, elle a été mise au lit ! Pendant la nuit, plus de tissu tumoral a été absorbé, la mettant dans un état semi-comateux le matin. Des lavements de café toutes les deux heures 24 heures sur 24 ont éliminé le problème et elle a continué son rétablissement.

Un autre patient avec un problème très différent avait à l'origine souffert d'un carcinome à la mâchoire et avait une partie de sa mâchoire et de son palais chirurgicalement enlevée, mais le cancer s'était étendu à ses poumons. Environ cinq jours avant de commencer le traitement, il eut une douleur violente dans sa jambe droite, le forçant à être grabataire. Naturellement, comme tout autre cancéreux, cette personne a immédiatement supposé que son cancer s'était étendu en raison du traitement Gerson. Cependant, une radiographie de sa jambe a révélé qu'une vieille blessure à son tibia avait commencé à guérir. Il n'y avait aucun signe de tumeur présente et en quelques jours sa jambe a été complètement guérie.

Un autre cas intéressant, où un patient atteint de mélanome avait souffert de malaria pendant la Seconde Guerre mondiale et avait pris en premier de la quinine et plus tard de l'atabrine pendant de nombreuses années avant de l'arrêter finalement. Conséquemment, il subissait une attaque de malaria deux fois par an. Une année, il a pensé qu'il avait senti l'arrivée d'une attaque ; cependant, les refroidissements habituels et la fièvre ont manqué de survenir. Peu de temps après, il a développé une première tumeur qui, à la chirurgie, s'est avérée être un mélanome. Quelques mois plus tard, une autre tumeur est apparue et le patient est venu à l'hôpital Gerson.

En quelques jours, il a développé des frissons et de la fièvre, symptômes typiques d'une attaque de malaria. Le parasite était toujours dans son corps quand son système immunitaire déclina, ce qui a fait qu'il n'a pu développer de fièvre. Avec l'aide du traitement, son système immunitaire a réagi de nouveau et il a éprouvé une attaque de malaria typique, avec de la fièvre montant jusqu'à 40,2 °C. La fièvre est tombée au matin mais il a dû endurer une autre nuit avec des frissons et une forte fièvre. Les docteurs de Gerson n'ont pas arrêté ou bloqué la fièvre ; ils ont seulement installé le patient confortablement. Au deuxième matin, la nouvelle tumeur avait pratiquement disparu, ayant rétréci de plus de 80 % – remerciements au système immunitaire rétabli. Le patient n'a subi aucune nouvelle attaque de malaria.

Une patiente d'âge moyen avec un mélanome métastasé a aussi souffert du diabète de maturité (diabète d'âge) de stade précoce et d'ostéoarthrite défigurante de sa main droite quand elle est arrivée à l'hôpital Gerson. En trois semaines, son sang et ses tests d'urine n'ont montré aucun signe de diabète, tandis que ses doigts courbes douloureux ont arrêté de lui faire mal et sont progressivement redevenus droits. Quelques mois plus tard, à la maison, elle a été réveillée une nuit par une douleur vive agonisante sur le côté droit de son abdomen qui, elle a trouvé, était devenu rouge foncé et chaud. Après sa première panique, elle s'est rendu compte que ces symptômes étaient groupés autour de la cicatrice causée par une appendicectomie (ablation de l'appendice) effectuée trente-cinq ans auparavant. Tout a disparu rapidement, la laissant avec une cicatrice à peine visible, indolore.

Ceux-ci sont seulement quelques-uns des exemples aléatoirement choisis. Il doit être rappelé que pratiquement chaque patient a une longue histoire de problèmes de santé qui se réactivent en s'éliminant pendant une flambée (par exemple les vieilles pneumonies qui peuvent causer de la douleur renouvelée dans la poitrine et du flegme ; de vieilles fractures apparemment guéries qui « font des caprices » pendant une flambée en guérissant complètement ; le cholestérol accru tandis que la plaque dans des veines et les artères est détruite et éliminée. La clé pour reconnaître ces flambées est qu'elles ne durent seulement que quelques jours et qu'ensuite le patient se sent beaucoup mieux. Cependant, si les réactions durent trop longtemps, une analyse de sang et d'urine doit être faite, ou un examen minutieux doit être fait pour voir si la cause sous-jacente est une infection sévère plutôt qu'une flambée. De temps en temps, les patients peuvent même souffrir d'un déséquilibre minéral et pourraient exiger une injection intraveineuse pour rééquilibrer leur sang.

CHAPITRE 18

LA THÉRAPIE COMPLÈTE

L a thérapie complète est prescrite pour les cancéreux de façon générale, qui ne sont pas sévèrement affaiblis et n'ont pas été prétraités avec la chimiothérapie. Le calendrier horaire dans le tableau 18 couvre les trois à quatre premières semaines du traitement. Selon les résultats des tests, aussi bien que pendant les règles d'une femme, l'extrait de thyroïde a peut-être besoin d'être arrêté ou changé tel que suggéré par le médecin de Gerson.

NOTES POUR LE TABLEAU 18

– Pour une explication des médications, voir le chapitre 15, «Médications», p. 205). Assurez-vous de suivre les directions pour les changements.

– Préparez un calendrier vierge qui sera rempli plus tard quand il y aura un changement dans la médication et que la fréquence des lavements et des injections de foie avec la vitamine B12 sera réduits.

– Les lavements d'huile de ricin doivent être pris tous les deux jours ou selon l'ordre du praticien de Gerson.

– Les directions pour suivre la thérapie complète au chapitre 10, « La maison d'après Gerson », p. 157, et au chapitre 14, « Tout savoir sur les lavements », p. 191. Étudiez-les, s'il vous plaît, soigneusement.

Tableau 18

Tableau horaire pour patient avec le cancer

Horaire	Lavement (*)	Repas	Huile de lin (c-à-s)	Capsule acidol pepsin	Jus 250 ml chacun	Composé de potassium (c-à-t)	Solution Lugol dilué de moitié (goutte)	Thyroïde (gr.)	Acide nicotinique (mg)	Capsule de foie	tablettes pancréatine (325 g)	injection de foie et B12 (foie 3cc 1/20 cc de B12)	CoQ10
06 h	café												
08 h		Petit déjeuner		2	orange	4	3	1			3		**
09 h					vert	4							
09 h 30					Carotte / pomme	4	3						
10 h	café				Carotte / pomme	4	3	1	50				
11 h					Carotte					2			
12 h					Vert	4							
13 h		déjeuner	1	2	Carotte / pomme	4	3	1	50		3	Chaque jour	**
14 h	café				Vert	4							
15 h					Carotte				50	2			
16 h					Carotte					2			
17 h					Carotte / pomme	4	3	1	50		3		
18 h	café				Vert	4			50				
19 h		dîner	1	2	Carotte / pomme	4	3	1	50		3		**
22 h	café												

* traitement à l'huile de ricin – tous les deux jours – modifiez le tableau annuel.

c-à-s = cuillère à soupe ; c-à-t = cuillère à thé ; gr = gramme ; mg = milligramme ; cc = centimètre cube.

dilué de moitié (½) = moitié eau et moitié solution Lugol.

** voir notes concernant CoQ10 ci-après.

NOTES CONCERNANT LE CoQ10

Extrêmement important

Après quatre semaines de pleine thérapie, le dosage du composé de potassium est réduit de moitié (tel qu'expliqué auparavant) : la solution de Lugol est réduite à six gouttes ; ceci veut dire une goutte avec chaque jus de carotte/pomme et une goutte dans le jus d'agrumes le matin. Les médecins de Gerson peuvent conseiller une diminution plus graduelle dans les dosages de la médication.

Avertissement

CoQ10 a besoin d'être introduite prudemment. Commencez par une dose de 50 à 60 mg une fois par jour, après le petit déjeuner, et chaque deux jours ; s'il n'y a pas de palpitation du cœur ni de fibrillation, qui peut arriver dans de très rares cas, ajoutez une autre dose de 50 à 60 mg après un autre repas. Continuez ces augmentations jusqu'à ce que vous atteigniez un total de 200 à 300 mg par jour (60 à 100 mg après chaque repas). CoQ10 peut être trouvé en capsules de 50-60 pilules sous linguales. Les patients prenant du CoQ10 doivent réaliser que CoQ10 n'est pas compatible avec du corossol ; l'un ou l'autre doit être arrêté.

On nous a posé des questions concernant les différentes sortes de CoQ10 (c'est-à-dire l'ubiquinol ou ubiquinone réduite). Nous ne pouvons pas faire de commentaires au sujet de produits que nous n'avons pas utilisés. Les patients doivent consulter leurs médecins et utiliser ces produits avec responsabilité.

ADAPTATION DE LA THÉRAPIE POUR PATIENTS PRÉTRAITÉS À LA CHIMIOTHÉRAPIE ET SÉVÈREMENT AFFAIBLIS

Notez s'il vous plaît : les mêmes modifications s'appliquent aux deux catégories.

Les médicaments de chimiothérapie commençaient seulement à être présentés pendant les années de la pratique du docteur Gerson, et leurs effets étaient en grande partie inconnus. Ceci explique pourquoi aucune référence à la chimiothérapie ne peut être trouvée dans son livre classique, *Une thérapie de cancer : résultats de cinquante cas*[1]. L'utilisation à grande échelle de ce traitement, basé sur la théorie que des poisons puissants, administrés aux cancéreux, tueraient les cellules malignes, mais permettraient aux cellules saines de se remettre, a pris de l'ampleur seulement dans les années qui suivirent la mort du docteur Gerson. À ce jour, il est utilisé presque universellement dans le monde entier. Parfois, il est appliqué comme un traitement adjuvant, en association

---

1. Max Gerson, *Une thérapie de cancer : résultats de cinquante cas et la cure de cancer avancé par la thérapie de régime, un résumé de trente ans d'expérience clinique*, institut Gerson, San Diego, 6ᵉ édition, 1999.

avec d'autres modalités ; dans d'autres cas, il est prescrit pour des patients avant la chirurgie pour faire rétrécir leurs tumeurs, le plus souvent dans des cas terminaux. Si questionnés, beaucoup de docteurs admettent que la chimiothérapie peut, au mieux seulement prolonger l'espérance de vie de quelques mois et ne promettent certainement pas « de guérison ».

Notre but n'est pas ici de discuter les résultats positifs ou négatifs de la chimiothérapie, qui sont amplement décrits par Ralph W. Moss[2] et beaucoup d'autres. (Voir le chapitre 21, « Choses à retenir », p. 243.) Nous sommes ici seulement concernés par les changements qui doivent être faits au protocole Gerson pour les patients qui ont précédemment été traités avec des produits chimiques toxiques.

Quand la thérapie Gerson a été d'abord offerte dix-huit ans après la mort du docteur Gerson dans la première clinique Gerson au Mexique, les docteurs étaient réticents à recevoir des patients qui avaient reçu la chimiothérapie. Il n'y avait aucune mention de cela dans *Une thérapie de cancer*[3], qui a servi de guide exclusif. Plus tard, comme ils sont devenus plus familiers avec le traitement et ont vu ses effets positifs, ils ont prudemment accepté deux patients prétraités à la chimiothérapie qui ont prié de les aider. À ce moment-là, se rendant compte des dommages supplémentaires causés par les médicaments fortement toxiques utilisés en chimio-thérapie, les docteurs ont supposé que ces patients devraient aussi subir l'habituel traitement de détoxication pour enlever les poisons accumulés dans leur corps.

Conséquemment, ils ont administré le protocole intensif strict, y compris le traitement d'huile de ricin et ont été surpris de voir que celle-ci a commencé à enlever ces poisons trop rapidement, les sortant dans le système sanguin et causant, en fait, des souffrances aux patients liées à un surdosage de médicaments de chimiothé-rapie. Ils durent être transférés aux soins intensifs ; heureusement, les deux patients survécurent. Cet incident a rapidement appris aux

---

2. Ralph W. Moss, *L'Industrie du cancer : démêler la politique* (édition révisée de l'original, *Le Syndrome de cancer*) Paragon House, New York, 1989.
3. Note 1 (Gerson), *supra*.

docteurs à ne pas donner aux patients prétraités avec la chimiothérapie n'importe quelle huile de ricin, mais au lieu de cela mettre au point un programme de traitement quelque peu réduit pour ces derniers afin de ne pas surcharger le foie ou relâcher les toxines trop rapidement.

Depuis lors, nous avons vu un certain nombre de tels patients guéris de façon satisfaisante sur une période à plus long terme, où les résultats sont simplement réalisés plus lentement. Aussi, puisque le corps est beaucoup plus toxique, à la suite de la charge des produits chimiques synthétiques, les résultats sont aussi quelque peu moins fiables. (Voir le chapitre 27, « Études de cas de patients guéris », p. 317.)

Des patients prétraités à la chimiothérapie produisent aussi des flambées. (Voir le chapitre 17, « Comprendre les réactions guérissantes », p. 219.) Celles-ci varient en intensité pendant les tout premiers mois. Cependant, en règle générale, une flambée majeure arrive après environ six mois de thérapie, qui diffère des flambées habituelles ressenties par les patients qui n'ont pas reçu de chimiothérapie. Le patient qui l'a eue excrète les médicaments toxiques toujours accumulés dans son organisme et subit des perturbations qui sont semblables, quoique moins sévères, à celles causées par la chimiothérapie.

Elles incluent perte de cheveux, nausée, plaies buccales, douleur, réduction du nombre des globules rouges et blancs du sang, faiblesse et changements des résultats de test. Quelques patients peuvent en réalité sentir les produits chimiques étant excrétés de leur peau. Souvent, le lavement ressort l'odeur des produits chimiques. Une flambée chez ces patients se produit aux alentours de six mois et peut durer jusqu'à trois semaines, après quoi le patient est bien mieux. Une fois que les symptômes causés par la chimiothérapie sont dissipés, l'image du sang s'améliore à nouveau, la tumeur régresse plus rapidement, les cheveux repoussent et l'énergie revient.

Après ce dégagement majeur, une procédure importante – notamment le traitement à l'huile de ricin – peut prudemment être ajoutée au protocole. Le patient reçoit en premier un lavement d'huile de ricin seulement. Au lieu de la quantité habituelle (voir le chapitre 14, « Tout savoir sur les lavements », p. 191), seulement deux cuillérées à thé sont ajoutées au lavement de café pendant deux à trois semaines, et cela deux fois par semaine. Si le patient ne réagit pas trop violemment, cette quantité est augmentée à quatre cuillérées à thé pendant trois autres semaines. À nouveau, si ce complément est bien toléré, on devrait donner au patient une cuillérée à thé d'huile de ricin oralement, suivie par la tasse habituelle de café chaud édulcoré ; et, cinq heures plus tard, par le lavement d'huile de ricin, fait deux fois par semaine. Après ceci, les quantités sont à nouveau progressivement augmentées, ensemble avec le nombre de lavements de café, jusqu'à ce que le patient puisse prendre le traitement d'huile de ricin normal complet et rétablir la thérapie réduite à son plein niveau intensif, telle que suivie par les patients ordinaires.

Le tableau 19 montre les détails du traitement modifié pour les patients qui ont été traités antérieurement par la chimiothérapie et qui sont sévèrement malades.

NOTES POUR LE TABLEAU **19**

– Préparez un calendrier vierge qui sera rempli plus tard, au moment du changement de médication et quand la fréquence des lavements et des injections de foie avec la vitamine B12 sera réduite.

– Aucun traitement d'huile de ricin jusqu'à nouvel ordre.

– Le traitement exact, spécifiant le nombre de jus, de lavements, de médications, etc., doit être ajusté par un praticien formé de Gerson .

Tableau 19

Tableau horaire pour patients avec chimiothérapie ou affaiblis

Horaire	Lavement	Repas	Huile de lin (c-à-s)	Capsules acidol pepsin	Jus (250 ml)	Composé potassium (c-à-t)	Solution Lugol dilué ½ (gouttes)	Thyroïde (gr.)	Acide nicotinique (mg.)	Capsules de foie	Tablettes Pancréatine	Injection Foie et B12	CoQ10
08 h		Petit déjeuner		2	orange	2	1	1	50	2	3		*
09 h	café				vert	2							
10 h					Carotte pomme	2	1		50				
11 h					carotte	2				2		1 par jour	
12 h					vert	2							
13 h		déjeuner	1	2	Carotte pomme	2	1	1	50		3		*
14 h	café				vert	2							
15 h					Carotte pomme	2	1		50		3		
16 h	café				vert	2							
17 h		dîner	1	2	Carotte pomme	2	1	1	50	2	3		*

c-à-s = cuillère à soupe ; c-à-t = cuillère à thé ; gr = gramme ; mg = milligramme.

dilué de moitié (½) = moitié eau et moitié solution Lugol.

* voir notes concernant CoQ10 page 231 pour dosage.

Pour une référence facile, voici un résumé des articles contenus dans le calendrier :

– Dix verres de 250 ml chacun d'une variété de jus (par exemple : pomme/carotte, carotte, vert et orange), réduits à huit verres pour les patients sévèrement malades; ou à dix verres de 125 à 190 ml chacun. Pour de tels patients, jusqu'à 60 gr de gruau de flocons d'avoine filtré peut être ajouté à chaque verre de jus pour faciliter la digestion. (Voir le chapitre 17, « Comprendre les réactions guérissantes », p. 219.)

– Dix-huit cuillerées à thé de composé de potassium (deux dans chacun des neuf verres).

– 97,5 à 195 mg d'extrait de thyroïde (disponible en comprimés).

– Cinq gouttes (réduite de moitié) de solution Lugol.

– Cinq comprimés d'acide nicotinique de 50 mg (à omettre si le saignement est présent).

– Six capsules d'acidol pepsin.

– Six capsules de poudre de foie.

– Douze comprimés de pancréatine.

– 3 cc d'extrait de foie avec 50 µg (microgramme) de B12 (une injection intramusculaire quotidiennement).

– Trois lavements de café.

– 200 à 300 mg de CoQ10 commençant prudemment avec un comprimé (capsule) de 50 à 60 mg quotidiennement (voir note concernant CoQ10, p. 231).

Les repas sont inchangés et incluent deux cuillérées à soupe d'huile de lin biologique quotidiennement pendant un mois, puis réduites ensuite à une cuillérée à soupe quotidiennement pour le reste du traitement.

CHAPITRE 20

LA THÉRAPIE GERSON POUR MALADIES NON MALIGNES

De sa longue pratique clinique, le docteur Gerson a pu établir qu'un patient souffrant d'une maladie non maligne avait un foie malade, endommagé, tandis que le foie de quelqu'un avec une malignité était sévèrement toxique. En se basant sur cette différence, il a ajusté le traitement en conséquence, créant une thérapie moins intensive pour des conditions non malignes. En même temps, il a spécifié que si les patients dans la dernière catégorie ont suivi un protocole plus strict, ressemblant à la thérapie intensive complète, ils se sont remis plus rapidement.

La thérapie moins intensive est moins exigeante et plus facile à suivre pour les patients sur ce régime afin qu'ils puissent continuer à travailler. Ceci est un grand avantage puisque la plupart des personnes dépendent de leur revenu salarial et ne peuvent pas quitter leurs emplois pour quelque durée de temps que ce soit. Le tableau 20 est un calendrier heure par heure pour ces patients suivant la thérapie moins intensive.

Guérir avec la méthode Gerson

NOTE POUR LE TABLEAU 20

– Préparez un calendrier vierge qui sera rempli plus tard au moment du changement de médication et quand la fréquence des lavements sera réduite.

Tabeau 20

Tableau pour patients avec maladies non malignes

Horaire	Lave-ment	Repas	Huile de lin (c-à-s)	Capsule acidol pepsin	Jus	Composé de potassium (c-à-t)	Solution Lugol dilué ½ gouttes	Thyroide (gr).	Acide nicotinique (mg).	Capsule de foie	Tablette de pancréatine	Injection de foie et B12	CoQ10
08 h		Petit déjeuner		2	Orange	2	1	1	50	2	3		*
09 h	café				Vert	2							
10 h					Carotte pomme	2			50				
11 h					Carotte					2		Chaque 2 jours	
12 h					Vert	2							
13 h		déjeuner	1	2	Carotte pomme	2	1	1	50		3		*
14 h	café				Vert	2							
17 h					Carotte pomme	2			50		3		
18 h	café				Vert	2							
19 h		dîner	1	2	Carotte pomme	2	1		50	2	3		*

c-à-s = cuillère à soupe ; c-à-t = cuillère à thé ; gr = gramme ; mg = milligramme.

dilué de moitié (½) = moitié eau et moitié solution Lugol.

* voir notes concernant CoQ10 p. 231 pour dosage.

Commencez le CoQ10 prudemment avec un comprimé de 50 à 60 mg.

Selon la condition du patient, il est possible de réduire le nombre de jus de dix à huit. Ceux-ci devraient consister en quatre jus de carotte/pomme, trois jus verts et un jus d'orange. Cependant, ne le réduisez pas plus. Aussi, les patients avec des maladies liées au collagène (par exemple le lupus, la polyarthrite chronique évolutive ou la sclérodermie) ne devraient pas prendre de jus d'orange. Dans ces cas, le remplacer avec un jus fraîchement pressé de jus de pomme, de carotte ou de jus vert. Il est compris que la consommation alimentaire, les lavements de café, la prudence pour éviter les toxines dans la maison, etc., s'appliquent dans leur totalité.

Pour des détails sur la façon de poursuivre la thérapie en retournant au travail, voir « Aide de ménage » dans le chapitre 21, « Choses à retenir », p. 243.

Chapitre 21

CHOSES À RETENIR

Dans ce chapitre, nous présentons un certain nombre d'articles divers pour soutenir vos efforts afin d'améliorer et protéger votre santé. Savoir, c'est pouvoir, et l'apparition des prétendus «patients experts» est dans le monde entier un signe sûr que de plus en plus de gens sont enclins à prendre en main la responsabilité de leur santé et de leur bien-être. Sans doute êtes-vous l'un d'entre eux. Nous espérons que vous trouverez les informations suivantes utiles.

TRAITEMENTS ORTHODOXES DU CANCER

Contrairement au traitement non envahissant, non toxique et holistique du cancer avec la thérapie Gerson, l'oncologie orthodoxe se concentre sur l'ablation de la tumeur par trois moyens – chirurgie, radiation et chimiothérapie. Dans les sections suivantes, nous donnons de brefs résumés de chacun de ces moyens.

CHIRURGIE

Dans les nombreux cas de cancer, les patients peuvent éviter la chirurgie en s'engageant dans la thérapie Gerson à la place. De temps en temps, cependant, un docteur de Gerson suggérera la chirurgie pour réduire la charge tumorale du patient. C'est vrai qu'en enlevant une tumeur cela rend la vie plus facile pour le corps, lui permettant de traiter la partie restante pour guérir. C'est parce que les malignités ont un métabolisme différent de celui des cellules normales et excrètent des toxines dans le tissu environnant aussi bien que dans le système sanguin. Il va de soi que ce processus doit être arrêté, mais la chirurgie a des effets secondaires négatifs sérieux.

Avant l'opération, les tranquillisants sont administrés au patient pour le garder calme et empêcher une hausse de la tension. Cela est suivi par l'anesthésie locale ou générale pour l'opération, plus d'assez lourdes doses d'antibiotiques. Au réveil, le patient souffre de douleur et reçoit plusieurs doses de médicaments pour la soulager. En somme, beaucoup de toxines destructrices sont introduites dans l'organisme du patient.

Récemment, un autre problème a surgi. En raison de l'utilisation excessive d'antibiotiques et de l'hygiène hospitalière qui laisse à désirer, des prétendus «supermicro-organismes» ont surgi, qui sont résistants à tous les antibiotiques disponibles. En conséquence, un grands nombre de patients sont infectés dans les hôpitaux avec le puissant SARM (Le *staphylococcus aureus* résistant à la méticilline – communément appelé staphylocoque doré), des bactéries qui ne peuvent pas être contrôlées. Particulièrement pour les cancéreux qui ont déjà un système immunitaire faible, de telles infections peuvent être mortelles.

Néanmoins, dans certaines circonstances, la chirurgie est urgente et doit être exécutée rapidement pour sauver une vie. D'une telle situation pourrait résulter un développement du tissu cicatriciel épais qui bloque un organe ; le patient pourrait saigner à partir d'un grand vaisseau sanguin, endommagé par le cancer envahissant, qui doit être arrêté ; ou un patient peut être blessé dans un accident et les dommages doivent être réparés d'urgence. Souvent, cependant, la chirurgie ne doit pas être immédiate. Par exemple, quand un patient sur la thérapie complète de Gerson doit aller à l'hôpital pour une procédure chirurgicale non urgente, il y a juste assez de temps pour faire des préparatifs raisonnables avant l'opération.

On devrait avoir en mémoire qu'une fois qu'une personne est bien détoxiquée, son corps réagira beaucoup plus fortement aux médicaments, y compris aux anesthésiques, à la médication pour la douleur et même aux antibiotiques. Si un patient Gerson plus ou moins détoxiqué essaie de discuter de cette question avec le chirurgien et/ou l'anesthésiste de l'hôpital, ils ne comprendront tout simplement pas de quoi il parle. C'est pourquoi, il est préférable de préparer le corps pour accepter les médicaments inévitables en le rendant temporairement moins sensible, bien que cela, malheureusement, réduise l'efficacité de la thérapie. La façon de le faire est de doubler la quantité quotidienne de yaourt et de servir deux ou trois repas de poisson bouilli ou grillé juste avant d'entrer à l'hôpital. Ceci place en réalité un arrêt provisoire à l'activité d'autoguérison du corps.

Après n'importe quelle procédure chirurgicale nécessaire, il est recommandé de quitter l'hôpital dès que possible. En rentrant à la maison, la thérapie complète est reprise, omettant même le yaourt pendant une semaine plus ou moins et intensifiant les lavements temporairement à quatre ou plus, pour nettoyer les toxines qui ont été introduites. Par la suite, le patient retourne au niveau de traitement qu'il utilisait avant la préparation pour la visite hospitalière.

CHIRURGIE EXPLORATOIRE

Quand une mammographie ou IRM (imagerie par résonance magnétique) découvre une partie « suspecte » ou « une ombre » dans la zone de la poitrine, le docteur aussi bien que le patient ont besoin de connaître la nature exacte de cette partie. Le médecin suggère d'habitude une biopsie urgente et un examen de l'échantillon tissulaire pour s'assurer de sa nature.

L'étape suivante est une « ablation de la tumeur mammaire » (c'est-à-dire l'enlèvement de la partie affectée de la poitrine). Si, dans l'expérience du chirurgien, elle va probablement être maligne, il examinera aussi le tissu environnant, particulièrement en vérifiant les ganglions lymphatiques d'aisselle pour voir si la malignité s'est étendue. Le problème est que, lorsque le chirurgien commence à disséquer les ganglions lymphatiques, il va probablement en enlever non pas seulement un ou deux, mais bien huit ou dix. Dans la médecine orthodoxe, ceci est fait pour donner les informations au cancérologue qui l'exige pour choisir ce que l'on considère comme les médicaments de chimiothérapie appropriés pour le patient. Cependant, si le patient a déjà décidé de rejeter la chimiothérapie, il est injustifié d'enlever beaucoup de ganglions lymphatiques. Le faire endommagerait ainsi la circulation et causerait une enflure du bras, en raison de l'accumulation de liquide lymphatique qui à son tour amènerait un inconfort sévère et pourrait même rendre le bras pratiquement inerte.

Comment ce risque peut-il être évité ? Comme la routine l'exige, avant n'importe quelle chirurgie, le docteur demande que le patient signe une libération, déclarant qu'il peut faire ce que bon lui semble et ce qu'il considère comme étant nécessaire ou meilleur, dans n'importe quelle circonstance qu'il doit affronter. Si le patient est d'accord avec une libération si générale, il peut finir par avoir trop de ganglions lymphatiques enlevés. Au lieu de cela, il devrait déclarer dans le document de libération qu'il n'autorise l'ablation de pas plus de deux ganglions lymphatiques.

RADIATION

La radiation peut être utilisée pour des procédures diagnostiques ou thérapeutiques médicales. L'exposition toute première des patients à la radiation consiste dans la prise de radiographies par rayons X pour des buts diagnostiques. Celles-ci sont comparativement les moins nocives. D'autres outils diagnostiques incluent la tomographie calculée (TC), à l'origine connue comme la tomographie axiale calculée par ordinateur (TACO ou balayage par faisceau de rayons X – CT scan), qui utilise une grande quantité de radiographies pour produire des images détaillées sous plusieurs angles de l'organisme du patient, le bras ou la jambe par exemple. Le seul outil diagnostique qui n'utilise pas les rayons X est l'IRM (imagerie par résonance magnétique), qui utilise des vagues de fréquences radio et un champ magnétique puissant pour produire des images claires d'organes internes et des tissus.

Si l'enquête préliminaire aboutit à un diagnostic de cancer, on conseille au patient d'avoir une série, consistant d'habitude en trente traitements de radiothérapies. Bien que la technique ait été énormément améliorée ces dernières années, visant à limiter la radiation seulement à la zone affectée du corps, des dommages sévères sous forme de brûlures peuvent toujours arriver. Selon la vue allopathique officielle, les brûlures de radiation sont pratiquement impossibles à guérir, pourtant elles sont presque entièrement réversibles par la technique Gerson.

Le livre du docteur Gerson, *Une thérapie de cancer : résultats de cinquante cas*[1] décrit le cas d'un patient (Cas n° 11) qui avait été prétraité avec quatre-vingt-huit applications de radiographies profondes et avait été laissé sévèrement brûlé. Pis encore, son cancer est réapparu. De façon intéressante, avec la thérapie Gerson, ses tumeurs pulmonaires et les ganglions lymphatiques ont disparu plus rapidement que les brûlures de radiation. Cependant, il a guéri complètement et a vécu pendant presque cinquante ans en bonne santé.

Dans les cas de cancers oraux, les radiothérapies sont particulièrement destructives puisqu'elles causent le dessèchement des glandes salivaires. La bouche sèche empêche le patient de dormir et exige constamment qu'il boive de petites gorgées d'eau pour humecter sa bouche, pourtant nous avons vu les membranes muqueuses des patients retourner à la normale après des dommages causés par la radiation en moins de deux semaines, une fois mis sur la thérapie.

En général, les docteurs de Gerson utilisent rarement des radiothérapies. Il y a seulement un cas spécifique dans lequel elles

---

1. Max Gerson, *Une thérapie de cancer : résultats de cinquante cas et la cure de cancer avancé par la thérapie de régime, un résumé de trente ans d'expérience clinique*, institut Gerson, San Diego, 6ᵉ édition, 1999, p. 295.

peuvent être utiles, à savoir dans le soulagement de la douleur extrême des cancers osseux ou des métastases osseuses, qui sont difficiles à contrôler et qui guérissent plus lentement que des cancers des tissus mous. Pour aider le patient, quelques radiothérapies (parfois jusqu'à trois ou cinq) sont utilisées pour arrêter l'avance de la tumeur et soulager la douleur. Il est préférable d'utiliser la radiation que de gérer la douleur avec des médicaments, qui – étant toxiques – entravent la guérison. Puisque la radiothérapie rend les médicaments inutiles, l'os peut guérir et la douleur ne revient pas.

CHIMIOTHÉRAPIE

Depuis environ 1960, la chimiothérapie a été un des outils principaux de thérapie orthodoxe du cancer. Il y a beaucoup de variétés, mais elles ont toutes une chose en commun : elles sont fortement toxiques. Le but de leur utilisation est de tuer les cellules cancéreuses et de supprimer ainsi les tumeurs malignes. Cependant, aucune forme de chimiothérapie n'existe qui ne tue pas aussi des cellules saines.

La façon dont ces produits chimiques toxiques fonctionne est d'interférer avec le métabolisme des cellules malignes en arrêtant leur division rapide. Ils accomplissent cela, mais il y a d'autres cellules et tissus dans le corps humain qui se divisent aussi rapidement, à savoir la moelle osseuse qui, entre autres choses, produit l'élément essentiel des globules blancs pour l'immunité, des membranes muqueuses de la paroi intestinale et des follicules pileux. Ceux-ci sont sérieusement endommagés par les toxines de la chimiothérapie, aboutissant à une fonction immunitaire réduite, nausée, vomissements, saignements intestinaux, ulcères de bouche et perte de cheveux. Éventuellement, les dommages finissent par être pires. Les patients rapportent une perte de mémoire et les enfants ont des difficultés d'apprentissage. Des dommages au cœur, poumons et reins ont été rapportés, ensemble avec une incidence beaucoup plus haute d'infections.

Les médicaments de chimiothérapie sont soumis aux innovations constantes, souvent motivées par des considérations financières.

Un des derniers médicaments, Gemzar®, qui avait à l'origine été accepté pour le traitement du cancer du poumon et du sein, a maintenant été autorisé pour son utilisation dans le cancer avancé des ovaires. Il n'y a aucune preuve pour montrer que ce médicament prolonge la vie. D'autre part, il empire les effets secondaires des médicaments de chimiothérapie précédemment utilisés ; cependant, c'est très cher. Des rapports récents déclarent qu'une série de traitements Gemzar, consistant en six doses étalées sur six mois, coûte environ 11 000 €.

La chimiothérapie peut se faire gloire de quelques triomphes, réalisant de vraies guérisons, mais celles-ci sont limitées à des cancers rares et spéciaux, comme celui de la tumeur maligne trophoblastique gestationnelle (choriocarcinome). Un type de cancer lymphatique connu comme le lymphome de Burkitt, présent surtout dans certains endroits d'Afrique, a aussi été guéri dans environ 50 % des cas[2]. Un domaine de succès supplémentaire est dans le contrôle de nombreuses leucémies aiguës d'enfance, où environ 50 % des enfants réchappés ont survécu plus de cinq années[3]. Le cancer testiculaire est aussi connu pour être curable et, en effet, une grande quantité de guérisons sont enregistrées[4]. Malheureusement, ces succès se réfèrent seulement aux rares sortes de malignité. Les types les plus communs, comme le sein, la prostate, le cancer du poumon et, plus récemment le cancer du côlon, n'ont pas montré de bons résultats, bien que la chimiothérapie soit presque toujours administrée dans de tels cas.

Un sommaire qui en dit long et est alarmant sur l'utilisation de la chimiothérapie des derniers cas traités en 1972 par le docteur

---

2. « Lymphome non hodgkinien », Les Manuels de Merck, bibliothèque médicale en ligne (www.merck.com/mmpe/sec11/ch143/ch143c.html) ; voir aussi Ralph W. Moss, *L'Industrie du cancer : démêler la politique* (édition révisée de l'original : *Le Syndrome de cancer)* (New York : Paragon House,1989).
3. Dr Hiromu Muchi, Dr Hiroko Ijima et Dr Toshio Suda, « Le traitement des enfants ayant la leucémie lymphocytique aiguë avec le prophylactique intrathécale et systémique intermédiaire – Dose (150 mg/m2) méthotrexate », *Journal japonais d'oncologie clinique* 12 :363-370 (1982) ; voir aussi la note 2 (Moss), *supra*.
4. Lawrence H. Einhorn, « En guérissant le cancer métastasé testiculaire », *Procédures de l'Académie nationale de Sciences* 99 (2002) : 4592-4595 ; voir aussi la note 2 (Moss), *supra*.

Victor Richards dans son livre *: Cancer : the Wayward Cell – Its Origins, Nature and Treatment* (*Cancer : La Cellule entêtée – Ses origines, nature et traitement*). Dans son livre, Richards déclare que, même si la palliation (le soulagement de la douleur et le rétrécissement modeste de la tumeur) n'arrive seulement que « pour une durée brève dans environ 5 à 10 % des cas, la chimiothérapie joue un rôle de grande valeur pour garder les patients orientés vers la thérapie médicale appropriée et empêcher le sentiment d'abandon par le médecin. [...] Ces médicaments potentiellement utiles peuvent aussi empêcher la diffusion du charlatanisme de cancer[5]. »

En déplorant l'utilisation de la chimiothérapie, Ralph W. Moss écrit dans son livre, *The Cancer Industry : Unraveling the Politics* (*L'Industrie du cancer : en démêlant la politique*) : « De l'avis de Richards, il est valable de faire risquer aux patients une nausée possible, vomissements, vertige, chute de cheveux, lésions buccales et même la mort prématurée, simplement pour les garder "orientés vers la thérapie médicale appropriée" et loin du "charlatanisme de cancer[6]." » Autrement dit, il est valable d'empêcher les patients de chercher une aide autre que celle que fournit la médecine orthodoxe. Dans la plupart des sachets de médicaments pour la chimiothérapie, on peut lire l'avertissement déclarant que ce médicament est connu pour causer le cancer[7].

La sévérité des effets toxiques de la chimiothérapie peut être mieux étudiée dans un manuel d'infirmières d'oncologie. Il avertit les infirmières qui préparent seulement les médicaments pour l'administration qu'elles peuvent éprouver « un risque significatif » de dommages de peau, d'anomalies reproductrices, de problèmes hématologiques (le système du sang), de foie et des lésions chromosomiques. Les infirmières sont aussi instruites « de

---

5. Dr Victor Richards, *Cancer — la cellule rebelle : ses origines, nature et traitement*, Presse de l'université de Californie, Berkeley, 1972.

6. Voir la note 2 (Moss), *supra*.

7. Ralph W. Moss, *En mettant en doute la chimiothérapie*, Equinox Press, Brooklyn, 2000 (« La chimiothérapie peut provoquer le cancer : la chose la plus étrange de la chimiothérapie est que beaucoup de ces médicaments eux-mêmes sont cancérigènes. Cela peut sembler étonnant au lecteur moyen, que les médicaments pour le cancer causent le cancer. Pourtant c'est un fait incontestable. »).

ne jamais manger, boire, fumer, ou utiliser des cosmétiques dans l'endroit où se fait la préparation des médicaments[8] ».

IMPLANTS MAMMAIRES

Ceux-ci sont le choix de quelques patientes du cancer du sein, principalement pour des raisons esthétiques, mais elles peuvent avoir des conséquences sur la santé sérieuses. Bien sûr, il est compréhensible que les patientes de postmastectomie veuillent compenser la perte d'un ou des deux seins. Cependant, il y a des risques dans la procédure, selon la nature des matériaux utilisés.

Le pire choix est une poche remplie de silicone, qui est connue pour se déchirer et répandre la silicone dans les tissus environnants. Dans un cas, nous l'avons vu comme cause de toxicité sérieuse dans la poitrine entière, accompagnée des maux de tête (migraine) et une faiblesse extrême, au point que la patiente est devenue grabataire. Le traitement Gerson a éliminé la plupart de ces ennuis. La patiente s'est débarrassée des migraines, a regagné son énergie et a pu vivre normalement.

Si d'autres matériaux sont utilisés, le déchirement est moins un problème, sauf que l'implant est toujours un matériau étranger que le corps essaie de rejeter. Il ne peut pas le faire, étant donné que cela reste fermement en place ; ceci cause à son tour de l'irritation constante, qui est particulièrement dangereuse pour les patientes qui avaient des mastectomies pour le cancer du sein. En pesant le pour et le contre des implants, il est logique de déduire que des considérations esthétiques sont moins importantes que de vouloir éviter une répétition.

AIDE DE MÉNAGE

Le seul inconvénient sérieux du traitement Gerson consiste dans l'intensité du travail requis, presque l'équivalent d'un travail à plein temps. Beaucoup de temps, d'énergie et d'efforts sont nécessaires

---

8. *Ibid.*

pour préparer dix à treize verres de 250 ml de jus frais par jour, à heures fixes, en plus de la préparation des trois repas quotidiens et du concentré de café pour les lavements, plus la sécurité de l'approvisionnement constant des grandes quantités de produits biologiques nécessaires pour le bon fonctionnement du programme. Les produits alimentaires doivent être lavés et préparés pour en extraire le jus et faire la cuisine proprement dite, les salades et les légumes doivent être préparés juste avant les repas autant que possible pour sauvegarder leur fraîcheur et, bien sûr, tout ceci est accompagné par la vaisselle constante de plats. De plus, cet ordre du jour, prenant presque huit heures, doit continuer sans arrêt sept jours par semaine.

Évidemment, des patients sérieusement malades, ou même ceux qui le sont moins, ne peuvent pas faire face à un calendrier si exigeant. Sans tenir compte de leur condition, les patients doivent se reposer s'ils veulent guérir. Guérir, l'effort héroïque que fait le corps pour combattre la maladie exige de l'énergie ; l'énergie déjà diminuée d'une personne malade doit donc être réservée pour cela.

En d'autres termes, une autre personne est nécessaire pour accomplir les exigences de la thérapie. Dans de nombreux cas, un conjoint ou tout autre membre de la famille est enclin et capable de faire le travail, mais l'intensité des tâches sans arrêt épuisera bientôt une personne seule. Dans ce cas, une aide cuisinière doit être embauchée et formée. En fait, il est préférable d'avoir deux aides, chacune ne travaillant que plusieurs jours par semaine.

Le choix de la bonne personne pour aider est important. Il est imprudent d'engager une infirmière formée par la médecine allopathique, puisqu'elle ne pourrait pas approuver le régime nutritionnel et pourrait essayer d'ajouter des articles de son choix. De même, « un chef cuisinier » trouverait probablement la préparation alimentaire de Gerson difficile à manipuler. Le choix idéal serait une personne à l'esprit ouvert désirant être formée suivant les exigences exactes du travail. Quelques patients ont trouvé utile de s'approcher de leur église pour avoir des volontaires. La meilleure approche est de prendre des dispositions pour que plusieurs volontaires puissent fournir une aide continue, à tour de rôle si l'un ou l'autre est incapable d'être présent.

Puisque la préparation horaire de jus avec toutes les autres tâches garde l'assistante occupée, une femme de ménage peut aussi être nécessaire une ou deux fois par semaine. Tel qu'indiqué plus tôt (voir le chapitre 10, « La maison d'après Gerson », p. 157), aucun détachant toxique ne doit être utilisé dans la maison du patient.

Après huit à douze mois de thérapie, le patient est d'habitude dans une bien meilleure condition et peut entreprendre un certain nombre des tâches de préparation alimentaires, y compris la préparation des jus. Cependant, si cet effort supplémentaire amène de nouveaux symptômes ou une fatigue excessive, de l'aide extérieure doit être obtenue. Quelques personnes peuvent retourner d'abord au travail à temps partiel et plus tard à un travail normal.

Il y a une condition importante : le patient ne doit jamais déjeuner dans un restaurant. Il doit manger le déjeuner de Gerson habituel à la maison, avec le jus vert fraîchement fait (qui ne peut pas être apporté au travail) et avoir un peu de repos, plus le lavement de midi. Les jus de carotte/pomme peuvent être apportés le matin au travail, dans une bouteille Thermos ; un autre Thermos plein de jus doit être préparé pour être bu dans l'après-midi. De retour à la maison, le reste des jus verts peuvent être pris, ainsi que les lavements manquants, suivis de repos. Cet arrangement fonctionne seulement s'il y a une personne à la maison capable de préparer tous les articles nécessaires de la thérapie pour le patient.

LES DANGERS DU SOLEIL

Le soleil peut être une source de bonne santé ; comme il peut aussi être un tueur. La différence se trouve dans la durée d'exposition que nous choisissons. Le corps humain a besoin de vitamine D, qui aide à maintenir plusieurs systèmes d'organes et est essentiel pour former et maintenir des os sains. Cependant, très peu de produits alimentaires sont naturellement riches en vitamine D (quelques produits alimentaires commerciaux sont fortifiés avec des versions synthétiques de la substance), donc nous avons besoin de vitamine D, qui est produite dans notre peau exposée à la lumière du soleil.

Les dangers sont que les rayons (UV) ultra-violets contenus dans la lumière du soleil peuvent causer des dommages sévères aux cellules. Ceci explique en partie pourquoi la mode répandue pour un bronzage profond a été accompagnée par le doublement des cas de cancer de la peau au cours des dernières décénnies[9]. Même ceux qui ne sont pas couchés pendant des heures pratiquement nus sur une plage ensoleillée, mais ont, au lieu de cela, travaillé à l'extérieur, peuvent développer le cancer de la peau, puisque 30 % à 50 % des rayons UV nous atteignent même un jour nuageux.

Les patients de Gerson doivent prendre grand soin d'éviter un coup de soleil, qui cause un mal immédiat sous forme d'ampoules, avec des rougeurs et de l'inconfort, mais peuvent aussi produire des dommages à long terme avec de la peau sèche, ridée, au minimum, et au pire un mélanome. La première règle est d'éviter le soleil entre 10 heures et 15 heures en été, et dans des climats chauds durant toute l'année. Il est toujours possible de jouir de la luminosité à un endroit ombragé, mais pas près de l'eau, puisqu'elle reflète puissamment les rayons du soleil. Même à d'autres moments de la journée, il est important d'être bien couvert quand on est à l'extérieur. Des chemises de coton blanches, légères et à manches longues, des pantalons longs et des chapeaux à rebords larges ou des casquettes blanches avec des visières donnent la protection nécessaire.

Des enfants sains doivent pouvoir jouer en plein air et aller à la baignade en été, mais ils sont encore plus sensibles au coup de soleil que des adultes. Malheureusement, 90 % des crèmes de soleil commerciales et des écrans solaires contiennent un produit chimique appelé octyl méthoxycinnamate, qui est toxique et double sa toxicité quand exposé à la lumière du soleil[10]. Comme la peau absorbe 60 % de tout ce qui est appliqué, évidemment de tels préparatifs ne peuvent pas être utilisés par des enfants. Cependant, des crèmes de soleil non toxiques efficaces contenant des ingrédients naturels, comme le thé vert, sont disponibles et peuvent être trouvées avec un peu d'effort.

---

9. «Les lits de bronzage peuvent augmenter le risque du cancer de la peau», Société américaine du cancer. centre des nouvelles (16 mai 2005).
10. Rob Edwards, «Côté sinistre des écrans solaires», *Nouveau Scientifique* (7 octobre 2000).

THÉRAPIES COMPLÉMENTAIRES

Ces jours-ci, il y a une gamme surprenante de traitements complémentaires qui vous sont offerts, et la question surgit de savoir si des patients de Gerson devraient utiliser n'importe lequel d'entre eux. La réponse simple est que quoi que ce soit qui promeut la guérison et n'est pas en contradiction avec les exigences de la thérapie est permis et potentiellement utile. Cependant, il n'y a pas de place pour l'erreur, voyons ensemble quelles sont les techniques sûres à utiliser.

RÉFLEXOLOGIE OU THÉRAPIE DE ZONE

Ceci date de l'Égypte antique, de la Chine et de l'Inde. Elle est basée sur le principe que les pieds et les mains sont une image inversée (comme celle d'un miroir) du corps et que, en appliquant la pression à certains points, en particulier sur les parties correspondantes des pieds, le corps est affecté. Le but du traitement est de rompre la congestion, les blocages et les formes typiques de stress et de rétablir l'homéostasie, l'équilibre interne du corps. La réflexologie ne permet pas de diagnostiquer ou de guérir, mais elle a une bonne réputation d'améliorer le bien-être général. Elle doit être utilisée doucement et prudemment avec des cancéreux, évitant les points réflexes qui correspondent aux zones affectées du corps.

REIKI

C'est une technique japonaise pour la réduction du stress et la relaxation qui promeut la guérison. Ses praticiens disent qu'il y a une énergie de force de vie invisible qui coule au travers de nous et nous garde vivant. Si cette énergie devient basse, nous tombons malades et souffrons de stress. Pour guérir, le maître du reiki canalise l'énergie par ses mains dans le corps du patient. Il n'y a aucun besoin de massage, seulement un contact très doux. Bien que le patient ne sente pratiquement rien, le traitement est vraiment holistique, affectant le corps, les émotions, et l'esprit.

À cause de sa nature non spécifique, le reiki peut aider à guérir de nombreuses maladies et œuvre bien avec d'autres techniques médicales ou thérapeutiques. Le mot lui-même consiste en deux parties : *rei* signifie « le pouvoir » ou « la puissance d'en haut » et *ki* signifie « l'énergie de force de vie », donc l'implication est que le reiki est une façon spirituellement guidée de rétablir l'énergie de force de vie universelle pour ceux qui en ont besoin.

ACUPUNCTURE

Originaire de Chine il y a environ deux mille ans et pratiquée de plus en plus aux États-Unis depuis 1971. Son essence est la stimulation de certains points anatomiques sur le corps en faisant pénétrer dans la peau des aiguilles métalliques fines et en les manipulant avec la main ou par des moyens électriques. Elle est censée régler le système nerveux, en activant les analgésiques biochimiques spécifiques du corps et en renforçant le système immunitaire. L'acupuncture a une réputation prouvée de bon contrôle de la douleur et de rétablissement accéléré après une chirurgie. Elle peut donner une sensation de bien-être et augmenter l'énergie épuisée. Les aiguilles utilisées en acupuncture causent une douleur minimale, et sa pratique a été approuvée par l'Organisme américain de certification des aliments et des médicaments (FDA) pour son utilisation par des praticiens en 1996[11]. Aujourd'hui, cette technique antique est utilisée aux États-Unis par des milliers de médecins, de dentistes et d'autres praticiens pour la prévention ou le soulagement de la douleur et les membres de l'Académie américaine d'acupuncture médicale l'utilisent sur des cancéreux dans de nombreux hôpitaux et cliniques.

---

11. « Recevez les faits : acupuncture », centre national pour la médecine complémentaire et alternative (http://nccam.nih.gov/health/acupuncture).

Yoga

Le yoga est d'abord apparu en Inde il y a environ cinq mille ans. Il a plusieurs variétés, y compris le yoga hatha, une discipline physique consistant principalement en étirements et en exercices de respiration qui a grandi en popularité à l'Ouest depuis le milieu du XXe siècle. Étant non compétitif, doux et accessible aux gens de tout âge et de différents niveaux d'habileté, le yoga est un exercice idéal pour les patients Gerson qui veulent améliorer leur flexibilité, leur endurance et leur tonus musculaire. Les positions de yoga, connues comme *asanas*, aident à réaliser l'équilibre et son maintien. Les exercices de respiration sont relaxants et augmentent la provision d'oxygène à l'organisme – un grand avantage, puisque les cellules cancéreuses peuvent seulement prospérer dans un environnement anaérobique (c'est-à-dire sans oxygène).

Notez s'il vous plaît : Les patients souffrant du cancer du poumon ou d'emphysème devraient seulement entreprendre des exercices respiratoires sous la surveillance d'un professeur de yoga formé, dont l'aide serait aussi de valeur pour tous les débutants.

Massage

Le massage pour les patients Gerson doit être limité au plus doux, à un massage délicat, à peine plus que des caresses douces. La manipulation profonde est strictement contre-indiquée parce que les muscles des cancéreux sont normalement affaiblis et le traitement vigoureux pourrait facilement les endommager. Le seul massage que le docteur Gerson a recommandé pour des cancéreux a consisté en deux fois par jour le frottement de la peau avant les repas avec un mélange de deux cuillerées à soupe d'alcool à 90° et deux cuillerées à soupe de vinaigre de vin dans un demi (½) verre d'eau. Cette méthode stimule la circulation, ouvre les capillaires et laisse les patients avec une sensation régénératrice et tonifiante.

CHAPITRE 22

ATTENTION :
LES PIÈGES VOUS GUETTENT !

L'erreur est humaine ! Et, comme humains, nous pouvons commettre des erreurs dans n'importe quel aspect de la vie, mais quand les personnes sérieusement malades entreprennent un programme potentiellement d'importance vitale, comme la thérapie Gerson, même une bévue mineure ou une omission pourraient causer une rechute majeure. Cette façon de guérir demande une transformation totale – non seulement du style de vie, mais aussi de la compréhension des patients relative aux principes de la maladie, de la santé et de la guérison et comment ils répondent aux besoins de leur corps. Cette compréhension est d'autant plus importante parce que la thérapie interdit beaucoup de choses qui font partie du style de vie occidental normal, et que les patients doivent en connaître les raisons, derrière les restrictions, pour les accepter de bon cœur.

Il y a aussi la question de respecter les règles de la thérapie, même sans surveillance présente pour vérifier ou réprimander le patient comme il y aurait dans un centre médical conventionnel. Cela demande de la maturité et de la force de caractère pour être son propre superviseur et rester dans le droit chemin, mais la récompense est énorme et elle en vaut plus que la peine.

SAUVEZ VOTRE ÉNERGIE !

Regardons de près les erreurs possibles, les tentations et les pièges qu'un patient va probablement rencontrer partout, particulièrement au début du protocole Gerson. Ironiquement, le premier piège est la grande amélioration de la condition du patient qui survient pendant les quelques premières semaines lors de la thérapie complète, particulièrement à la clinique Gerson au Mexique.

Quand de tels patients retournent à la maison – et ceci est particulièrement vrai pour les femmes –, ils ont l'air de se sentir mieux et sont souvent sans douleur, incitant les membres de la famille à supposer qu'ils peuvent de nouveau compter sur eux pour reprendre toutes les tâches « normales » et les aider. Ceci pèse lourdement, en particulier sur les mères, qui se sentent probablement coupables d'avoir « laissé tomber » la famille en étant malades et en ayant elles-mêmes des besoins réels et, ressentant de la culpabilité, elles peuvent être poussées à reprendre sur leur dos la routine. Les patients masculins ont normalement une attitude plus détendue au retour à la maison, mais même eux veulent recommencer à travailler, faire des exercices ou s'occuper des tâches ménagères.

Aucun de ces comportements n'est acceptable. Tel qu'exposé auparavant, les patients ont besoin de beaucoup de repos. Leur corps travaille très dur pour se désintoxiquer et guérir et c'est beaucoup plus important que n'importe quelle activité domestique. En réalité, dans la plupart des cas, bien que les patients aient l'air remarquablement mieux, ils se sentent vraiment fatigués et même faibles pendant les deux à trois premiers mois de la thérapie, incapables de se livrer à beaucoup d'activités. Au lieu d'écouter les messages de leur corps, quelques patients se forcent en réalité à être à la hauteur, faisant leurs propres nourritures et jus (six à huit heures de travail quotidien) et se fatiguent énormément eux-mêmes. C'est une erreur grave, une presque garantie de saper les bons effets du programme.

Un problème semblable surgit, après trois ou quatre mois de thérapie, quand la fatigue initiale s'en va et que l'énergie revient à un tel point que les patients se sentent pratiquement normaux. Ils veulent être entièrement actifs à nouveau et compenser « le temps perdu ». Les femmes se lancent dans un ménage de fond en comble par un lavage des rideaux, nettoyant les planchers et attaquant des montagnes de linges à repasser ; les hommes nettoient le garage et, selon la saison, pellettent la neige ou tondent la pelouse, ou réparent même le toit, simplement pour prouver qu'ils sont actifs entièrement à nouveau. Les fortes envies sont compréhensibles, mais doivent être combattues. Des améliorations superficielles (par exemple l'énergie accrue) n'égalent pas la guérison. Le repos reste essentiel afin d'éviter un déclin d'énergie.

Une des règles importantes du docteur Gerson était que les patients devaient être au lit au plus tard à 22 heures – ne lisant pas, ne regardant pas la télévision ou n'écoutant pas la radio, mais devaient bien dormir, si possible, ou au moins être au repos complet. La période avant minuit est particulièrement de grande valeur pour la restauration du corps, et la période de reconstitution ne doit pas être raccourcie.

ADOUCIR LE RÈGLEMENT

Certes, les règles diététiques de la thérapie Gerson sont assez strictes et, tandis que la plupart des patients s'y habituent rapidement, il y en a certains qui désirent ardemment reprendre leurs produits alimentaires préférés qui sont présentement interdits (peu importe si ces derniers ont probablement contribué à la défaillance de leur santé !), ces patients ont tendance à penser sûrement qu'un « petit extra supplémentaire » une fois de temps en temps ne leur ferait probablement pas de mal, et augmenterait même leur moral et améliorerait leur humeur.

Ceci est faux sur tous les points. Tout d'abord, quelle est la fréquence d' un « petit extra temps en temps » ? En outre, une fois que l'adhérence stricte au protocole est cassée, c'est facile et tentant de la casser à nouveau… et à nouveau. Considérez aussi que, depuis le début du traitement, le corps reçoit des instructions et des messages *via* les substances nutritives précisément calculées, chacune d'elles affecte toutes les autres, et déranger le processus par des additions occasionnelles de mauvaises nourritures salées, grasses, remplies de produits chimiques résonne comme une idée désastreuse.

Bien souvent, ce n'est pas le patient mais les visiteurs bien intentionnés – amis et parenté – qui suggèrent d'enfreindre les règles du régime et d'avoir «un bon gros bifteck pour se remonter» ! Ils sont ceux qui interrogent comment un adulte peut survivre, sans parler de guérir, sur de «la nourriture de lapin» et, même si le patient réussit à ignorer leurs conseils, une certaine irritation s'ensuit. Souvenez-vous, s'il vous plaît, que les personnes qui critiquent le protocole Gerson, y compris les professionnels de la santé, qui autrement sont bien intentionnés, le font ainsi par ignorance et incompréhension et, pour cette raison, peuvent sans risque être ignorés. La meilleure façon est de demander à vos visiteurs et amis de respecter votre choix de traitement et de vous soutenir et de vous encourager – ou de vous laisser seul. Demandez à ceux qui suggèrent des changements à la thérapie : «Combien de patients en phase terminale avez-vous sauvés avec vos conseils ?»

ÊTRE FERME AVEC SES AMIS

Bien sûr, il est agréable d'avoir des visiteurs pour rompre la monotonie nécessaire des jus, des repas et des lavements, mais seulement sous certaines conditions. Une règle est de ne jamais permettre à quelqu'un qui souffre d'un rhume, peu importe son intensité, qui tousse ou qui a le moindre symptôme de grippe d'entrer dans la maison. Cela prend de neuf à douze mois avant que le système immunitaire du patient soit assez fort pour combattre un rhume, ou pis encore, une grippe : une infection de cette sorte pourrait mener à des complications qui pourraient même mettre la vie du patient en danger.

Si un ami ou un parent arrive sans avoir pensé qu'il souffrait d'un rhume ou de n'importe quelle autre condition infectieuse, le patient doit se réfugier dans sa chambre à coucher et n'avoir aucun contact avec le visiteur. Ce niveau de fermeté est très difficile à maintenir surtout avec les enfants et particulièrement les petits-enfants qui viennent vous visiter. Le patient veut les aimer et les étreindre, même s'ils éternuent ou crachotent, mais tel ne doit pas être le cas. De plus, si le conjoint du patient s'enrhume, il doit dormir dans une autre pièce.

SOYEZ FERME AVEC LES DOCTEURS AMICAUX

Un docteur allopathique amical désirant aider un patient de Gerson est un grand atout s'il consent à prescrire les analyses de sang et d'urine nécessaires. Le problème surgit quand il lit les résultats du test. Si n'importe quel item est hors de la gamme normale, le docteur suggère que le patient prenne un certain médicament « pour le ramener au niveau normal ». Cela, aussi, peut être une erreur sérieuse. La valeur anormale se réglera sur la thérapie Gerson, alors que des médicaments allopathiques peuvent l'endommager.

Par exemple, nous connaissons un docteur qui a remarqué un niveau de fer quelque peu bas dans le sang d'un patient et qui a prescrit des médicaments pour le fer. Les ennuis sont que ces suppléments de fer sont toxiques[1], ils sont exclus automatiquement pour les patients de Gerson. En temps, avec tous les jus verts, la médication pour le foie et la vitamine B12, les résultats des tests de sang reviendront à la normale sans médicaments.

Les médicaments peuvent être d'importance vitale dans les maladies aiguës et dans les cas d'urgence mais, quand il s'agit de maladies chroniques, comme le cancer, ils fournissent seulement un soulagement symptomatique au mieux et peuvent causer sérieusement du mal au pis-aller. Gardez ceci à l'esprit si et quand un docteur bien intentionné vous dit que la chimiothérapie fonctionne plus rapidement et mieux que le jus de carotte. Gardez votre sang-froid et continuez à prendre vos jus de carotte.

---

1. Anna E. O. Fisher et Declan P. Naughton, « Complément de fer : le pétrin rapide avec les conséquences à long terme », *Journal de Nutrition* 3 (2) (16 janvier 2004).

Flambées et sautes d'humeur

Les réactions guérissantes ou curatives, appelées communément des flambées, sont des événements normaux de la thérapie Gerson. (Voir le chapitre 17, « Comprendre les réactions guérissantes », p. 219.) Ces épisodes peuvent être terriblement intenses ; en même temps, le patient peut aussi souffrir de dépression et d'une humeur noire. Si la famille panique, le patient peut finir par se retrouver dans la salle des urgences de l'hôpital le plus proche, où les docteurs gentils et concernés lui feront une piqûre ou lui donneront une pilule pour arrêter les symptômes. Malheureusement, ils arrêtent aussi la guérison, ce qui a causé des problèmes sérieux dans quelques cas. Le fait est que le docteur allopathique ordinaire n'a probablement jamais entendu parler d'une réaction guérissante, ne comprend pas ses symptômes et fonctions et on ne peut donc pas s'attendre à ce qu'il la traite correctement. La façon appropriée de traiter une flambée est clairement exposée dans le chapitre 17 et devrait être suivie de près.

Les problèmes psychologiques et les sautes d'humeur sont traités entièrement. (Voir le chapitre 25, « Soutien psychologique pour les patients de Gerson », p. 293.) Ici, nous voulons seulement reconnaître l'impact puissant des crises occasionnelles de négativité, quand uniquement le patient ne se sent pas bien physiquement – avec la nausée, la transpiration, les maux de tête, un dégoût envers la nourriture et les jus et probablement de la fièvre –, mais aussi mentalement se sentant émotionnellement écrasé. Les toxines circulant dans le système nerveux central et le cerveau sont les responsables, mais tout ce que ressent le patient est le besoin urgent d'arrêter la thérapie, de s'affranchir de toutes les restrictions et de partir en courant. Ceci est une phase temporaire qui passe. Il est sage de le savoir à l'avance pour que le patient soit au moins préparé, quand cela arrive, et puisse s'en sortir le plus rapidement possible.

AVERTISSEMENT AU SUJET DE L'EAU

Ne sous-estimez pas l'importance d'assurer la pureté de toute l'eau utilisée dans votre maison. Le pire contrevenant est le fluorure (voir le chapitre 5, « Effondrement des systèmes de défense corporels », p. 33), assurez-vous donc que votre approvisionnement en eau ne contienne pas ce produit chimique nuisible. Si tel n'est pas le cas, vous devez prendre des précautions spéciales. Contrairement au chlore, le fluorure n'est pas éliminé en faisant bouillir l'eau ! La seule façon de s'en débarrasser est par la distillation. (Voir le chapitre 10, « La maison d'après Gerson », p. 157.)

Cependant, le fluorure est aussi présent dans l'eau utilisée pour la douche quotidienne. Bien qu'une douche n'ait pas besoin de prendre une éternité, même une exposition brève d'eau chaude ouvre les pores, pour que n'importe quel composant indésirable présent dans l'eau soit rapidement absorbé. Il y a deux solutions à ce problème :

1. Épongez-vous pour faire votre toilette, au lieu de prendre une douche, quatre litres d'eau distillée, réchauffée, et versée dans un lavabo.

2. Installez une douche de camping dans la salle de bains et remplissez-la d'eau distillée et réchauffée. La description complète, les modèles divers et le prix de cet appareil sont disponibles sur Internet.

ATTENTION À CE QUE VOUS LISEZ

Savoir, c'est pouvoir, et le patient bien informé va probablement faire les bons choix. Cependant, la grande gamme toujours croissante de prétendus livres de santé et de bibles de diètes est un domaine dangereux plein de théories et de conseils contradictoires. Des patients à l'esprit ouvert tenant à apprendre de nouvelles choses lisent autant de livres de santé qu'ils peuvent trouver et finissent par être confus. Bien que la plupart des méthodes nutritionnelles soient au moins en partie basée sur la thérapie Gerson, aucune n'est complète ou indépendante des préjugés et idées subjectives de son auteur.

Les chances sont que, si vous lisez dix livres de santé, vous allez probablement obtenir douze avis différents. Tristement, les personnes qui ont ajouté au protocole de Gerson quelques substances « anticancer » dont elles avaient pris connaissance n'ont pas fonctionné du tout. Faites table rase s'il vous plaît. Si vous avez décidé d'utiliser la thérapie Gerson, informez-vous aussi complètement que possible et restez-y attaché. Après tout, la méthode Gerson a le crédit d'avoir les antécédents les plus longs et les meilleurs.

ARRONDIR LES COINS

Personne ne peut nier que la thérapie Gerson requiert une forte intensité de main-d'œuvre ; de temps en temps, cela peut être ressenti comme vraiment écrasant. Quand cela arrive, les patients et/ou le personnel soignant peuvent se sentir tentés de faciliter des choses un peu en changeant la routine (par exemple en préparant les jus pour toute la journée d'un seul coup en les stockant dans le réfrigérateur, au lieu de les produire frais à heure fixe tel que prescrit). Ceci sape le traitement et garantit l'échec puisque les enzymes de la plus haute importance dans les jus fraîchement faits ont une durée de vie d'environ vingt minutes. Après que ce temps s'est écoulé, les minéraux, les oligo-éléments et la plupart des vitamines peuvent survivre dans les jus, mais les enzymes vivantes et leurs pouvoirs de guérison auront été perdus.

Une autre tentation arrive quand un certain ingrédient du programme Gerson devient difficile à obtenir et que le patient décide que quelque chose d'autre fera aussi bien l'affaire à court terme. La prudence extrême est nécessaire dans une telle situation. Par exemple, si des carottes biologiques ne sont pas disponibles, en aucun cas des non biologiques ne peuvent être utilisées pour faire des jus ou les repas. Les carottes commercialement cultivées sont saturées de produits chimiques agricoles ; le nettoyage à fond et l'épluchage de ces dernières n'enlèveront pas les poisons. Comme mesure de secours, le jus de carotte biologique embouteillé peut être utilisé tout seul ou mélangé avec le jus de pomme biologique embouteillé, mais il devrait être compris que cette substitution doit seulement être une solution à court terme et non pas l'établissement d'une routine.

Un des pires exemples de substitution était celui d'une patiente souffrant d'une maladie liée au collagène, qui allait bien sur le programme Gerson jusqu'à ce que sa provision de carottes biologiques soit séchée complètement. Plutôt que d'aller en chercher de nouvelles, elle et son mari ont décidé de substituer du jus d'orange aux carottes et ont commencé à boire jusqu'à huit verres de jus d'orange fraîchement pressés par jour. Ceci aurait été nuisible pour n'importe quel patient Gerson ; dans ce cas précis, il était désastreux, puisque les agrumes sont contre-indiquées dans toutes les maladies liées au collagène. Sa condition s'est détériorée dramatiquement.

P.-S.

Thomas Jefferson a écrit que « le prix de la liberté est la vigilance éternelle ». Eh bien, le prix de la bonne santé est le même : la vigilance éternelle pour éviter les pièges, résister aux tentations et laisser tomber les conseils des étrangers bien intentionnés qui ne comprennent pas ce que vous faites. Cependant, vous savez ce que vous faites et pourquoi vous le faites et c'est tout ce qui compte.

CHAPITRE 23

QUESTIONS FRÉQUEMMENT POSÉES

La thérapie Gerson est si fondamentalement différente de l'approche consistant à littéralement gaver les patients de pilules, approche habituelle centrée sur les symptômes de la médecine orthodoxe, qu'elle peut sembler très étrange aux nin-initiés. Il est important d'expliquer les raisons derrière les règles ; une fois comprises, elles s'avèrent être éminemment logiques. Voici une sélection aléatoire de la plupart des questions (Q) fréquemment posées avec les réponses (R) appropriées.

Q : Pourquoi ne pas cuire à la vapeur des légumes pour un petit bout de temps, et utiliser ensuite l'eau au fond de la casserole dans le potage, plutôt que trop cuire toute la vie des légumes pendant longtemps ?

R : Le docteur Gerson était très spécifique quant à l'utilisation de la plus basse chaleur possible pour faire cuire les légumes. La vapeur à haute chaleur est plus chaude que l'eau bouillante – elle change la structure colloïdale des substances nutritives, particulièrement des protéines, mais aussi des minéraux et les rend difficiles à absorber et à assimiler.

Le docteur Gerson a même suggéré de mettre un disperseur de chaleur sous la casserole pour garder la chaleur juste assez haute pour faire mijoter la nourriture lentement jusqu'à ce qu'elle soit prête.

Cette méthode « ne tue pas la vie de la nourriture » en la cuisinant et est essentielle. Les seules substances nutritives qui sont endommagées sont les enzymes, qui meurent à des températures au-dessus de 60 °C, mais les patients font une provision énorme d'enzymes dans les jus crus fraîchement préparés pour compenser cette perte. La chaleur à feu doux préserve les protéines, les structures minérales et quelques vitamines.

La suggestion que l'eau restant dans la casserole doit être utilisée reconnaît que les bonnes substances nutritives, particulièrement les minéraux, ont été filtrées dans l'eau, laissant les légumes cuisinés dépourvus de ces dernières ! Ceci explique pourquoi les légumes passés à la vapeur ont si peu de goût. Une autre raison pour faire cuire la nourriture lentement à la température la plus basse possible est de fournir au tube digestif du patient une fibre douce pour atténuer toutes les nourritures crues et les jus que le patient doit consommer.

Q : Pourquoi ne pas utiliser un supplément de vitamines du groupe B pour garder l'équilibre des vitamines B, puisque nous utilisons une grande quantité de B3 et B12 ?

R : Le docteur Gerson a déclaré dans son livre[1] que les patients ont été malades quand il leur a administré des vitamines B1 et B6. Le protocole Gerson, avec son nombre énorme de jus et de produits frais, est bien équilibré et n'a besoin d'aucun supplément.

Q : Quand des produits de soja biologiques peuvent-ils être ajoutés dans le régime ?

R : La réponse rapide est jamais. Les produits de soja de toutes les sortes (par exemple le tofu, la farine ou la sauce) contiennent une substance qui bloque l'absorption de substances nutritives, en plus d'avoir une haute teneur en matières grasses. De nombreuses

---

1. Max Gerson, *Une thérapie de cancer : résultats de cinquante cas et la cure de cancer avancé par la thérapie de régime, un résumé de trente ans d'expérience clinique*, institut Gerson, San Diego, appendice II, 6e édition, 1999, p. 418.

recherches ont prouvé la toxicité du soja, même quand cultivé biologiquement. La frénésie revendiquant l'utilité du soja dans la prévention du cancer du sein s'est avérée être mal fondée et l'opposé est vrai : le soja va probablement stimuler la malignité[2].

Q : La bonne combinaison des aliments, le non mélange de l'amidon et des fruits, est supposée être saine. Pourquoi n'est-elle pas utilisée au cours de la thérapie ?

R : La combinaison des aliments est probablement utile si appliquée au régime américain moyen, qui est élevé en protéines animales et en sodium (sel). Puisque tous les produits alimentaires Gerson sont végétariens et que tous les légumes contiennent une certaine quantité d'amidon, il n'est ni nécessaire ni possible de séparer ces deux substances.

Q : Pourquoi ne pas supplémenter en vitamines C et E, qui aident à stimuler le système immunitaire ? Sûrement un verre de jus d'orange par jour n'est pas assez ?

R : C'est une conception générale fausse qui prétend que seulement le jus d'orange contient de la vitamine C. Cela n'est pas vrai. Les jus utilisés dans le programme Gerson sont plus riches en vitamine C que le jus d'orange et les patients les consomment en quantités énormes chaque jour. Les salades crues et les fruits augmentent en plus sa consommation. Le docteur Gerson a insisté pour qu'on ne donne aucune vitamine supplémentaire aux patients. En plus, nous avons constaté que les produits pharmaceutiques de vitamines synthétiques et de minéraux sont mal absorbés et peuvent même être nuisibles.

---

2. G. Matrone, *et al.*, « Effet du genistin sur la croissance et le développement des souris mâles », *Journal de Nutrition* (1956) : 235-240.

Q : Les pommes de terre et les tomates appartiennent à une famille de plantes qui ne poussent que pendant la nuit et qui sont interdites dans beaucoup de régimes diététiques. Pourquoi ces produits alimentaires sont-ils les plus utilisés dans la thérapie ?

R : Ils ne le sont pas ! Les articles les plus utilisés sont les carottes, les pommes et les légumes verts pour faire des jus. Les pommes de terre sont extrêmement nutritives, hautes en potassium aussi bien qu'en protéines et facilement digestibles (beaucoup plus que le riz). Les tomates ont aussi de la valeur parce qu'elles contiennent des vitamines et des minéraux, y compris l'antioxydant puissant le lycopène, sujet de nombreuses recherches ces dernières années et qui est réputé pour stimuler la capacité[3] du système immunitaire. D'autres légumes appartiennent à la même famille, comme les poivrons verts et les aubergines, qui sont aussi utilisés dans le régime et qui n'ont jamais montré d'effets toxiques.

Q : À combien de flambées ou réactions guérissantes un patient peut-il normalement s'attendre ?

R : Il n'y a aucun nombre « normal » pour ça. Le corps les produit tant qu'il doit guérir. En règle générale, la première réaction de guérison se déclenche environ six à huit jours après le commencement du traitement complet ; la deuxième se produit d'habitude après environ six semaines ; la troisième, qui est souvent la plus intense, est généralement observée après trois à trois mois et demi. Chez les patients traités auparavant avec la chimiothérapie, nous nous attendons plus tard à une réaction chimio, telle que nous l'appelons, après environ six mois de thérapie. Ces moments ne sont pas fixés d'avance et suggèrent seulement que le patient peut s'attendre à avoir ces réactions à certains intervalles, qui peuvent varier largement avec chaque cas individuel.

---

3. « Tomates, produits basés sur la tomate, lycopène et cancer : révision de la littérature d'épidémiologie », *Journal de l'Institut national du cancer* 91 (4) (17 février 1999) : 317-331.

Q : Est-ce que les maux de tête sont un bon signe ?

R : Certainement pas. Ils peuvent être un symptôme de flambées, quand le corps sort sa surcharge de toxines. Dans ce cas, un lavement de café supplémentaire devrait être pris pour accélérer le processus de désintoxication. Dans quelques cas rares, la toxicité est si haute qu'un lavement ne soulage pas le mal de tête et un ou des lavements supplémentaires sont nécessaires. Chez presque tous les patients, comme la guérison progresse, les maux de tête disparaissent pour toujours, même s'ils avaient été un problème auparavant pendant de nombreuses années. Si les maux de tête se reproduisent après que la thérapie est finie, les chances sont qu'une exposition à des toxines ou à de la nourriture non convenable se soit produite et qu'elle devra être évitée à l'avenir.

Q : Quand les patients commencent-ils à se sentir mieux et à avoir plus d'énergie ?

R : Presque tous les patients, y compris ceux extrêmement malades, se sentent mieux après la première semaine de thérapie. La douleur diminue, les retours d'appétit et le sommeil s'améliorent ; et dans quelques cas, même les tumeurs reculent ou deviennent plus molles. Tout cela s'ajoute et donne un coup de tonus psychologique. Cela signale aussi le moment où le patient doit s'attendre à avoir une réaction de guérison imminente même s'il ne se sentira pas bien pendant quelques jours. Une véritable augmentation d'énergie peut arriver en trois à six mois, selon l'âge et la condition du patient. À ce stade, le plus important pour le patient est de continuer à prendre du repos et de ne pas se lancer dans des activités multiples ! La nouvelle énergie doit être utilisée pour la guérison et rien d'autre. Il y aura beaucoup de temps par la suite pour reconstruire les muscles et compenser le temps perdu consacré aux exercices. Voulant faire cela trop tôt peut aboutir à une rechute sérieuse.

Q : Quel pourcentage d'énergie croissante les patients de Gerson peuvent-ils utiliser pour faire des exercices ? Ils n'ont sûrement pas besoin de sauver toute cette énergie pour guérir.

R : Tout dépend de la condition du patient, mais il est sage d'être très prudent dans tous les cas. Pour commencer par le pire scénario, un patient en phase terminale, le repos total et complet (c'est-à-dire sans aucun exercice) est essentiel pendant les quelques premiers mois. De tels patients éprouvent fréquemment un déclin d'énergie après qu'ils arrivent à l'hôpital Gerson et supposent que ceci est dû à un manque de protéines. Bien sûr, cela est incorrect. La nourriture de Gerson est élevée en protéines végétales et facilement assimilée, ce qui couvre amplement les besoins nutritionnels des patients.

La faiblesse initiale est causée par les processus divers de guérison : la sortie de toxines des tissus du corps et la destruction des tissus des tumeurs circulent dans le système sanguin avant d'être excrétés. Clairement, le corps travaille d'arrache-pied pour commencer à se guérir et a besoin de toute l'énergie qu'il peut rassembler. Chez de tels patients avec la maladie à un stade avancé, l'exercice devrait être entièrement interdit pendant au moins trois à cinq mois. Après le sixième mois, les patients éprouvent normalement une augmentation d'énergie. À ce point, il est plus important que jamais de limiter l'exercice, car employer cette énergie improprement trop tôt raccourcirait sérieusement le processus de guérison continu.

Nous suggérons des promenades de moins de cinq minutes seulement pour commencer et par temps doux (c'est-à-dire pas dans la chaleur d'été, ni dans les coups de froid d'hiver avec des vents glacials !). Après trois à quatre semaines, l'exercice peut être prudemment augmenté à dix minutes. Il est aussi possible de commencer à utiliser un mini-trampoline, mais seulement en levant et en abaissant les talons une douzaine de fois sans déplacer le corps et plus tard en faisant un peu de marche à pied stationnaire.

Les patients qui guérissent peuvent progressivement intensifier leur programme d'exercice avec la clause restrictive que, s'ils deviennent sérieusement fatigués et incapables de se remettre après un repos, la durée de l'exercice doit immédiatement être réduite au dernier niveau qui a été confortable. Des exercices de yoga « hatha » (un type de yoga) doux peuvent aussi être essayés. Cependant, peu importe comment les patients se sentent, il n'est jamais sage d'abandonner la guérison en faveur de l'exercice. Après un rétablissement complet, il est facile de reconstruire la musculature.

Q : Pourquoi est-ce si important pour les patients d'éviter de s'enrhumer ? Sûrement même une grippe douce ne nous fera pas beaucoup de mal ?

R : Nous devons supposer que les patients qui ont développé le cancer ont un système immunitaire endommagé et sérieusement affaibli. Si ce n'était pas ainsi, il ne pourrait y avoir de cancer ! Avec la thérapie Gerson intensive, le système immunitaire sera reconstitué en temps. Cependant, ce temps pourrait bien signifier une année entière et, jusque-là, les rhumes et les grippes causées par des infections virales restent dangereux puisque le système immunitaire se remettant ne peut pas traiter avec elles facilement.

En outre, les virus envahissent des cellules saines et changent leurs gènes de la même manière que le cancer a tendance à changer la structure génétique des cellules normales. Ces gènes changés sont appelés oncogènes. Si le patient contracte une invasion virale avant que le système immunitaire ne soit suffisamment reconstitué, une situation dangereuse et potentiellement mortelle surgit, qui doit être traitée avec l'ozonation, des stimulants immunitaires supplémentaires, probablement du sélénium et plus encore. Donc, la prévention est évidemment de loin préférable. Ne permettez à personne avec un rhume ou une grippe, et particulièrement les enfants, d'être à proximité du patient !

Avertissement : même si le patient se remet bien d'un rhume ou d'une grippe, il est possible que le tissu de la tumeur se reproduise et grandisse.

Q : Je sais que le but du lavement de café n'est pas de promouvoir l'évacuation, mais il le fait de toute façon, particulièrement en suivant la routine de cinq fois par jour. Pourquoi dois-je aussi prendre cette huile de ricin horrible ?

R : Des cancéreux sérieusement malades portent d'habitude une charge toxique énorme de tissus tumoraux. Cette charge est attaquée par le système immunitaire se remettant et déversée dans le système sanguin, pour être ramassée par le foie et rejetée dans l'intestin grêle pour l'évacuation finale. La plupart des personnes ne se rendent pas compte que le transit de la sortie par le système du foie/bile à l'anus peut prendre de nombreuses heures, même avec les cinq lavements quotidiens habituels. Pendant ce temps, c'est inévitable pour le corps de réabsorber certaines de ces toxines.

L'huile de ricin est nécessaire pour remédier à cette situation. L'huile dégage rapidement le tube digestif entier, non pas seulement le côlon, mais particulièrement l'intestin grêle où la réabsorption se fait. Le même effet nettoyant profiterait aussi aux patients non cancéreux qui, en raison de la prétendue vie civilisée, sont les transporteurs de grandes quantités de substances toxiques autres que des tissus tumoraux. Ils peuvent bien se remettre sans les lavements d'huile de ricin, mais l'utilisation supplémentaire d'huile de ricin détoxiquant pris oralement accélère la guérison.

Q : Puis-je suivre cette thérapie en même temps que de recevoir le traitement de chimiothérapie ?

R : Cela semble contradictoire d'empoisonner le corps d'un côté avec les médicaments de la chimiothérapie et de l'autre côté vouloir le détoxiquer en même temps avec des lavements de café, des jus, etc. Le contraste est si frappant entre les deux approches que les patients, qui viennent pour suivre la thérapie Gerson après que la chimiothérapie a échoué à les aider, doivent continuer avec une forme réduite du programme Gerson pendant au moins six mois pour tenir compte de la détoxication graduelle du corps. Vous pouvez, cependant, soutenir votre corps pendant la chimiothérapie en passant par le régime Gerson et en ne buvant que trois verres de jus fraîchement préparés et effectuant un lavement par jour.

Q : Si cette thérapie est si efficace, pourquoi n'est-elle pas reconnue par les autorités médicales ?

R : Comme tout le monde le sait, les laboratoires pharmaceutiques énormes et puissants dominent le système médical orthodoxe actuel. Ils contrôlent même, par des donations substantielles aux facultés de médecine, ce qui est enseigné aux étudiants en médecine : les médicaments, médicaments et encore plus de médicaments pour supprimer les symptômes. Les médicaments ne guérissent jamais les maladies dégénératives chroniques, qui en conséquence sont nommées « incurables ».

La thérapie Gerson stoppe totalement l'utilisation des médicaments et par conséquent les ventes de médicaments, en guérissant le corps de ses vrais problèmes sous-jacents : les perturbations dans le métabolisme entier, le système immunitaire diminué et les organes essentiels endommagés. Ainsi, le corps entier peut être guéri, « guéri » des problèmes sous-jacents, et la santé est rétablie. Le problème est que les grands laboratoires pharmaceutiques ne peuvent pas faire d'argent avec les choses naturelles, les aliments biologiques, comme un sac de carotte, donc ils se battent contre toute thérapie basée sur la nutrition autant qu'ils le peuvent. Ils savent que le public commence à comprendre ce qui se passe.

Q : Il y a tant de différentes sortes de cancer. Comment la même thérapie peut-elle être juste pour toutes ? Et la spécialisation qu'en faites-vous ?

R : Il est vrai que, quand le corps est sévèrement endommagé par des toxines, une irritation continuelle, des causes génétiques ou toute autre raison, c'est normalement la partie la plus faible du corps qui s'écroule. Ceci permet une croissance cellulaire incontrôlée, qui égale le cancer, de là la large variété de maladie malignes. Cependant, la thérapie Gerson travaille sur l'organisme entier. Elle reconstitue la capacité de défense du corps pour qu'il puisse attaquer et détruire le tissu malfaisant (malin), qui est en réalité étranger à cela. La réaction immunitaire saine tue et enlève le tissu « étranger », peu importe son nom, origine ou emplacement ! Bien sûr, des rajustements mineurs précis sont faits dans le programme, selon les besoins individuels mais, à part cela, la spécialisation est une erreur. Le résultat final est toujours le besoin de guérir tous les systèmes du corps avec le système immunitaire, y compris les équilibres de minéraux, le système hormonal, les organes essentiels – tout – et c'est seulement cela qui garantit une véritable guérison.

Q : La thérapie Gerson peut-elle être utilisée sur de petits enfants ? Comment est-elle ajustée pour leur convenir ?

R : Oui, des petits enfants y répondent extrêmement bien, comme dans le cas n° 15 dans *A Cancer Therapy : Results of Fifty Cases*

(*Une thérapie de cancer : résultats de cinquante cas*[4]) où le patient était un garçon de 8 mois. Bien sûr, depuis lors nous avons eu beaucoup de succès, avec des patients s'étendant des bambins aux adolescents. La médication est réduite plus ou moins selon leur poids, mais ils peuvent bien prendre des jus, même d'un biberon et généralement n'avoir pas besoin de lavements de café avant l'âge de 2 ou 3 ans.

Q : À quel âge un bébé peut-il commencer à prendre des jus de carotte ?

R : Il y a quelques bébés qui sont allergiques à toutes les sortes de lait : le lait maternel quand la mère est malade, le lait de chèvre, le lait de soja, etc. De tels bébés ont été élevés uniquement sur du jus de carotte biologique, commençant à quelques semaines. Le jus leur donne toutes les substances nutritives dont ils ont besoin et ils grandissent très bien et totalement sains.

Q : Quelques personnes sont terrifiées par les aiguilles. Pourquoi ne peuvent-elles pas prendre l'extrait de foie avec la B12 oralement ?

R : Les personnes qui ont peur des aiguilles n'ont étonnamment pas peur de mettre toutes sortes de poisons dans leurs corps, y compris la nicotine, l'alcool et autres analgésiques toxiques et médicaments. Le problème est lorsqu'ils sont en phase terminale, le corps est si sévèrement épuisé que l'administration orale est insuffisante pour compenser la déficience et arrêter la croissance du cancer.

L'autre problème est que nous utilisons déjà la poudre de foie, qui n'est pas suffisante, et la B12, qui est nécessaire pour augmenter la production de globules rouges sains, est mal absorbée par presque tout le monde. Pour une absorption appropriée de la B12 prise oralement, le corps a besoin de ce qui est appelé un « facteur intrin- sèque », que très peu de personnes ont, donc ils doivent obtenir de

---

4. Note 1 (Gerson), *supra*, p. 306.

la vitamine B12 plus rapidement et plus efficacement par injection intramusculaire.

À propos, si l'injection est correctement faite dans « le muscle moyen glutéal » (comme le docteur Gerson l'a enseigné) et pas dans « le muscle grand glutéal » (comme la plupart des docteurs et infirmières le font à tort), c'est entièrement indolore.

Q : On considère généralement la betterave comme un légume très sain. Pourquoi n'est-elle pas utilisée dans les jus ?

R : La betterave est un légume sain et il est bien de l'utiliser comme tel. Le docteur Gerson l'a évité pour les jus parce que c'est très sucré (quelques types sont utilisés dans la production de sucre). Aussi, c'est un démaquillant puissant, et on ne devrait pas donner aux patients déjà sur la détoxication systématique de substance nettoyante supplémentaire. Cependant, de petites quantités utilisées de temps en temps comme un légume ne feront pas de mal.

Q : Ne devrait-on pas donner des vitamines supplémentaires aux patients, étant donné que les produits biologiques d'aujourd'hui sont inférieurs en substances nutritives et en minéraux que ceux d'autrefois ?

R : Il est vrai que les produits biologiques ne sont pas aussi riches qu'ils avaient l'habitude de l'être. Cependant, les vitamines synthétiques et les minéraux, que l'industrie pharmaceutique utilise dans ses suppléments, sont presque toujours mal absorbés. De plus, certains sont franchement destructeurs[5], comme les vitamines A et E et plusieurs des vitamines B. Les vitamines A et E sont présentes dans l'huile de soja et les huiles de poisson. Ceux-ci doivent être évités puisque les substances grasses stimulent la croissance des tumeurs. Les seules vitamines B qu'il est important d'utiliser sont la B3 (l'acide nicotinique) et la B12. Les autres dérangent le métabolisme ; le docteur Gerson a découvert qu'elles pouvaient causer des dommages aux patients.

---

5. Ibid., appendice II.

Même si les produits alimentaires biologiques d'aujourd'hui sont inférieurs en substances nutritives, avec treize verres de jus fraîchement faits chaque jour, le corps du patient est inondé à fond avec des vitamines et des minéraux, dans leurs formes vivantes et actives, que même un corps malade peut assimiler – et ils sont donnés en quantités vraiment énormes pour réapprovisionner les organes malades, endommagés. Des vitamines pharmaceutiques et minéraux, même appelés « biologiques » issus normalement de sources végétales, mais sortant de leurs usines, ne sont pas d'habitude en totalité absorbés ou seulement partiellement, de telle sorte que certains entrent dans le système et d'autres pas. Cela cause de nouveaux déséquilibres.

Q : Pourquoi un patient guéri, après une année ou deux, ne peut-il pas recommencer à manger un régime normal ?

R : Dans la théorie, un patient « guéri » pourrait recommencer à manger un régime « normal », mais qu'est-ce qui est normal ? Signifie-t-il appertisé, embouteillé, chimiquement préservé, artificiellement assaisonné et coloré, ou un produit surgelé ? La plupart des patients ne veulent plus manger ce genre de nourriture en sachant que ce n'est pas sain ou en effet « normal ». Ils ne sont pas prêts à retourner aux mêmes produits alimentaires qui ont causé leur maladie en premier lieu ! La question est : quel est exactement un patient « guéri » ? Comment savons-nous si les organes sont entièrement rétablis, ou si le système immunitaire peut fonctionner malgré l'apport de nourriture artificielle toxique ? Les défenses seront-t-elles perdues ou affaiblies de nouveau ? Et dans combien de temps ?

Il y a de plus en plus d'informations montrant que la viande et tous les produits animaux (c'est-à-dire le fromage, tous les produits laitiers, le poisson, la volaille et les œufs) sont altérés par la chaleur, rendant les protéines destructrices du corps humain plutôt que lui fournissant une nutrition saine[6].

---

6. T. Colin Campbell et Thomas M. Campbell II, *L'Étude chinoise : implications surprenantes pour le régime, la perte de poids et la santé à long terme*, Livres de BenBella, Dallas, 2005.

Q : Quels changements dans le style de vie un patient guéri devrait-il introduire ?

R : Le patient doit tenir compte que les produits chimiques utilisés par un ménage (par exemple, les nettoyants, décolorants, solvants, vernis et peintures) sont toxiques[7] et doivent être évités. Aussi, beaucoup – en fait la plupart – des cosmétiques appliqués sur la peau entrent dans le système sanguin, sont toxiques[8] et devraient être exclus. Particulièrement nuisibles sont les gels d'aisselle, les crèmes ou les bâtons de déodorants pour bloquer la transpiration[9]. La transpiration saine est inodore. Le corps essaie de se désintoxiquer par la transpiration ; le blocage force les toxines à retourner dans le système lymphatique. (Voir le chapitre 5, « Effondrement des systèmes de défense corporels », p. 33.)

Q : Combien de temps devrais-je suivre la thérapie ? Combien de temps avant que la tumeur ne parte ? Combien de temps avant que la douleur ne parte ? Combien de temps avant que je ne puisse m'exercer ? Combien de temps avant que je ne puisse manger (quoi que ce soit) ?

R : Des questions commençant par « combien de temps » ne peuvent être résolues avec certitude. Tout dépend des circonstances individuelles de la personne qui pose les questions et de sa condition. Quelle est la largeur de la tumeur ? Jusqu'où s'est-elle étendue ? Quel âge a le patient ? Quels dommages le patient va-t-il subir des médicaments ou de la chirurgie, ou infligés par de la nourriture de mauvaise qualité, par le tabac et par d'autres habitudes autodestructrices ? Avec quelle fidélité le patient et la famille suivront-ils la thérapie, jour après jour, qu'importe le temps nécessaire ?

---

7. « Produits de ménage toxiques », université de Californie, Santa Barbara. Association de locataires (http://orgs.sa.ucsb.edu/tenants/hot_topics_files/safe%20 chemicals.pdf).
8. Molly M. Ginty, « L'OACAM manque de supprimer les produits chimiques toxiques des cosmétiques » (1er juin 2004), santé et environnement, biologique. Association de consommateurs (www.organicconsumers.org/bodycare/fda060104.cfm).
9. K. McGrath, « Un diagnostic plus tôt du cancer du sein est relié à une utilisation plus fréquente de déodorants antitranspiration », *Journal européen de prévention du cancer* 12 (6) (décembre 2003) : 479-485.

Aucune réponse précise en termes de semaines ou de mois n'est possible, mais il y a une réponse globale que mon fils Howard a apprise dans la marine américaine. Quand il a fait face à la possibilité de s'accrocher au pont d'un sous-marin qui était temporairement immergé à cause d'une haute houle, il a demandé : « Combien de temps devrais-je retenir mon souffle ? » L'officier supérieur, incrédule, après une pause det quelques secondes pour évaluer ce néophyte, a simplement dit : « Autant que cela prend ! »

Q : Le jus de carotte est élevé en sucre. De plusieurs sources, nous entendons dire que le jus de carotte alimente les tumeurs. Est-ce vrai ?

R : Tous les fruits et beaucoup de légumes contiennent des glucides complexes, qui ne sont pas des sucres réels, mais forment, au lieu de cela, la base de la nutrition humaine. Contrairement aux réclamations fausses de quelques praticiens, le jus de carotte n'alimente pas les tumeurs. S'il le faisait, la thérapie Gerson tuerait chaque cancéreux !

La vérité est que le jus de carotte a une part très importante dans la guérison. Plutôt que de nuire aux patients, il leur fournit beaucoup de bêta-carotène, qui est convertie dans le corps en vitamine A et beaucoup d'autres vitamines. De plus, comme une des sources les plus complètes de minéraux, elle contient la plupart d'entre eux, essentiels et facilement absorbés. Le jus de carotte est même élevé en protéines végétales et, par conséquent, est un fournisseur excellent de nutrition totale et de guérison.

Q : Avec tous les lavements au cours des deux ans de thérapie, deviendrais-je dépendant des lavements pour toujours ?

R : Certainement pas ! S'il vous plaît, tenez compte du fait que le but des lavements n'est pas de dégager les selles des intestins ; en effet, ils atteignent seulement la partie du côlon et ne se heurtent pas à l'évacuation. Ceci explique pourquoi quelques patients Gerson peuvent passer des selles normales entre des lavements. Si la constipation était un problème avant de commencer la thérapie, une fois que le foie et les intestins sont entièrement rétablis, le patient retourne à une défécation « normale ».

La routine de lavement ne menace pas « la régularité » récupérée. Dans la plupart des cas, quand la thérapie est terminée, l'évacuation normale reprend sans accroc. Dans des cas exceptionnels, quand l'évacuation ne se fait pas, au pis-aller, le patient devra prendre un lavement quotidien d'une teneur en café réduite de moitié comme routine du matin. Pour citer la règle emphatique du docteur Gerson, « ne laissez jamais le soleil se coucher un jour où vous n'avez pas eu de selles[10] ! »

Q : Puisque cette thérapie interdit des produits animaux, où est-ce que j'obtiens mes protéines ?

R : C'est une erreur de croire que toutes les protéines sont d'origine animale. Au contraire, la plupart des légumes contiennent des quantités adéquates de protéines qui sont facilement absorbées, bien digérées et assimilées. Grâce à ces qualités, elles produisent la guérison, plutôt que d'alimenter le tissu tumoral, donnant de l'arthrite, endommageant les reins et provoquant d'autres problèmes de santé causés par la lourde consommation de protéines animales. Le jus de carotte, un soutien du programme Gerson, est élevé en protéines ; ainsi que les pommes de terre, les flocons d'avoine et la plupart des légumes.

Ce n'est pas un hasard si les animaux les plus forts et les plus grands (par exemple les éléphants, les taureaux, les orangs-outans et les bisons) sont des herbivores et obtiennent leurs protéines des herbes, des plantes, des feuilles et des fruits.

---

10. Communication personnelle du Dr Gerson à Charlotte Gerson.

CHAPITRE 24

LA VIE APRÈS GERSON

Maintenant, il devrait être clair que se rétablir d'une maladie très grave grâce à la thérapie Gerson est un voyage difficile à entreprendre – un long et un dur processus, demandant du courage, de la patience et de la persévérance –, mais certainement qui vaut son pesant d'or d'effort. En plus du fait de vaincre le tueur potentiel, cette façon de guérir est aussi un grand investissement dans un avenir long et en bonne santé. Dans nos dossiers, nous avons beaucoup de patients guéris qui apprécient leur excellente santé et leur vitalité, bien après l'âge qui est généralement supposé nous apporter toutes sortes de maladies aussi bien qu'un déclin physique et mental général. Peu de thérapies peuvent prétendre vous sauver et vous rajeunir si puissamment !

Le choix du bon moment pour quitter la thérapie doit se faire avec soin. Ce choix est une affaire délicate. S'arrêter trop tôt, avant que tous les organes essentiels ne soient rétablis, est une grande erreur, qui va probablement vous mener à une réapparition de la maladie. À l'époque du docteur Gerson, on reconstruisait les défenses du corps en dix-huit mois après avoir eu le cancer ; aujourd'hui, ce n'est plus assez. Le monde est infiniment plus toxique et les gens sont plus sérieusement malades qu'ils ne l'étaient il y a un demi-siècle. Par conséquent, les patients cancéreux ont besoin de deux années complètes pour se rétablir avec la thérapie. Même cela peut ne pas être assez pour ceux qui ont été prétraités avec la chimiothérapie avant de commencer la thérapie Gerson ; il est difficile de prédire une limite de temps pour eux. (Voir le chapitre 19, « Adaptation de la thérapie pour patients prétraités à la chimiothérapie et sévèrement affaiblis », p. 233.)

Les patients souffrant de maladies bénignes, qui répondent bien à la thérapie Gerson (voir le chapitre 20, « La thérapie Gerson pour maladies non malignes », p. 239) peuvent être complètement guéris entre douze et dix-huit mois, suivant le protocole moins exigeant que celui prescrit pour les patients cancéreux.

Bien que quitter la thérapie trop tôt soit dangereux, y rester trop longtemps ne semble pas faire du mal. L'arrêt de la thérapie doit se faire de façon graduelle. Pourvu que tout aille bien, jus, lavements et médication sont lentement et progressivement réduits (tel qu'indiqué sur le tableau 18, « Programme horaire pour le patient cancéreux typique », p. 230 ; le tableau 19, « Programme horaire pour le patient avec chimio ou affaibli », p. 237 ; et le tableau 20, « Programme pour patients de maladies non malignes », p. 240). Après deux années, les patients peuvent fonctionner avec huit jus et un lavement par jour ou, si les selles sont régulières sans aide, un ou deux lavements par semaine. Si ce programme réduit s'avère confortable, sans maux de tête, aucune constipation et aucun nouveau symptôme, les jus peuvent être réduits à cinq ou six par jour et les lavements éliminés complètement. Comme une « assurance maladie », il est sage de boire quelques jus biologiques fraîchement faits chaque jour – pour le restant de votre vie.

MANGER SAGEMENT

Le fait de changer d'une diète stricte à une plus permissive demande aussi une attention particulière. Pendant le traitement, le corps s'est habitué à la meilleure nutrition possible : la nourriture végétarienne fraîche, pure, délicieuse, biologique qui est facilement digérée et qui fournit tous les nutriments nécessaires à la santé et la bonne forme. Ce serait une grave erreur de revenir d'un tel régime sain à la prétendue variété normale – lourde en viandes, volailles, fromages et aliments préparés, riche en substances chimiques – et risquer un revers sérieux.

Dans notre expérience, les patients guéris avec leurs systèmes qui sont maintenant «propres» ne sont pas enclins à consommer de tels aliments, même si, pendant le long traitement, ils ont parfois rêvés de quelques «fruits défendus». Pendant le régime Gerson, sans sel, leurs papilles gustatives se sont rétablies de la paralysie provoquée par les aliments hautement salés du passé; maintenant ils trouvent n'importe quoi salé, désagréable et même déplaisant. (C'est semblable à d'anciens fumeurs qui trouvent impossible de rester dans une pièce remplie de fumée, sans même parler de recommencer à fumer.)

Évidemment, dès qu'un patient guéri est vraiment dans une bonne forme avec ses systèmes fonctionnant parfaitement, il est tout à fait normal de pouvoir participer à un banquet, un mariage ou célébrer un anniversaire et «faire la bringue» un peu. Après cela, des enzymes digestives devraient être prises pendant quelques jours, accompagnées par un lavement quotidien, pour se débarrasser des impuretés et se sentir bien à nouveau. Ne vous débarrassez pas s'il vous plaît de votre seau de lavement. «Du café à l'envers», dans le langage du docteur Gerson, aide si vous avez un mal de tête, un mal de dents ou même un rhume naissant ou un malaise général. Aussi, gardez votre centrifugeuse au lieu de la remplacer par des jus embouteillés; ces derniers ne vous garderont pas en bonne santé.

Les patients qui étaient très gravement malades doivent prendre des précautions supplémentaires pour préserver leur toute nouvelle santé. Nous suggérons, indépendamment du temps écoulé depuis qu'ils ne sont plus en thérapie, qu'ils devraient retourner sur le programme intensif pendant deux semaines, deux fois par an. (Le printemps et l'automne, les temps de changements saisonniers, sont les meilleurs moments à cette fin.) Pendant ces deux semaines, ils devraient boire de dix à treize jus par jour, et manger seulement des aliments biologiques fraîchement préparés, éviter les protéines animales et prendre trois lavements ou plus tous les jours. Ce retour au protocole strict de Gerson produit une réaction guérissante, que ces patients reconnaîtront immédiatement, indiquant que le corps nettoie évidemment un amoncellement récent de toxines et que le programme strict devrait être prolongé pour deux semaines supplémentaires. Si, cependant, aucun nouveau symptôme ne surgit, c'est que tout va bien et que le patient peut arrêter le « protocole de recyclage » après deux semaines.

L'ART DE SE MAINTENIR

À l'origine, le docteur Gerson a suggéré que les patients guéris devraient maintenir leur bonne santé en garantissant que 75 % de leur régime soit composé d'aliments « protecteurs » – à savoir des fruits et légumes biologiques en haute teneur de nutriments, de vitamines, de minéraux et d'enzymes – pour garder un système immunitaire de premier ordre. Les 25 % restant étaient « au choix[1] ». Malheureusement, cette division n'est plus applicable car les aliments choisis librement seraient beaucoup trop nuisibles de nos jours. Nous ne pouvons donc que recommander aux anciens patients de rester avec 90 % d'aliments « protecteurs » et d'avoir au plus 10 % de leurs consommations faites d'articles librement choisis.

Quand même, ils ne devraient jamais revenir aux aliments prêts-à-manger, les nourritures industrielles contenant des pesticides, additifs alimentaires et autres trucs toxiques et certainement pas d'articles tels que les saucisses (hot-dogs), les viandes épicées et les saucisses remplies d'agents de conservation ou de fromage – les mêmes aliments qui ont contribué à l'effondrement de leur santé

---

1. Max Gerson, *Une thérapie de cancer : résultats de cinquante cas et la cure de cancer avancé par la thérapie de régime, sommaire de trente années d'expérience clinique*, institut Gerson, San Diego, 6ᵉ édition, 2002, p. 22-3.

en premier lieu. Cependant, si un peu d'indiscrétion alimentaire sérieuse survient, il est prudent de retourner sur la pleine thérapie pendant quelques semaines et de nettoyer le corps, plutôt que de risquer des ennuis à longue échéance. Évidemment, un grand soin doit être pris avec l'alcool ; très occasionnellement un peu de vin peut être dégusté, mais seulement s'il est biologique. Les vins commercialement produits, faits de raisins qui ont été fréquemment pulvérisés de produits chimiques, doivent être évités.

Si vous savez quoi éviter et à quoi vous en tenir, le maintien devient vite une routine facile et plaisante. La réponse à la question, « y a-t-il une vie après Gerson ? », est sans équivoque un clair et un retentissant oui !

PARTIE III

SUPPLÉMENTS ESSENTIELS

Pour compléter votre expérience avec la thérapie Gerson pour les meilleurs résultats possibles, les chapitres suivants contiennent une variété de conseils, d'informations et d'encouragements spécialement choisis pour accélérer votre chemin dans cette voie. Jusqu'à présent, nous nous sommes concentrés en grande partie sur les soins et la guérison du corps. Cependant, le corps, l'esprit et les émotions ne peuvent pas être séparés ; ils sont des parties intégrantes d'un plus grand tout et doivent être traités comme tels.

En conséquence, nous avons inclus une ample information sur les besoins psychologiques des patients de Gerson et sur les techniques simples pour surmonter le stress et la tension.

Finalement, vous trouverez l'historique de nombreux anciens patients de Gerson qui se sont rétablis d'une large variété de cancers souvent en phases terminales et qui sont repartis mener des vies actives, en bonne santé. Nous vous encourageons à faire la même chose et vous invitons aux menus variés des plats délicieux de Gerson, que nous vous offrons ainsi comme une sorte de trésorerie réelle de recettes essayées et évaluées, sélectionnées avec enthousiasme et amour.

CHAPITRE 25

SOUTIEN PSYCHOLOGIQUE POUR LES PATIENTS DE GERSON – PAR BEATA BISHOP

Beata Bishop est une psychothérapeute expérimentée et conseillère. En tant que patiente guérie de Gerson, depuis 1983 elle a travaillé avec un grand nombre de personnes souffrant du cancer et d'autres maladies dégénératives sérieuses.

Les patients de Gerson et d'autres intéressés par la thérapie se demandent souvent pourquoi, à part une ou deux références passagères, l'aspect psychologique de la guérison ne figure pas dans le livre du docteur Gerson qui a marqué son temps[1]. Les raisons de cette omission apparente sont simples. D'une part, le docteur Gerson a écrit son livre uniquement du point de vue du médecin – scientifique, qu'il était, excluant toute autre considération. D'autre part, la psycho-oncologie, une branche de la psychologie se spécialisant en soins pour patients cancéreux, n'est pas née avant le début des années 1960, après la mort du docteur Gerson. Cependant, de

---

1. Max Gerson, *Une thérapie de cancer : résultats de cinquante cas et la cure de cancer avancé par la thérapie de régime, un résumé de trente ans d'expérience clinique,* Institut Gerson, San Diego, 6ᵉ édition, 1999.

nos jours, c'est devenu une spécialité importante, à juste titre, qui a besoin d'être incluse dans tout protocole curatif prétendant être holistique.

La médecine holistique est basée sur le point de vue que le corps et l'esprit sont les deux côtés d'une même pièce. Ils tombent malades ensemble et doivent être guéris ensemble ; ce qui affecte l'un affectera l'autre. C'est particulièrement pertinent pour la thérapie Gerson, dont les effets puissants s'étendent au-delà du corps, également à la partie non physique du patient.

En détoxiquant le corps, l'impact combiné des jus, de la nourriture et des lavements de café atteignent le cerveau et le système nerveux central, en provoquant de fortes réactions émotionnelles, sautes d'humeur et comportement inhabituel chez le patient crédule. Pour cette raison – et ce n'est pas la seule –, le côté psychologique de cette expérience guérissante doit être correctement compris et proprement traité. Le fait de le négliger pose le risque d'un problème psychologique réprimé qui saboterait le processus thérapeutique.

Comme le corps et l'esprit dialoguent et s'influencent à chaque instant de nos vies, il est alors sensé d'essayer de garantir que tous les deux sont en bon état. La thérapie travaille sur le corps, mais qu'advient-il de la psyché, le monde intérieur des émotions et des désirs ? Est-ce vraiment important qu'elle soit, elle aussi, en bonne santé ? La réponse est oui, et ici est le pourquoi.

Il y a maintenant une évidence scientifique solide pour prouver que nos humeurs, émotions et perspective générale ont un impact direct et mesurable sur notre système immunitaire. La preuve vient de la psycho-neuro-immunologie (PNI), une nouvelle spécialité médicale, qui s'est développée rapidement depuis la fin des années 1970, grâce à une meilleure compréhension de la chimie du cerveau et des liens subtils qui existent au niveau cellulaire de l'organisme. Dit brièvement, le système limbique du cerveau et le système nerveux central libèrent certaines hormones qui, une fois arrivées dans les sites de récepteurs localisés partout dans le corps, les forcent à libérer d'autres hormones. La qualité de ces hormones détermine si le système immunitaire est promu ou affaibli, allumé ou éteint ; cette qualité, à son tour, est déterminée par nos émotions, humeur prédominante, convictions et image de soi.

Une attitude positive, pleine d'espoir, déterminée, renforce la capacité immunitaire, tandis que le désespoir, le caractère négatif et la peur l'affaiblissent. Un événement traumatique ou une dépression durable peut submerger nos cellules et déranger leur fonctionnement normal. Dans cette perspective, chacune de nos pensées et chacun de nos sentiments peuvent être vus comme un événement biochimique. Selon Candace Pert, une doctoresse neuroscientifique[2] qui a codécouvert les endorphines : «Les cellules sont des êtres conscients qui communiquent les unes avec les autres, en affectant nos émotions et choix.» C'est également vrai que nos émotions et convictions affectent l'activité de nos cellules.

LA PEUR EST L'ENNEMI

Comme une patiente guérie de Gerson et exerçant la psychothérapie, je sais l'impact émotionnel ravageur que peut causer un diagnostic de cancer. C'est un traumatisme majeur, qui évoque des émotions puissantes : la panique, le choc, la rage ou une résignation désespérée et un désespoir engourdissant. Pour ne rien arranger, il y a aussi une sensation d'isolement, comme si en ayant le cancer, il nous excluait du reste de l'humanité et de la vie quotidienne normale. Le dépassement et le sentiment d'écrasement est la peur. Je connais cette peur profonde de ma propre expérience et celle des nombreux patients avec qui j'ai travaillé pendant les vingt-trois dernières années. Bien qu'il y ait beaucoup d'autres maladies très graves, probablement aucune d'elles n'est capable d'inciter la même peur abjecte et débilitante comme le cancer.

---

2. Candace Pert, *Molécules d'émotion : la science derrière la médecine du corps et de l'esprit*, Simon & Schuster Inc., New York, 1997.

Il y a de bonnes raisons pour cela. L'une est l'incidence grandissante de la maladie. La plupart des personnes connaissent quelqu'un qui est mort du cancer après beaucoup de souffrances, ayant enduré des traitements draconiens avec des effets secondaires épouvantables, mais sans espoir d'une cure. Se trouver soi-même subitement confronté au même destin est vraiment terrifiant pour tous ceux qui perçoivent un diagnostic de cancer comme une condamnation à mort automatique. Il y a une peur non rationnelle, aussi, qui interprète le cancer comme un intrus, un méchant étranger qui a fait une brèche dans nos défenses, et qui grandit et s'étend au-delà de notre contrôle et va finalement nous tuer. Les patients pris de panique ne sont pas dans l'état de comprendre que les tumeurs ne viennent pas de l'espace, mais de leur propre organisme fonctionnant mal, où « l'ordre public » au niveau cellulaire est tombé en panne.

Le choc du diagnostic est d'habitude rendu pire par la façon dont le médecin l'annonce. Les docteurs ne sont pas formés dans l'art de communiquer. Ils détestent donner de mauvaises nouvelles et se protègent en devenant renfermés, à distance et froids, au moment précis où le malade a le plus besoin de chaleur humaine et de soutien. Si le patient passe alors quelque temps dans un hôpital quelconque, le sens de la dépendance, une perte de l'autonomie et de l'intimité rendront les perspectives encore plus sombres. Le patient devient un souffrant passif, n'ayant pas son mot à dire sur ce qui lui est fait. Une phrase qui en dit long du penseur brillant et auteur, le défunt Ivan Illich : « La médecine moderne transforme le patient en boiteux et voyeur déconcerté aux mains d'ingénieurs en biologie[3]. »

Ces observations s'appliquent aux patients cancéreux diagnostiqués et traités dans un cadre médical conventionnel. Puisque presque tous les patients viennent à la thérapie Gerson une fois que le système conventionnel n'a pas fourni les résultats escomptés, il est important de reconnaître leur état déprimé ou effrayé et faire

---

3. Ivan Illich, *Juste punition médicale : l'expropriation de la santé*, Pantheon Books, New York, 1976.

quelque chose immédiatement avec eux. L'empathie humaine ordinaire et la demande de soins exigent que nous dissipions leur peur et désespoir. De manière aussi importante, à la lumière des conclusions de la PNI (psycho-neuro-immunologie), il y a de solides raisons médicales pour instamment soulager les patients de leur énorme fardeau émotionnel et réorienter leur perspective négative vers une qui soit positive. « Aucune tentative ne devrait être faite pour guérir le corps sans l'âme », a écrit le philosophe grec Platon il y a presque deux mille quatre cents ans – un endossement puissant du lien entre l'esprit et le corps dans la guérison d'un passé lointain incroyable.

Si quelque chose de profondément ancré dans le monde intérieur du patient ne veut plus vivre, même le programme Gerson testé et évalué ne peut pas offrir tout ce qu'il a de meilleur. Ce « quelque chose » peut ne rien avoir en commun avec le diagnostic de cancer. Il pourrait être une blessure émotionnelle antérieure longuement oubliée, une perte sévère, un profond ressentiment ou quelques affaires inachevées avec une personne aimée ou détestée. Nous pouvons même nous occuper de quelqu'un qui se conforme à la prétendue « personnalité encline au cancer », telle que définie par Lawrence LeShan[4], pionnier sur la recherche du lien esprit-corps dans la maladie malfaisante. LeShan est aussi connu comme « le père de la psycho-oncologie » et a observé sur plusieurs décennies que certains traits de personnalité ont semblé prédisposer certaines personnes au cancer. Ces traits incluent un faible amour-propre, la difficulté d'exprimer la colère ou l'agression, un désir de plaire aux autres et l'ignorance de leurs propres sentiments et besoins et émotions inhibées. Le vrai moi de tels gens a été banni derrière un faux moi, probablement développé tôt dans la vie, garantissant l'approbation parentale et aussi maintenu dans l'âge adulte, quand cela n'était plus nécessaire.

---

4. Lawrence LeShan, *Le Cancer comme point tournant*, Plume, New York, 1994.

Évidemment, ce profil de personnalité ne s'applique pas à tous les patients cancéreux, bien que, dans mon travail avec les malades, je trouvais souvent des traits de caractère semblables. Ensemble ou séparément, ils suggèrent une décourageante attitude négative à l'égard de la vie, qu'un diagnostic de cancer peut transformer en désespoir profond et la PNI nous dit ce que cela signifie en termes de compétence immunisée réduite.

Il a été remarqué que le cancer apparaît souvent dix-huit mois ou deux années après un événement de vie défavorable, tel que le divorce, la perte, une crise financière ou la perte d'un travail ou d'une importante relation. L'expérience avec de tels patients m'a montré que ces événements ont représenté pour eux le comble et qu'ils existaient depuis longtemps dans une situation existentielle impossible qui ne pouvait apparemment pas être supportée, ni changée. LeShan et le docteur Carl Simonton[5] ont nommé cette situation comme un piège de vie, qu'ils décrivent en détail.

Ma documentation d'études de cas confirme son pouvoir et le fait que ceux qui se sentent incapables de s'évader atteignent finalement un stade quand ils ne se soucient plus de s'ils vivent ou meurent. Comme beaucoup d'entre eux l'ont exprimé : « Quelque chose s'est cassé à l'intérieur de moi. » Je pense que c'était le dernier fil de leur désir effiloché de vivre.

LE RÔLE DU STRESS

On me demande souvent si le stress peut provoquer le cancer. Je ne crois pas qu'il le puisse, certainement pas de lui-même, mais il peut être le fardeau supplémentaire ultime qui pousse un système immunitaire déjà affaibli, fonctionnant à peine, à ses limites pour qu'il ne puisse plus se débarrasser des cellules dissidentes irrégulières que chaque organisme en bonne santé produit en grand

---

5. Dr Carl Simonton, S. Matthews-Simonton et James L. Creighton, *Être de nouveau en pleine forme*, Bantam Books, New York, 1992.

nombre chaque jour. Pourtant, sans la vigilance éternelle d'un système immunitaire fonctionnant bien, il n'y a rien pour arrêter quelques-unes de ces cellules irrégulières d'initier un processus malfaisant.

Nous nous occupons de l'action réciproque mystérieuse de la biochimie et des émotions, que nous avons commencé seulement à explorer et à comprendre. Il y a déjà assez de données de clinique orthodoxe – par opposition à anecdotique – pour prouver que les attitudes intérieures peuvent faire une grande différence pour la survie. Par exemple, le chercheur britannique Stephen Greer[6] a interviewé un groupe de femmes trois mois après qu'elles ont subi des mastectomies pour chercher à comprendre comment elles y faisaient face. Il a trouvé quatre types distincts parmi elles : un esprit combatif, dénégation, acceptation stoïque et désespoir. Après cinq et dix années, 80 % des combattantes, mais seulement 20 % des désespérées, avaient survécu. Ces taux n'avaient rien en commun avec les pronostics médicaux.

Aux États-Unis, le docteur David Spiegel[7] a invité trente-six femmes avec un cancer métastasé du sein à assister aux réunions hebdomadaires pendant une année, où elles pouvaient partager leurs soucis et chagrins, s'encourager l'une l'autre et changer leurs attitudes mentales de façon positive. Un groupe de contrôle de cinquante femmes n'était pas présent à de telles réunions. Spiegel a voulu seulement découvrir si les réunions de groupe amélioreraient la qualité de vie de ses membres, ce qui était le cas. Cependant, il a été stupéfié de constater qu'elles ont vécu deux fois plus longtemps que les membres du groupe de contrôle.

---

6. Stephen Greer, « Recherche du corps et de l'esprit en psycho-oncologie », *Avances* 15 (4) (1999).
7. Dr David Spiegel, « Effet de traitement psychosocial sur la survie de patients avec le cancer du sein métastasé », *The Lancet* (14 octobre 1989) : 888-891.

Un autre aperçu intéressant vient du docteur Bernie Siegel, oncologiste américain[8], auteur à succès de plusieurs livres qui ont aidé à élargir la compréhension du public sur le lien qui existe entre l'esprit et le corps dans la santé et la maladie. Il revendique que 15 % à 20 % des patients cancéreux, consciemment ou inconsciemment, voulaient mourir, sans doute pour échapper à un piège difficile que tend la vie ; 60 % à 70 % souhaitaient un rétablissement mais étaient passifs et s'attendaient à ce que le docteur fasse tout le travail, alors que 15 % à 20 %, cependant, étaient exceptionnels car ils refusaient d'être des victimes, faisaient des recherches sur leur maladie, n'obéissaient pas au docteur automatiquement, mais posaient plutôt des questions, voulaient prendre le contrôle et faisaient des choix informés. Dans les paroles du docteur Siegel, « les patients difficiles ou non coopératifs sont ceux qui probablement finiront bien ». Apparemment, ils ont un système immunitaire plus belliqueux que les patients dociles.

Premiers soins pour l'esprit

Il y a des façons simples de dissiper le sens du désespoir et de l'isolement du patient nouvellement diagnostiqué. Le premier pas doit être de démystifier la maladie et d'en discuter ouvertement, d'une voix naturelle, sans éviter le mot redouté « cancer ». Un des premiers avantages que les patients de Gerson reçoivent intentionnellement est l'assurance calme avec laquelle leurs problèmes sont abordés, avec un message clair, que oui, il est possible d'être guéri, et aussi d'entrer en rémission (qui est ce que la médecine orthodoxe offre de meilleur).

Ce dont les patients ont besoin est un espace sûr, pour libérer les émotions orageuses et être entendu avec une attention posée, non préjudiciable et totale – quelque chose que les docteurs, n'ont pas le temps de faire, et que les infirmières ne peuvent pas donner. C'est une faute d'essayer de calmer et de consoler trop tôt ou d'offrir des

---

8. Dr Bernie Siegel, *Amour, medecine et miracles*, Harper Perennial, New York, 1998.

assurances réconfortantes. Faire cela arrêterait tout simplement le patient dans l'expression de ses vrais sentiments. On doit lui donner le temps, sans contrainte, d'être sur sa lancée.

Dès que c'est arrivé, je pose une question essentielle : « Voulez-vous vivre ? » Si la réponse est « oui », je demande, « voulez-vous vivre inconditionnellement ? » Un autre « oui » sans équivoque résout le cas, alors qu'un « oui, mais… » hésitant indique l'indécision d'une personne non résolue, possiblement prise au piège de vie. Si je demande ce que le reste de la phrase pourrait être, je reçois souvent quelque chose comme, « si les choses continuent comme auparavant, je ne suis pas sûr que je veuille vivre. »

Ce « mais » a besoin d'une exploration prudente pour s'assurer qu'il ne va pas saper le travail curatif. Les dix-huit à vingt-quatre mois précédant le diagnostic du patient peuvent produire des indices de valeur. Est-ce qu'un stress majeur ou trauma a amené le patient à consommer de l'alcool, ou à prendre des drogues ou à suivre d'autres habitudes destructrices qui ont provoqué des lésions hépatiques significatives ? L'interrogation douce nous permet souvent d'identifier un piège de vie. La tâche suivante est de montrer qu'il y a une voie autre que celle de la mort.

Cela aide à construire une association thérapeutique avec le patient, dans laquelle il a un rôle important à jouer. C'est facile avec la thérapie Gerson, qui ne peut pas réussir sans la coopération active du patient. Si un patient nous dit que 85 % des gens avec sa condition meurent au cours de trois ans, nous lui suggérons de rejoindre les 15 % qui ne meurent pas. (Je me souviens avec admiration de la petite femme fragile, criblée du cancer qui, quand on lui a dit qu'elle n'avait que six mois à vivre, a répondu brillamment : « Ah bon, j'ai six mois pour me rétablir ! »… et c'est ce qu'elle a fait, sur le programme de Gerson.) J'aime l'approche de LeShan de pouvoir renverser l'humeur négative en une qui soit positive. Ses questions fondamentales sont : « Qu'est-ce qui est bien pour vous ? Quelles sont vos façons spéciales d'être, de relater et de créer ? Qu'est-ce qui bloque leur expression ? De quoi avez-vous besoin pour vous réaliser ? Par-dessus tout, que voulez-vous faire avec votre vie ?[9] »

Dès que ces principes fondamentaux ont été clarifiés, c'est le moment de montrer l'énorme potentiel qui s'ouvre au patient, si seulement il agira – pas seulement réagir –, et commencer à prendre des décisions personnelles. Beaucoup peut être accompli dans un court délai. L'outil principal du thérapeute est sa personnalité et présence calme, fiable. Souvent, c'est le seul soutien ferme dans le monde troublé, chaotique du patient. D'autres outils, tels que l'enseignement des techniques de relaxation, la méditation simple et la visualisation créatrice permettant de focaliser sur la guérison par soi-même, devraient aussi être utilisés par des conseillers formés ou des thérapeutes. (Voir le chapitre 26, « Vaincre le stress et la tension », p. 309.)

FRANCHIR LA PREMIÈRE HAIE

Beaucoup de patients viennent à la thérapie Gerson en dernier ressort, après l'échec des traitements médicaux conventionnels qui les ont laissés avec une grande déception, une perte de confiance et avec beaucoup de répercussions sévères. S'embarquer sur le programme Gerson est pour eux un pari final, une décision de saisir la dernière bouée de sauvetage au bout de la corde. D'autres choisissent le programme de Gerson plus tôt, à un stade moins avancé, moins sérieux de leur maladie, avec moins de changements irréversibles dans leur corps mais avec un pauvre pronostic quand même.

En tout cas, ils entreprennent un traitement peu familier, dont une grande partie semble étrange au début. De plus, ils sont conscients d'avoir franchi les limites de la médecine orthodoxe, en se distançant du réseau de docteurs, conseillers, hôpitaux et références – un système entier qui a été incapable de les guérir mais

---

9. Note 4 (LeShan), *supra*.

qui porte néanmoins une aura de grand pouvoir. Certains peuvent avoir été brusquement écartés par leurs médecins, simplement pour oser considérer une thérapie alternative « non prouvée ». D'autres font face à la pression et les doutes des membres de la famille et des amis qui refusent d'accepter une thérapie qui semble quelque peu bizarre à réussir peut-être là où la haute technologie de la médecine moderne a échoué.

Cette sorte de pression peut débiliter le patient, qui probablement souffre aussi de quelques doutes insidieux, donc la tâche urgente suivante est d'expliquer comment et pourquoi la thérapie Gerson fonctionne. La plupart des personnes sont familières avec les travaux de la médecine allopathique, où il y a une pilule pour chaque mal et où vous vous rétablissez ou mourez, mais au moins les choses arrivent vite. Ici, cependant, le patient fait face à deux ans d'effort ininterrompu, de discipline stricte et à un changement total d'un prétendu style de vie normal – le tout semblant assez angoissant, surtout parce qu'il n'y a aucune garantie de succès en fin de compte. C'est alors que l'approche cognitive travaille le mieux. Il n'y a pas de besoin d'avoir une connaissance médicale pour comprendre pourquoi la reconstruction du système immunitaire est une meilleure idée que celle de vaincre le mal en utilisant la radiation et un cocktail de poisons. Une fois que la logique simple mais puissante du programme de Gerson est comprise, le patient est rassuré et disposé à procéder comme un partenaire égal et allié du docteur ou du conseiller.

L'AIDE VIENT DU CORPS

Un des résultats les plus frappants du programme de Gerson est l'amélioration immédiate de la condition générale du nouveau patient. La douleur diminue, l'appétit commence à revenir et le sommeil s'améliore au cours des premiers jours du programme. Cela améliore l'humeur du patient qui, durant les mois précédents, sinon des années, avait connu seulement la détérioration de sa condition et l'espoir qui diminuait. Maintenant, l'opposé a commencé à se produire et cela change immédiatement l'atmosphère. (Les visiteurs de la clinique Gerson sont étonnés par son atmosphère détendue et de voir les patients de bonne humeur ; les heures de repas sont d'habitude bruyantes et pleines de rires par opposition à l'air lourd, triste de l'hôpital ordinaire traitant le cancer.) Évidemment, cela a changé l'humeur, et le sentiment de soulagement qui l'accompagne commence aussi à avoir un effet bénéfique sur le système immunitaire.

Cependant, ce chemin de guérison a à peine commencé, tant que le besoin de soutien psychologique n'est pas terminé, ce qui parfois peut durer plus longtemps dans certains cas. Le patient fait face à un changement total de style de vie, de régime et de routine quotidienne pour un minimum de deux ans (moins en cas de conditions bénignes). Inévitablement, il faut beaucoup de détermination et de discipline pour rester fidèle au programme. Également inévitables sont l'ennui et la monotonie qui demandent de payer un fort tribut au bout d'un certain moment. Le patient se sent restreint et privé de la plupart des plaisirs sociaux et, par moments, il arrive à en avoir assez et veut quitter la thérapie. Quand cela arrive, il est préférable de ne pas contredire les colères du patient, mais, au contraire, convenir que le processus demande beaucoup, qu'il est restreignant et monotone. Montrez les bons résultats obtenus jusqu'à présent et posez des questions peu délicates telles que : « Voudriez-vous avoir de la chimiothérapie à la place ? » ou « d'accord, vous arrêtez – et quoi ensuite ? » et attendez la réponse. Surtout, souvenez-vous : cela, aussi, passera.

L'ennui peut être soulagé en fournissant de la lecture pertinente, des bandes magnétiques et DVD (disque numérique polyvalent). Dès que les individus ont goûté à la médecine naturelle, ils tiennent à en apprendre plus. Le réseautage avec d'autres patients de Gerson ou le choix d'un nouveau passe-temps favori ou d'études qui peuvent être incorporées entre les jus, les lavements et les repas, marche aussi bien.

L'établissement d'un objectif provisoire est une autre bonne façon de réduire la monotonie : ce que le patient aimerait vouloir accomplir en une semaine, un mois et trois mois ? Les buts doivent être réalistes et modestes et célébrés quand ils sont accomplis. Ceux qui n'ont pas été atteints peuvent être reformulés ou remis, mais pas inscrits comme des échecs.

PROBLÈMES DE PARCOURS

La nourriture peut être une chose délicate pour certains. Beaucoup de personnes prennent la nourriture de Gerson une fois et l'apprécient ; d'autres non. Quand ils expriment vigoureusement leur aversion, ou refusent même de manger certains aliments essentiels, ils sont menés par leur attachement profond et émotionnel à certaines sortes de nourriture, néanmoins mauvaises pour la santé. Normalement, ce sont les aliments que leurs mères leur ont donnés durant leur enfance, quand la nourriture était donnée avec amour, même si c'était de la camelote de qualité inférieure. Maintenant, en un moment tendu – même si ces gens acceptent la justesse du régime Gerson –, à un niveau profond, irrationnel, ils le rejettent. La réponse est de rappeler au patient que la nourriture qui leur est offerte est – littéralement – leur médecine, que le régime n'est pas pour toujours et que le fait de l'accepter maintenant est un investissement essentiel pour l'avenir. J'ai trouvé utile de faire un contrat avec le patient qui s'est engagé à rester fidèle au régime de façon méticuleuse pendant deux semaines et d'explorer ses goûts variés. En règle générale, une amélioration rapide a suivi et l'extension du contrat était facile à obtenir.

La fermeté est nécessaire quand les patients veulent modifier les règles alimentaires en commettant de petites défaillances ou en ayant « des plaisirs » occasionnels. La seule réponse est non, car qu'est ce qui est « petit » exactement et combien de fois une exception occasionnelle se produira-t-elle ? Dès que les règles sont cassées, les limites sûres de la thérapie sont endommagées et les conséquences peuvent être sérieuses. Bien que les règles doivent être respectées, il faut le faire avec du tact et de l'affection, autrement nous finissons en tant que personnes donnant des soins ou thérapeutes à jouer le rôle de parents stricts, avec des «tu ne dois pas» inscrits partout sur nous.

Il y a aussi le problème des réactions curatives soudaines (réactions guérissantes, ou flambées), qui peuvent être extrêmement désagréables mais les bienvenues, étant donné qu'elles signifient que le corps répond au traitement. Les mesures pratiques pour s'occuper des réactions soudaines sont entièrement expliquées au chapitre 17, «Comprendre les réactions guérissantes», p. 219. En guise de soutien psychologique, les symptômes probables de flambées soudaines doivent être expliqués à l'avance pour que le patient ne panique pas quand elles surviennent.

Ici, aussi, notre calme, notre présence rassurante est le meilleur que nous puissions offrir, surtout quand les symptômes physiques sont accompagnés par des changements de comportement. Le corps ne peut pas détoxiquer sans provoquer en même temps une détoxication psychologique parallèle. Les toxines traversant le système nerveux central provoquent des réactions étranges de comportement indépendamment du caractère (par exemple la colère, l'irritabilité, les sautes d'humeur violentes, l'agression et les accusations injustes). Le comportement civilisé du patient ordinaire est mis de côté par les désirs et les émotions qui ont été réprimés, probablement depuis l'enfance.

L'adulte en tant que tel est temporairement poussé de côté par un enfant intérieur faisant rage jusqu'à ce qu'il reprenne à nouveau les commandes avec des excuses abondantes. (Une de mes patientes a appelé de tels incidents «la Rage de Gerson» et, puisqu'elle pouvait détecter quand une flambée était en perspective, elle a dit à sa famille que quoi qu'elle fasse ou dise dans les prochaines heures ou jours, elle les aimait toujours tendrement.) Cela, aussi, doit se préparer et ne pas être pris personnellement. Cela fait partie du processus. Dans n'importe quelle fonction que nous remplissons, nous travaillons avec le patient de façon calme, prenant soin de lui, et nous demeurons inchangés en attendant que le bouleversement intérieur se passe.

Une fois que le corps et l'esprit du patient sont guéris, et que le temps arrive de quitter la thérapie Gerson, la tâche finale est de garantir que le processus se déroule sans accrocs. Certains patients qui avaient l'habitude de demander « y a-t-il une vie après Gerson ? » rechignent maintenant à quitter la routine. Ils ont besoin de « se sevrer » lentement. En plus, il y a la routine de l'entretien (voir le chapitre 24, « La vie après Gerson », p. 285), à laquelle ils devraient adhérer pour le restant de leur vie, afin de protéger leur santé restituée. (Au moment de la rédaction de ce livre, je l'ai fait joyeusement depuis vingt-quatre ans et n'ai aucune intention de m'arrêter.)

Il y en a d'autres qui doivent être découragés de se dépêcher à retourner aux anciennes habitudes alimentaires désastreuses qui avaient tant contribué à leur maladie. En règle générale, une telle tentation est de courte durée. Leur organisme détoxiqué, dégagé, nourri de façon optimale, diminue l'envie d'avoir de la nourriture prétendument normale dont il avait rêvé pendant la thérapie (c'est-à-dire une nourriture lourde en gras, douloureusement salée et difficile avec les saveurs synthétiques). Si leur cerveau ne rejette pas la nourriture industrielle, leurs papilles gustatives le feront.

D'après mon expérience, après la récupération, il n'y a aucun chemin de retour à l'état prémaladie. La vie holistique avec la thérapie Gerson vous change – pas seulement dans votre style de vie et habitudes alimentaires, mais aussi dans l'ensemble de vos valeurs, priorités et de votre perspective générale. Vous êtes maintenant né à nouveau sans avoir eu d'abord le besoin de mourir et vous pouvez décider spontanément d'aider d'autres personnes sur le même tracé en guise de remboursement de dette envers la vie.

CHAPITRE 26

VAINCRE LE STRESS ET LA TENSION

Dans le chapitre précédent, il a été expliqué comment l'esprit et le corps agissent mutuellement l'un sur l'autre à chaque instant de nos vies. En d'autres termes, nos humeurs, émotions et perspective générale ont un impact mesurable et direct sur nos processus physiques et, par-dessus tout, sur le système immunitaire – cet outil si important du cheminement vers la guérison.

Un état d'esprit plein d'espoir, de confiance et déterminé fortifie la capacité immunitaire ; la peur, le désespoir, la colère et le caractère négatif l'affaiblissent. Il y a aussi l'effet nocif du stress, gardant l'organisme entier dans un état de haute tension. Pourtant, le corps – ce magnifique organisme avec sa propre intelligence – fonctionne bien seulement quand il est détendu, libre de toute tension et capable de suivre ses règles intérieures et rythmes. Évidemment, le programme Gerson fonctionnera à son meilleur avec le patient qui est détendu et non stressé. Après tout, ce n'est pas assez que manger la meilleure nourriture possible et boire les jus plus salubres ; les aliments doivent être aussi digérés et absorbés correctement. Ce n'est un secret pour personne de savoir que l'inquiétude et le souci peuvent contraindre la digestion.

Garder son esprit et ses émotions en équilibre sur une même balance, bannissant le stress et la peur doivent faire partie de la routine quotidienne du patient de Gerson. Heureusement, il y a quelques méthodes simples, agréables qui rendent le processus possible. Dans ce chapitre, nous présentons une gamme complète. Essayez-les, s'il vous plaît, et voyez laquelle de ces méthodes vous convient le mieux.

SURVEILLANCE DU CORPS

La posture peut avoir un énorme impact sur la façon dont nous nous sentons, aussi comment nous nous sentons est souvent trahi par notre posture. Quand nous sommes heureux, nous marchons sur des nuages Quand nous sommes misérables, notre tête descend, nos épaules montent et notre dos se courbe en avant et s'effondre – tout pour compresser nos entrailles et ajouter à la tristesse. Cela ne fonctionnera jamais.

Apprenez à garder votre colonne vertébrale droite, mais non rigide, tant debout qu'assis. (Ne bougez pas, s'il vous plaît, pour un moment et vérifiez ce que votre colonne vertébrale fait.) Asseyez-vous avec les deux pieds au sol et ne croisez pas vos jambes ; agir ainsi entrave la circulation et tourne la colonne vertébrale. Marchez à partir des hanches et évitez l'inclinaison en avant, comme si vous poussiez un Caddie. Vous ne pouvez pas être en avant de vous-même ! Pensez à votre tête comme étant le crochet d'un cintre, avec votre corps suspendu librement et confortablement. Les épaules sont une partie du corps qui ont particulièrement tendance à être tendues. Elles sont enclines à bouger en avant et en haut, chaque fois que nous nous sentons stressés, comme si on voulait protéger la poitrine. Un effet secondaire de ce mouvement inconscient est que les gens inquiets semblent avoir des cous courts. D'après les mots mémorables d'un enseignant de yoga, le fait d'ouvrir votre poitrine veut dire oui à la vie.

Assurez-vous que vos épaules sont là où elles doivent être. Levez-vous le dos droit et étirez les deux épaules aussi hautes que vous pouvez, jusqu'aux lobes des oreilles, et laissez-les retomber ensuite comme si elles étaient devenues redondantes. Là où elles se posent est leur position naturelle. Apprenez cela par cœur pour vous en souvenir.

Il est aussi utile de garder votre cou souple et détendu (et de l'allonger !) par des exercices réguliers. Tournez votre tête lentement de gauche à droite et en arrière. Laissez tomber votre tête doucement en avant et en arrière, en gardant votre mâchoire inférieure desserrée. Faites tourner votre tête d'abord dans le sens des aiguilles d'une montre, ensuite en sens inverse, et répétez chaque mouvement cinq fois. Si à un moment vous sentez que vous êtes tendu et que personne ne peut vous voir, imaginez que vous êtes une poupée de chiffon agitée par une forte brise et secouez votre tête en conséquence.

Les mains sont enclines à la tension aussi. Elles ont tendance à se resserrer aussitôt que nous nous sentons inquiets ou furieux. Dans de vieux films de western, vous pouviez dire que les choses devenaient dangereuses quand les articulations des doigts du héros devenaient pâles. En fait, les articulations de n'importe qui peuvent devenir pâles à cause de la peur, et c'est ce qui doit être évité. Habituez-vous à garder vos doigts écartés quand vos mains sont au repos. Cela prévient la tension des bras, qui mènerait à une tension rapide de tout le corps. Si au début vous échouez et tout ce que vous avez sont des poings, imaginez que vous avez lavé vos mains et que vous n'ayez pas de serviette, que vous ayez besoin alors de secouer les deux mains vigoureusement des poignets. En le faisant, vous avez l'impression que la tension diminue du bout de vos doigts.

La respiration mérite toute notre attention. L'air est la condition fondamentale de la vie. Nous pouvons vivre pour une longue période de temps sans nourriture et pour un temps beaucoup plus court sans eau, mais la vie sans air finit en quelques minutes. La plupart d'entre nous négligent cette fonction essentielle jusqu'à ce que nous apprenions autrement et changions notre respiration légère peu profonde en une qui soit abdominale et profonde. Cette façon – régulièrement utilisée par les chanteurs, les orateurs, les praticiens de yoga et les athlètes – promeut l'inhalation de l'oxygène dans le corps, le rendant plus calme.

La méthode est la simplicité même. Avec chaque inspiration, remplissez vos poumons à pleine capacité en dilatant votre abdomen. Avec chaque expiration, contractez votre abdomen à fond, extrayant ainsi l'air rassis. Trouvez votre propre rythme et pratiquez cette méthode plusieurs fois par jour jusqu'à ce que cela devienne votre façon naturelle de respirer. Si au début c'est un peu difficile, imaginez que, dans votre abdomen, il y a un beau ballon, que vous gonflez avec chaque inspiration et dégonflez avec chaque expiration. Vous serez surpris de voir la différence que fait une meilleure respiration pour votre bien-être.

AFFAIRES DE L'ESPRIT

Votre attitude mentale peut être votre meilleure alliée – ou votre pire ennemie – et la même chose s'applique à votre imagination, selon la façon dont vous les utilisez. Positivement utilisées, vos pensées et idées peuvent vous aider à reprogrammer votre perspective entière, vos humeurs et vos sentiments pour qu'ils promeuvent la santé et la guérison au lieu de vous affaiblir. L'énergie suit la pensée !

Il y a plusieurs façons d'avoir le meilleur état d'esprit possible. Toutes ces façons dépendent de votre capacité à vous détendre aussi complètement que possible pour qu'aucune tension n'interfère avec ce que vous essayez de faire. La chose la plus simple à faire est de s'allonger sur le dos, confortablement, sur une surface pas trop douce, avec les mains reposant tout naturellement de chaque côté du corps. Fermez vos yeux. Commencez à respirer lentement, profondément, de l'abdomen. Avec chaque inspiration, imaginez-vous en train de faire entrer une lumière brillante, qui vous remplit de paix, de force et d'énergie. Avec chaque expiration, imaginez-vous en train de libérer toute fatigue, tension, douleur ou inquiétude sous la forme d'une fumée sale et noire. Laissez votre tête et votre corps devenir très pesants pour que le plancher porte votre poids. Inspectez votre corps, en commençant par vos orteils et en remontant tout le long jusqu'au-dessus de votre tête, puis libérez les traces de tension ou de raideur. Assurez-vous que votre mâchoire est détendue et que votre langue est gentiment contre votre palais. Restez avec cette sensation de paix, de libération et de relaxation pour un petit bout de temps.

Cette façon de laisser aller est la clé à toute sorte de travail intérieur, incluant méditation, prière, visualisation et affirmations. Pratiquée au moins deux fois par jour, sans dérangement, ni bruit ou interruption, cette façon de faire fera une grande différence pour votre état mental, qui affectera à son tour votre corps.

La méditation est une façon simple de calmer le cerveau, constamment occupé, et d'entrer dans un état de tranquillité profond et de paix qui, pour un petit bout de temps, nous permet d'échapper à la réalité quotidienne. Il faut s'exercer à le faire ; le cerveau est difficile à discipliner et continue à introduire des pensées, des fragments d'idées et toutes sortes de futilités mentales. Au début, vous pouvez constater que même trente secondes de tranquillité est un véritable accomplissement. Ne renoncez pas ! Il y a des façons d'améliorer la situation.

Une manière est d'arriver à saisir les pensées qui viennent à l'esprit, les identifier, et d'imaginer attacher un grand ballon à chacune d'elles et les regarder s'envoler. Une autre manière est d'améliorer la concentration en comptant de un à quatre, en voyant avec votre troisième œil (celui de votre esprit) les nombres, brillants et beaux contre un rideau sombre, en répétant le comptage dix fois. Vous pouvez aussi placer une horloge à la hauteur des yeux et fixer votre entière attention sur la grande aiguille faisant le tour du cadran, sans vous préoccuper de rien d'autre que ce soit. Progressivement

– mais avec persévérance –, vous trouverez de plus en plus facile d'avoir des moments de conscience sans pensées, vous conduisant à un sens extraordinaire de sensation de repos et de paix.

Arrêtez de penser nous permet pour un petit moment d'entendre notre « voix intérieure » ainsi nommée – la voix de l'intuition et de la sagesse. Quel que soit notre système de convictions et que nous soyons ou non religieux, nous avons tous une vie intérieure et un ensemble de valeurs par lesquelles nous vivons. Souvent, pendant une période de crise, provoquée par une défaillance sérieuse de notre santé, nous nous tournons vers notre for intérieur et révisons notre position dans la vie. Naturellement, les patients de Gerson sont entièrement libres de choisir leur propre voie dans ce domaine ; nous sommes tous différents et devons respecter nos différences. Cependant, c'est l'expérience de beaucoup de docteurs, conseillers et d'autres professionnels de la santé, que les patients qui croient dans une plus haute réalité, et qui sont capables de prier et placer leur foi en Dieu, s'en sortent mieux que ceux qui ne le font pas. La prière, venant du cœur, avec la confiance dans la justesse ultime des choses, peut être d'un grand soutien sur le chemin rocailleux de la guérison.

La visualisation utilise l'imagination pour reprogrammer non seulement l'esprit mais, dans une certaine mesure, aussi le corps. Elle travaille par l'intermédiaire d'images, en évitant au cerveau de penser et de parler, et ces images viennent de la même région profonde de la psyché que celle que nous rencontrons dans nos rêves. Le but de la visualisation est de prescrire, pour ainsi dire, ce que nous voulons accomplir (en vainquant la maladie, en reconstruisant la santé, en se rétablissant et en menant une vie active). L'utilisation de la visualisation dans le contexte du cancer a été d'abord développée dans les années 1970 par le docteur Carl Simonton, oncologiste de la radiation américaine, dans son livre *Être de nouveau en santé*[10], qu'il a écrit avec son épouse

---

10. Carl Simonton, Maryland, James L. Creighton et Stéphanie Matthews-Simonton, *En se rétablissant à nouveau*, Bantam Books, New York, 1er avril 1992.

d'alors, la psychologue Stéphanie Matthews-Simonton, et qui a paru dans de nombreuses éditions et en plusieurs langues.

L'essence de la technique de Simonton est de trouver une image pour la maladie et une autre pour le traitement et de voir comment la dernière attaque et démolit progressivement la première. Par exemple, dans l'état profond de relaxation décrit ci-dessus, le patient de Gerson peut visualiser sa tumeur comme une grande tache de boue noire et les jus comme les éclatements puissants de liquide d'or qui attaquent et rongent progressivement la boue. Le lire à premier abord peut sembler bizarre ; mais utiliser cette image, puisqu'elle est destinée à l'être, peut s'avérer être une expérience puissante.

Voici un exercice de visualisation simple pour l'utilisation quotidienne : visualisez-vous dans un bel endroit, réel ou imaginaire, où vous vous sentez en sécurité, sûr et heureux. Mettez-vous à l'aise et confortable dans votre imagination, de n'importe quelle façon que ce soit où vous vous sentez bien, juste comme il faut : balancez-vous doucement dans un hamac doux ou marchez dans un parfait jardin, ou asseyez-vous avec la personne que vous aimez. Choisissez donc votre propre cadre, à l'extérieur du temps et de l'espace, rafraîchi par sa paix et sa beauté.

Maintenant, voyez-vous tel que vous aimeriez être : en bonne santé, en forme, fort et actif, faisant les choses que vous aimez le plus, capable de donner et de recevoir l'amour et de vous sentir chez vous à la maison n'importe où dans le monde. Laissez cette image vous envahir, devenez cette image, ancrez-la dans votre esprit et votre cœur, puis lentement revenez à la réalité banale, mais apportez avec vous la mémoire de cette expérience. Cela fait vraiment une différence. En fait, une technique semblable est utilisée par les athlètes sportifs qui ont gagné et qui, avant un événement important, visualisaient extrêmement bien ce qu'il fallait faire dans leur catégorie.

L'imagination est puissante. Bien utilisée, elle stimule et accorde le corps. C'est gratuit, non toxique et n'a aucun effet secondaire malfaisant, ce qui en fait un outil supplémentaire idéal pour les patients de Gerson.

CHAPITRE 27

ÉTUDES DE CAS DE PATIENTS GUÉRIS

Les histoires bien documentées suivantes de patients guéris qui suivaient la thérapie Gerson ne représentent qu'un très petit échantillon de la collection considérable de tels dossiers dans nos archives. Ils font tous allusion à des patients officiellement diagnostiqués par une biopsie, faite surtout dans des hôpitaux américains ; presque tous étaient dans une prétendue condition terminale avec des cancers métastasés qui n'ont jamais été guéris par des moyens orthodoxes.

Nous les avons choisis dans une tentative d'inclure autant que possible toutes sortes de maladies malfaisantes, comme nous le savons de longue date, basée sur notre expérience, que les individus qui pensent suivre la thérapie Gerson veulent toujours savoir d'abord si quelqu'un souffrant, comme eux, du « même » cancer s'est déjà rétabli. Cette section a donc l'intention de répondre à leurs questions.

Le protocole de Gerson est souvent attaqué en raison du fait qu'il n'a jamais été soumis à une prétendue épreuve convenable (c'est-à-dire une étude randomisée en double aveugle utilisée comme test clinique). Cette sorte d'épreuve, cependant, a supplanté assez récemment une autre méthode séculaire, sur la façon de juger les traitements médicaux, qui était basée sur les résultats cliniques. En d'autres termes, comme le docteur Gerson le déclarait souvent : « C'est le résultat du malade au lit qui compte », à la vue évidente qui serait difficile à débattre.

Actuellement privilégiée, cette étude randomisée en double aveugle avec contrôle du placebo est le test clinique, et cependant, elle ne se préoccupe pas des patients pris individuellement. Cela exige un grand groupe d'individus et elle est appelée en double aveugle parce que ni le docteur ni les patients ne savent qui reçoit le nouveau médicament à l'essai et qui ne le reçoit pas. Elle est destinée à exclure les influences psychologiques ou autres influences externes qui pourraient modifier l'effet du médicament. Clairement, cette méthode est convenable pour évaluer un médicament simple, mais inutile pour toute thérapie qui implique un changement total de style de vie, tel que le traitement Gerson. Considérez simplement pour un moment l'impossibilité d'administrer des lavements de café ou de servir des jus frais treize fois par jour sans que les patients se rendent compte que quelque chose de radical se produit. Mis à part le fait que l'arsenal conventionnel de l'oncologie, à savoir : le traitement par la radiation ou celui utilisé par la chimio-thérapie n'ont jamais été soumis à de telles études randomisées en double aveugle. Seulement différentes sortes de chimiothérapie ont été évaluées les unes contre les autres – jamais chimiothérapie contre non-chimiothérapie. Cependant, continuellement, des livres et des études universitaires ont été publiés par des médecins et par d'autres scientifiques attestant l'échec de la chimiothérapie. Un des derniers livres est *The War on Cancer : an Anatomy of Failure* (*La Guerre contre le cancer : une anatomie d'échec*) par le docteur Guy B. Faguet[11].

En considération de cela, les critiques de la thérapie Gerson devraient demander peut-être l'application d'études cliniques randomisées en double aveugle de chimiothérapie avant d'attaquer une méthode avec laquelle ils ne sont pas complètement familiers.

------

11. Dr Guy B. Faguet, *La Guerre au cancer : une anatomie d'échec*, Springer, New York, 2006.

LYMPHOME HAUTEMENT AGRESSIF

S. M. avait 47 ans en 1990 quand elle a développé des enflures de plusieurs ganglions lymphatiques et, après avoir eu des biopsies, elle a été diagnostiquée avec un lymphome non hodgkinien. Deux ans plus tard, à l'été 1992, elle est arrivée à l'hôpital Gerson avec un œdème étendu (accumulation de liquide) dans ses jambes, hanches, fesses et autour d'une grande tumeur, de la taille d'un melon, dans son abdomen. Elle a entrepris la thérapie Gerson comme seul traitement pour sa condition et n'a pas été « ponctionnée » pour enlever le liquide de son corps. Dans les cinq premiers jours sur la thérapie Gerson complète, avec beaucoup de visites aux W.-C., elle avait perdu presque treize kilos.

En février 1993, quand la patiente fut réexaminée par son docteur à Wenatchee, Washington, son rapport disait : « Adénopathie lympathique généralisée [la maladie des ganglions lymphatiques] est résorbée [le terme médical pour "être parti ou avoir disparu"]. Je ne sens plus de masse abdominale. Caroténémie constatée [la décoloration orange inoffensive de la peau souvent présente chez les patients de Gerson]. La rate n'est pas palpable [ne peut pas être estimée] [...] Elle reste inflexible, cependant, elle ne veut pas de traitement médical conventionnel. Le docteur Bulger, hématologie/oncologie, clinique de la vallée Wenatchee, Wenatchee, Washington[12]. » C'est compréhensible, depuis qu'elle n'avait plus tous les ganglions lymphatiques enflés ! S. M. a continué de vivre en bonne santé, a témoigné de sa guérison à une convention à Seattle en 1998 et était active dans les affaires de son mari au dernier rapport de 2002.

À 32 ans, W. S. était un jeune artiste avec une femme et trois petits enfants essayant de surmonter ses difficultés. Quand il a remarqué une masse dans son abdomen, il fut envoyé en chirurgie en mai 1951 à Cincinnati, Ohio. Le docteur a signalé « un groupe

---

12. Charlotte Gerson, *Guérir le lymphome avec la méthode Gerson* (Carmel : Institut de bien-être et de recherche sur le cancer, 2002), p. 18. 3. Ibid., p. 8.

des ganglions lymphatiques, le plus grand mesurant cinq centimètres[13]». Il a enlevé, comme beaucoup d'autres docteurs, autant de ganglions qu'il pouvait; ensuite, W. S. a reçu des traitements de radiothérapie. À peine quatre mois plus tard, en septembre, une nouvelle masse est apparue et le patient a reçu plus de radiothérapie, ce qui a réduit les ganglions enflés. Cependant, quelques mois plus tard, le problème s'est reproduit et W. S. a essayé d'autres traitements étant donné que ses docteurs lui avaient dit qu'il avait seulement deux mois pour vivre. Quand W. S. a pris connaissance de la thérapie Gerson, il a voyagé à New York pour voir le docteur Gerson (qui a rapporté son cas dans son livre, *A cancer Therapy: Results of Fifty Cases* (*Une thérapie de cancer: résultats de cinquante cas,* cas nᵒ 18[14]). Après environ huit mois sur le programme de Gerson, la condition de W. S. s'est améliorée radicalement, il avait récupéré son énergie et a été capable de continuer à travailler comme un artiste d'église. Il a fait du travail de décoration et de construction, a conçu des vitraux et monté une exposition d'art à San Diego. En 1983, W. S. a écrit: «Je me retourne pour voir mes 33 ans, huit enfants, et douze petits-enfants et une vie magnifiquement productive.» En 2006, âgé de 88 ans, il est apparu dans *Dying to Have Known* (*Vouloir tout savoir*), un film documentaire de Stephen Kroschel sur Gerson, vivant toujours très bien et travaillant dans son studio d'artiste avec plusieurs de ses enfants.

ENDOMÉTRIOSE ÉVOLUANT EN CANCER CERVICAL

L'endomètre est la membrane muqueuse doublant l'utérus. Pendant les années fertiles d'une femme, cette doublure est dégagée chaque mois si l'ovule sécrété n'est pas fertilisé et implanté dans le tissu. Quand l'organisme ou le système d'hormone fonctionne

---

13. Charlotte Gerson, *Guérir le lymphome avec la méthode Gerson* (Carmel: Institut de bien-être et de recherche sur le cancer, 2002), p. 18. 3. Ibid., p. 8.

14. Max Gerson, *Une thérapie de cancer: résultats de cinquante cas et la cure de cancer avancé par la thérapie de régime, un résumé de trente ans d'expérience clinique,* institut Gerson, San Diego, 6ᵉ édition, 1999, cas nᵒ 18, p. 313.

mal, l'endomètre peut s'étendre sur des sites différents partout dans la région pelvienne, en incluant la paroi abdominale. Quand la condition se détériore et que le cycle menstruel n'est pas réglé proprement, le tissu endométrial peut s'étendre partout dans le corps, avec la formation de tumeurs malignes « ressemblant à un carcinome métastatique pelvien[15] ».

Le cas de S. T. illustre cette progression à la perfection. Cette patiente avait des problèmes gynécologiques au tout début de ses règles. Trente-cinq ans plus tard, on lui a diagnostiqué une endométriose. Il fallut un certain nombre de dilatation et curetage de l'utérus pour enlever la plaque endométriale. À la fin, elle avait eu une hystérectomie partielle mais ses problèmes ont continué. Finalement, en 1979, un frottis cervical a montré un cancer du col de l'utérus, avec des cellules atypiques (irrégulières, ne se conformant pas à la normale) dans son sang. Elle a remarqué aussi de grosses masses dans son sein, mais ces derniers ne furent pas examinés. Une hystérectomie a été arrangée pour elle, mais elle a décliné l'opération.

Elle a commencé à enquêter sur les traitements alternatifs, a changé son régime et a jeûné. C'est alors qu'elle s'est souvenue d'une conférence qu'elle avait entendue plusieurs années auparavant de Charlotte Gerson et a décidé de suivre la thérapie Gerson. S'étant mise à la thérapie, elle a été surprise par les réactions curatives sévères accompagnées de nausées et de vomissements, et se souvient qu'on lui a rappelé qu'elle avait eu une grande cicatrice dans sa région abdominale, causée probablement par des ulcères antérieurs. S. T. a suivi la thérapie pendant deux ans et a déclaré : « Jamais une seule fois un morceau de nourriture n'est entré dans ma bouche si elle ne devait pas manger. » Elle se porte bien (le dernier rapport date de novembre 2006) et s'occupe de prendre soin de ses parents âgés, de ses beaux-parents, qui ont environ quatre-vingt-dix années, et occasionnellement de ses petits-enfants.

---

15. *Le Dictionnaire médical encyclopédique de Taber*, F. A. Davis Company, 1993.

CANCER DU SEIN

En 1988, K. B., âgée de 70 ans, a remarqué une rougeur et un gonflement dans la région du mamelon de son sein. Son docteur à Modesto, Californie, a identifié une tumeur qui s'est avérée être maligne ; il a confirmé aussi qu'il « n'avait pas toute la tumeur » et a préconisé qu'elle ait une mastectomie. Elle a refusé. Une deuxième opinion par un docteur à Stanford a confirmé le diagnostic original et il fut conseillé à K. B. de subir une chirurgie, suivie par la chimiothérapie et/ou la radiothérapie. De nouveau elle a refusé.

En rejetant tout traitement conventionnel, K. B. a entrepris de suivre la thérapie Gerson à la maison, au départ ne mangeant que des aliments crus et prenant six lavements par jour pendant huit mois. Alors, elle a ajouté certains aliments cuisinés, végétariens et biologiques. Après un an et demi, le cancer avait disparu, mais elle avait toujours une cicatrice avec un tissu qu'elle a voulu faire enlever. Une biopsie a montré que le tissu était sans malveillance. Le comité responsable d'examiner les cas de tumeurs a noté dans ses dossiers médicaux que la patiente a été « guérie en suivant un régime nutritionnel[16] ». K. B., maintenant proche de ses 90 ans, se présente chaque année à une convention sur la santé à Los Angeles ! Elle boit toujours des jus, mais mange « un peu de viande ». Ce cas est d'autant plus remarquable que la patiente a poursuivi la thérapie Gerson de son propre chef, à la maison, sans rester à l'hôpital Gerson et sans avoir un docteur de Gerson pour la conseiller.

CANCER DU SEIN AVEC MÉTASTASES DU FOIE

E. B., âgé de 43 ans, a annoncé à son docteur une grosseur dans son sein en janvier 2002. Après une biopsie, on lui a dit qu'elle avait le cancer du sein. Elle n'a rien fait. En janvier 2004, elle a été au centre médical de l'université Loma Linda et a été diagnostiquée

---

16. Communication personnelle à Charlotte Gerson.

comme souffrant du cancer du sein au niveau 4 avec métastases du foie. Selon le rapport médical, son foie était « couvert de tumeurs et allait s'arrêter de fonctionner ; sa peau et le blanc de ses yeux étaient jaunes[17] ».

On a offert à E. B. la chimiothérapie et, ne connaissant pas d'autres alternatives, elle a accepté le traitement. Son oncologiste a déclaré que, vu sa condition avancée, il n'était pas sûr qu'elle pourrait survivre deux mois, mais il espérait que la chimiothérapie lui donnerait une année de vie. Cela fut le moment quand la patiente a commencé à chercher d'autres options et a découvert la thérapie Gerson. De sa recherche, elle savait qu'avec un traitement médical conventionnel, un cas de cancer du sein avec métastases du foie avait un taux de moins de 1 % de survie en deux années, donc son seul espoir était d'essayer un protocole alternatif.

Après avoir suivi pendant deux ans la thérapie Gerson, E. B. était assez bien pour aller faire du ski à Tulluride, au Colorado, une des montagnes les plus abruptes des États-Unis. Maintenant, après trois ans, à en juger par ses examens TEP/TDM (tomographie par émission de positions / tomodensitométrie), ou PET-scan, d'août 2006, son foie fonctionne normalement sans aucune tumeur ou métastases où que ce soit. E. B. aime faire du ski en hiver et du ski nautique en été, de la varappe, jouer au golf et faire de la moto. Elle voyage aussi fréquemment.

RÉAPPARITION DE CANCER DU SEIN
APRÈS CHIMIOTHÉRAPIE ET RADIOTHÉRAPIE

A. F. a découvert une grosseur dans son sein en septembre 1985. Après une biopsie et une ablation d'une tumeur mammaire, suivies de radiothérapie et de chimiothérapie à l'hôpital de Virginia Mason à Seattle, Washington, en 1989, le cancer s'était propagé à sa gorge. Elle a subi une autre chirurgie, suivie de radiothérapie. Cinq mois

---

17. Lettre à Charlotte Gerson du patient.

plus tard, des réapparitions se sont produites « partout » et d'autres radiothérapies ont été proposées. En raison de la souffrance extrême provoquée par tant de radiation, elle a refusé le traitement et est allée plutôt à l'hôpital Gerson au Mexique. En très peu de temps, sa santé s'est améliorée et, après environ une année, on lui a dit qu'elle n'avait plus de cancer.

Sept ans plus tard, les lésions provoquées par la radiation causèrent une déshydratation sévère dans sa gorge et ont disparu. A. F. finalement était vraiment en excellente santé. Quand elle a rendu visite à son docteur original et lui a dit qu'elle suivait la thérapie Gerson, il est sorti tout simplement du bureau. A. F. continue d'être en bonne santé.

MÉLANOME

M. H., âgée de 40 ans, a été diagnostiquée avec un mélanome dans sa paroi vaginale. Cela a été confirmé par une biopsie et une chirurgie ultérieure, suivies par vingt-cinq traitements de radio-thérapie et un traitement de quatre mois d'interféron. Pendant ce traitement, le cancer s'est propagé à son foie. Les oncologistes qui la traitèrent avec la chimiothérapie pensèrent qu'elle n'avait que neuf mois à vivre. Bien que M. H. était extrêmement faible et dans des douleurs intenses, elle a refusé cette option et, en novembre 1996, a entrepris le traitement Gerson malgré l'aver-tissement de son oncologiste. En septembre 1997, un scanner a montré que M. H. n'avait plus de mélanome. Dix ans plus tard, elle demeure en bonne santé et est en pleine forme.

W. E., née en 1943, est une infirmière accréditée. En 1996, elle a découvert un grand grain de beauté grandissant sur son bras. Le chirurgien qui l'a enlevé a remarqué qu'il a dû aller assez profondément pour obtenir une zone saine. Le diagnostic était un mélanome de niveau 4. La condition de la patiente s'est détériorée et quelques mois plus tard, en 1997, à l'université de Californie à Los Angeles, des taches ont été trouvées sur sa hanche ainsi qu'une grande tumeur dans le foie ; une biopsie a été faite des deux endroits, confirmant la présence d'un mélanome. Son docteur lui a conseillé de mettre ses affaires en ordre puisqu'elle n'avait pas longtemps à vivre. W. E. a commencé le traitement Gerson en juillet 1997, a guéri complètement et est bien vivante (le dernier rapport date de 2006).

MÉLANOME PÉRIODIQUE

N. P. avait un grain de beauté de cinq millimètres sur son dos, qui a commencé à saigner en octobre 1990. Il a consulté un spécialiste du cancer de la peau, le docteur Richard Ferderspiel, qui était sûr que la lésion n'était pas un mélanome. Cependant, la biopsie le contredit et le 30 octobre, à l'hôpital général Berrien au Michigan, une grande portion de peau a été enlevée du dos du patient.

Six mois plus tard, en avril 1991, un ganglion lymphatique élargi a été découvert dans l'aisselle droite de N. P. La biopsie a confirmé qu'il s'agissait d'un mélanome métastasé. L'oncologiste au centre médical Borgess de Kalamazoo, Michigan, a dit à N. P. : « J'ai traité plusieurs cas comme le vôtre et je les ai tous perdus[18]. » Il a alors proposé un traitement expérimental qui pourrait peut-être lui prolonger la vie de six à neuf mois. N. P. a refusé.

À ce stade, il a reçu une lettre de la veuve d'un ami, un homme de son âge, qui avait reçu tous les traitements disponibles conventionnels pour un mélanome métastasé et est mort cinq mois plus tard. Cela a persuadé N. P. d'aller à la clinique Gerson au Mexique, où il est arrivé avec sa femme en mai 1991. À cette époque, une autre tumeur est apparue, mais a disparu en six semaines. À la fin de la thérapie, N. P., âgé de 67 ans, avait une santé parfaite et a été un compétiteur assidu aux Jeux olympiques pour seniors au Michigan et en Floride, et a gagné deux médailles d'argent et une d'or dans les épreuves de marche à pied.

---

18. Note 6, *supra*.

Après un certain temps, il s'est éloigné du régime Gerson et l'a abandonné complètement en voyageant en Amérique du Sud. En 1994, un autre ganglion lymphatique a été supprimé du site original ; cela s'est avéré être un mélanome. N. P. s'est remis immédiatement sur la thérapie Gerson intensive et stricte et a de nouveau totalement récupéré. À présent, il est en pleine santé et actif.

CANCER COLORECTAL AVEC MÉTASTASES DU FOIE

C. T. avait 58 ans quand il a remarqué des signes de saignement rectal. Le traitement qu'on lui a donné pour les hémorroïdes soupçonnées s'est avéré inutile, donc il a été envoyé à l'hôpital Shand de Gainesville, Floride, pour des tests complets et diagnostic. Le rapport de chirurgie indiquait que C. T. souffrait d'un cancer du côlon avec des métastases partout dans son corps. Les docteurs lui ont dit qu'à cause de la grande propagation du cancer, la chimiothérapie serait inutile et lui ont donné un pronostic de trois à six mois de survie. C. T. a suivi la thérapie Gerson en n'utilisant aucun autre traitement pendant deux ans, il a accompli un complet rétablissement. Vingt-cinq ans plus tard, âgé de 81 ans, il est toujours en bonne santé et actif.

En 1992, Y. H., un professeur japonais de médecine, était à un moment incapable d'avoir une défécation. La chirurgie, combinée avec une biopsie du foie, a révélé un cancer du côlon, qui s'était déjà étendu au foie. Le professeur Y. H. était d'accord avec quatre traitements de chimiothérapie légers, mais ceux-ci avaient pour résultat d'augmenter la croissance des métastases du foie. Le patient a abandonné la chimiothérapie et a entrepris de suivre la thérapie Gerson, à la suite des directions données dans le livre du docteur Gerson. Quatorze ans plus tard, il est complètement guéri, avec un foie sain et a traité avec succès beaucoup d'autres patients cancéreux avec la même méthode. Il a décrit son expérience dans son livre (seulement disponible en japonais) et a formé quelques-uns de ses collègues à la thérapie Gerson. À présent, il confirme environ cinq cents cas de cancer qui ont montré des réponses positives au protocole de Gerson qu'il utilise maintenant.

Cancer pancréatique

L. K. est allé voir son docteur, comme il se sentait mal, et on lui a prescrit un médicament pour réduire l'acidité de son estomac. Malheureusement, ce remède lui a causé une douleur intense et d'autres problèmes. En novembre 1994, on lui a fait passer une tomographie, qui a montré «une masse irrégulière anormale à la tête du pancréas, contiguë (adjacent) avec l'artère mésentérique supérieure et la veine supérieure». Son docteur a déclaré : «Vous avez un cancer pancréatique et la chirurgie est impossible, ni la radiothérapie ni la chimiothérapie ne fonctionneraient pour vous[19].»

Après avoir parlé à des patients de Gerson qui sont guéris et sans aucune offre de traitement, il a décidé d'aller au Mexique et a commencé le traitement de la thérapie Gerson. Après vingt mois respectant strictement le protocole, une seconde tomographie n'a montré aucun signe de maladie et tout s'est révélé comme étant normal. L. K. souligne que les maux de tête causés par des migraines sévères qu'il avait régulièrement, et qui l'ont tourmenté pendant plusieurs années avaient disparu presque immédiatement après avoir commencé la thérapie. Après plus de dix ans, il est en forme, en bonne santé, et actif.

Ayant perdu environ 11,5 kg, en janvier 1986, P. A. a été envoyée dans un hôpital à Victoria, Colombie-Britannique, Canada, pour un scanner, dont les résultats ont été vérifiés par une biopsie faite avec une aiguille. Le diagnostic était un cancer pancréatique. Le spécialiste lui a dit de mettre ses affaires en ordre parce que son cancer était inopérable et a ajouté que la malveillance s'était étendue au foie, à la vésicule biliaire et à la rate. La patiente avait alors perdu 20,5 kg et vomissait du sang. Sans autre option, elle a décidé

---

19. Ibid.

d'essayer la thérapie Gerson, après qu'un voisin eut prétendu avoir été guéri du cancer pancréatique par ce biais.

En mars 1986, elle est arrivée à la clinique Gerson au Mexique et a commencé la thérapie intensive. En décembre de la même année, donc neuf mois plus tard, selon son docteur la patiente a battu le cancer à plate couture. En février 1990, son médecin de famille a déclaré : « À ce moment-ci, elle n'a aucune indication de réapparition et que de toute évidence ce qui était présent en 1985 est maintenant parti[20]. » P. A. continue d'être en bonne santé et mène une vie active, vingt ans après avoir été diagnostiquée avec une maladie apparemment incurable et menaçant sa vie.

CANCER DE LA PROSTATE

P. S. avait 69 ans en 1991 quand il a été diagnostiqué avec le cancer de la prostate. Il eut plusieurs biopsies faites par aiguilles, dont trois ont montré la présence de cellules malfaisantes, pendant que trois autres étaient négatives. Son APS (antigène prostatique spécifique) était de 6 – pas très élevé, mais au-dessus de la normale.

P. S. a commencé la thérapie Gerson à la clinique Gerson au Mexique en 1991 et – comme nous le notons souvent – au début son APS est monté, atteignant 14 au bout de trois mois. Le patient était un peu inquiet par cette augmentation, mais il a persévéré avec le traitement. Effectivement, après dix-huit mois, son APS est descendu à 0,3. Maintenant, à 80 ans, P. S. est tout à fait bien, tel que le montrent ses contrôles annuels réguliers. Sa prostate est normale et son présent APS indique 2,1 (le dernier rapport était d'octobre 2006).

---

20. Ibid.

CANCER DE LA PROSTATE ET DES OS, ET UN CAS DE CANCER DES POUMONS

E. T. de Cairo, Illinois, illustre l'anamnèse la plus remarquable. E. T. avait abandonné l'école après la sixième et n'avait pas reçu d'autre éducation. Il avait passé toute sa vie travaillant dans un entrepôt de ferrailles pour voitures, classant les différents métaux. En 1966, âgé de 69 ans, ses docteurs lui ont conseillé de mettre ses affaires en ordre puisqu'il mourait d'un cancer de la prostate avec une dispersion étendue, répartie dans ses os, et une grosseur importante dans l'aine. On l'avait traité avec des hormones, mais ses docteurs se sont rendu compte que ces traitements n'étaient plus efficaces et qu'il n'y avait rien de plus qu'ils pouvaient faire.

Quand ses docteurs lui ont appris ce qui s'est avéré être une condamnation à mort, il s'est souvenu avoir lu quelque chose sur la thérapie Gerson. Il a contacté la fille aînée du docteur Gerson, demandant de l'aide. Elle l'a dirigé vers le livre de son père, *Une thérapie de cancer : résultats de cinquante cas*[21], mais après un court moment il l'a rappelée et a déclaré qu'il ne comprenait pas le livre. Elle lui a répondu simplement de suivre le graphique à la page 235.

E. T. a obéi à ses instructions mais, ayant perdu sa femme des années auparavant, il a constaté que la poursuite de la thérapie était à la maison « la chose la plus difficile qu'il n'ait jamais faite ». Un jour, en manipulant un accoudoir, il a cassé une de ses côtes, affaibli par les métastases. Il était dans une douleur atroce et s'est senti tenté de simplement rester au lit. Cependant, il s'est forcé à se lever et à préparer la nourriture et les jus depuis qu'il savait que, sans s'aider, il mourrait. Dans un court délai, il a été libéré de sa douleur. Après un mois, son docteur ne pouvait plus sentir l'énorme grosseur qu'il avait trouvée dans l'aine du patient. Peu de temps après E. T. se sentait bien et avait une plus grande énergie.

---

21. Note 4 (Gerson), *supra*.

Un jour, il a reçu un appel d'un ami au Kentucky, un chiropraticien, le docteur G. D., qui lui a dit qu'il mourait du cancer du poumon qui s'était propagé dans les deux poumons. Est-ce que E. T. pourrait venir et l'aider? E. T. est allé voir G. D. dans sa maison et lui a montré comment suivre la thérapie Gerson. Stupéfiant, car ces deux patients considérés incurables se sont rétablis! Quinze ans plus tard, en 1981, tous les deux étaient vivants et bien. E. T. avait 84 ans. Le docteur G. D. était beaucoup plus jeune et a vécu beaucoup plus d'années. Finalement, nous avons entendu de son fils qu'il était décédé.

ASTROCYTOME

En 1987, quelques semaines avant son dixième anniversaire, N. K., qui vivait à North Liberty, Indiana, a commencé à souffrir des maux de tête suivis de vomissements. Le scanner a montré une tumeur cérébrale et la patiente a été emmenée à l'hôpital Riley pour enfants à Indianapolis pour une chirurgie du cerveau. Le chirurgien a enlevé ce qu'il pouvait, mais a constaté qu'un peu de tumeur était trop près d'un vaisseau sanguin important et ne pouvait seulement qu'être cautérisé.

Par la suite, N. K. eut des contrôles annuels. Quand elle a eu 13 ans, une IRM (imagerie par résonance magnétique) a montré une réapparition. Le docteur a dit qu'à ce stade primitif, il ne pouvait pas opérer, mais la mère de N. K. s'est sentie incapable de simplement s'asseoir et attendre que la tumeur cérébrale de sa fille grandisse. Elle a découvert le traitement de Gerson et, en 1990, la patiente et sa mère sont venues à l'hôpital mexicain. En raison de la routine exigeante de la thérapie Gerson avec le besoin de jus horaire, N. K. ne pouvait pas aller à l'école, donc sa mère lui a fait l'école à la maison. Aussi, pendant que la patiente prenait des lavements, elle a fait beaucoup de lectures. D'abord, elle a lu les classiques, ensuite elle a étudié les mathématiques et finalement la philosophie. Quand elle a passé son test d'aptitude scolaire, elle était non seulement libérée de la tumeur, mais a obtenu un excellent score à son épreuve.

Quand son chirurgien l'a examinée avec de nouveaux rayons X, il ne pouvait pas comprendre comment c'était possible pour N. K. de ne plus avoir aucune tumeur, sachant qu'il avait laissé un morceau de tissu tumoral à l'endroit de son opération. Ses capacités motrices étaient parfaitement rétablies, à tel point qu'elle a pu jouer du violon. Au dernier rapport, N. K. continue d'être en pleine forme et en bonne santé et, à 26 ans, elle s'est mariée et a une famille. Elle a terminé ses études collégiales avec une très bonne mention.

DÉPENDANCE À LA NICOTINE

A. C. a commencé à fumer des cigarettes à l'âge de 17 ans. Elle avait l'air d'en avoir 15 et espérait qu'en fumant elle paraîtrait plus adulte. Au début, elle a détesté l'odeur et le goût des cigarettes, mais est devenue rapidement dépendante et fumait toujours trente-cinq ans plus tard quand elle a eu un mélanome malveillant.

Quand elle a découvert la thérapie Gerson, elle a décidé d'aller à la clinique Gerson au Mexique, son souci principal était le besoin de se débrouiller sans avoir à fumer dès qu'elle serait arrivée. On lui avait été expliqué que si elle essayait de fumer juste une cigarette, elle serait renvoyée à la maison immédiatement. Le fait d'avoir essayé d'arrêter de fumer et échoué tant de fois, plus de fois qu'elle ne pouvait se souvenir, l'inquiétait effectivement.

Aussitôt qu'elle est arrivée à l'hôpital, elle fut entraînée dans le programme intensif : le fait de presser constamment des jus, l'entraînement pour les lavements, les repas, les instructions et les réunions avec d'autres patients, a pris chaque minute de la journée. Avec toute son activité, cela a pris à A. C. presque deux jours entiers avant qu'elle ne se rende compte qu'elle n'avait pas fumé, que son style de vie ne lui avait pas manqué. Le choc réel est venu quelques heures plus tard quand, dans le jardin de l'hôpital, elle a rencontré un visiteur qui fumait. À sa stupéfaction, A. C. a trouvé la fumée terriblement repoussante et a vite marché en avant du fumeur. Elle n'a souffert d'aucun symptôme sérieux de privation, mais il a fallu plusieurs semaines aux résidus extrêmement désagréables et accumulés pendant des années pour pouvoir s'évaporer par sa peau et ses cheveux. Elle n'a jamais regardé en arrière et – incidemment – a aussi guéri de son mélanome.

CANCER ŒSOPHAGIEN

Il est important de se souvenir qu'à côté des malveillances les plus communes – à savoir, le cancer du sein, de la prostate et du côlon, qui répondent bien à la thérapie Gerson –, le même traitement est aussi efficace dans des guérisons de cancers rares. Pour l'illustrer, nous présentons l'anamnèse de K. G.

Né en 1953, cet homme était un taxidermiste vivant en Arizona. Il était conscient de sa santé et avait adopté un style de vie prudent : il n'a pas fumé ou pris de drogues et buvait seulement de temps en temps un verre de vin – mais, tel qu'il s'est exprimé, son régime était composé exclusivement de « camelotes et d'aliments prêts à être consommés » ! S'il mangeait en entier un sandwich fait avec du pain de blé, il se sentait comme ayant reçu « un coup de pied de santé » ; il n'a pas touché aux salades, qu'il a écartées comme étant de la nourriture de lapin. Sa consommation annuelle de fruits était composée de peut-être quatre pommes et de deux à quatre oranges. Pour rendre les choses pires, il ne s'était pas rendu compte des effets dévastateurs des matériaux qu'il utilisait tous les jours dans son travail de taxidermiste, tels que le formaldéhyde, la laque pour amincir, les fibres de verre, la mousse d'uréthane et les peintures.

Lentement au cours des ans, il s'est rendu compte d'un peu d'irritation dans sa gorge. En temps voulu, la déglutition est devenue difficile et sa respiration était lourde. Âgé de 37 ans, il a consulté un docteur et les tests ont donné comme résultat un diagnostic du cancer œsophagien. K. G. a rechigné à considérer le traitement proposé, surtout en considérant le taux extrêmement faible de guérisons et a cherché une alternative, qui s'est révélée être la thérapie Gerson.

Il l'a entreprise et reconnaît maintenant que cela avait été une vraie lutte de surmonter son aversion aux lavements de café, mais « dès que j'en ai essayé un, je pouvais sentir une différence et j'ai compris leur importance ». Le patient a eu des réactions guérissantes très longues et était conscient de la tumeur « pourrissant dans [sa] gorge avec une odeur terrible[22] ». Après environ deux mois et demi, K. G. rapporte qu'il a senti que la tumeur est tombée de sa gorge dans son estomac. Cela l'a rendu terriblement malade pour quelques jours, mais finalement il a expulsé toutes les toxines et a guéri complètement. Il a repris son travail professionnel, mais est devenu extrêmement prudent dans la manipulation des produits chimiques utilisés et se porte bien environ quinze ans après sa guérison.

UNE FAMILLE ENTIÈRE SE RÉTABLIT :
CANCER DU SEIN, DE LA PROSTATE ET DE LA PLEURÉSIE

Ce rapport illustre l'efficacité du traitement Gerson dans la guérison de différentes maladies qu'ont souffert les membres d'une famille. D'abord, nous avons vu la mère, S. H., dont la mammographie à l'âge de 53 ans a montré quelques détails suspects. Le chirurgien a enlevé deux gros morceaux de son sein, et a constaté qu'ils étaient cancéreux. Il a suggéré à S. H. d'avoir une mastectomie, possiblement suivie de radiothérapie, mais il a admis que la radiothérapie brûlerait ses poumons de façon permanente et irait ramollir et endommager ses os. La patiente a opté pour une mastectomie radicale, mais le jour avant sa chirurgie elle a décidé d'aller au Mexique pour le traitement Gerson. Elle a commencé la thérapie en février 1995, avec aucun autre traitement de quelque sorte que ce soit, s'est rétablie complètement et se porte bien.

La fille de S. H., T., souffrait de la pleurésie depuis l'âge de 3 ans. Sa condition s'est détériorée et à l'âge de 37 ans, mère de deux enfants, elle fut gravement malade : elle pouvait à peine

---

22. *Bulletin curatif de Gerson* 13 (2) (mars/avril 1998) : 5-6.

respirer et était incapable de s'asseoir, de s'allonger ou de dormir, même dans un lit d'hôpital. À cette époque sa mère, S. H., était dans le quatorzième mois de sa thérapie Gerson. Elle a voyagé de Californie à la maison de sa fille au Wyoming, avec une valise pleine de fruits biologiques et légumes et une autre valise contenant ses vêtements.

S. H. rapporte que, après son premier verre de jus de carotte, sa fille T. a commencé par se sentir mieux. Son état n'a cessé de s'améliorer rapidement et, après trois semaines, elle marchait, dormait et se rétablissait, jusqu'à ce que, finalement, elle se débarasse complètement de la pleurésie de longue date pour la première fois de sa vie. Elle est maintenant complètement remise, se porte bien et s'entraîne pour devenir une masseuse thérapeute.

Quelques années après le rétablissement de la mère et de la fille, le mari de S. H., C., a été testé et avait un APS (antigène prostatique spécifique) d'environ 14 à 16 (le niveau normal est 1 ou en dessous). En juillet 2003, une biopsie a prouvé que C. avait le cancer de la prostate. C'était remarquable, du fait que depuis des années il mangeait le même régime qui avait guéri sa femme S. Cependant, C. avait entendu beaucoup d'annonces publicitaires au sujet des produits de soja et de leur contenu élevé en protéines, croyant nécessaire d'ajouter un certain nombre de produits de soja à sa consommation de nourriture. Il a pris aussi un assez grand nombre d'«acides aminés», qui sont élevés en sodium aussi bien qu'en extraits de soja. Quand C. a arrêté le soja et les acides aminés et a suivi la thérapie Gerson, lui aussi s'est rétabli, se porte bien et est resté actif depuis plus de quatre ans.

LE SARCOME D'EWING

En juin 1993, T. L., un garçon de 8 ans venant de Hongrie, a été amené à la clinique Gerson au Mexique. En mars 1992, il a été diagnostiqué avec le sarcome d'Ewing, un myélome endothélial formant une tumeur sur les os longs, pour laquelle les textes médecins donnent un très pauvre pronostic. En Hongrie, on l'avait traité avec la chimiothérapie, mais le cancer s'était étendu dans son bassin et dans les tissus doux de son abdomen. Il est arrivé à l'hôpital, semblant pâle et mince et avait perdu ses cheveux. En dépit du peu de familiarité des environs et de son incapacité à comprendre l'anglais, le garçon a montré une discipline remarquable et a consommé la nourriture végétarienne non salée et inaccoutumée ainsi que les jus crus sans difficulté ni remue-ménage.

Après être retourné en Hongrie, sa mère a signalé qu'en trois mois de thérapie, la tumeur du garçon avait disparu. Deux ans plus tard, elle nous a envoyé quelques photographies de T. L., montrant un enfant de 10 ans, fort, bien développé et en bonne santé apparente.

Sa récupération a été soulignée par un autre fait. Avant son voyage au Mexique, il avait été traité en Hongrie avec la chimiothérapie, il était dans un groupe de sept enfants, tous souffrant du sarcome d'Ewing et tous recevant la même thérapie de traitement de chimiothérapie au même hôpital.

Alors que T. L. avait survécu et était en pleine forme et se portait bien, les six autres enfants de son groupe étaient tous morts. Les dernières nouvelles du jeune patient ont été reçues en mars 2006, quand sa mère nous a dit qu'il avait alors 20 ans et jouissait d'une bonne santé.

CHAPITRE 28

RECETTES

Ce dernier chapitre, loin d'être le moindre, contient un trésor de recettes qui ajoutent de la variété, du plaisir et une super-nutrition saine aux repas de style Gerson. Cependant, il y a certains points importants dont il faut se souvenir :

• Étudiez et apprenez par cœur les règles fondamentales pour la préparation de nourriture décrite dans le chapitre 13, « Préparation de la nourriture et des jus : règles de base », p. 183.

• Si vous êtes un patient de Gerson qui a entrepris de suivre nouvellement la pleine thérapie intensive, vous avez besoin de limiter votre consommation de nourriture aux recettes fondamentales contenues dans ce chapitre pour les trois premiers mois et ne manger aucun produit laitier pour les premières six à dix semaines.

• Après trois mois, vous pouvez introduire un peu de variété en utilisant différents plats de salades, de sauces et de légumes.

• « La soupe spéciale ou potage d'Hippocrate » (voir p. 189) et la pomme de terre en robe des champs cuite au four sont des parties essentielles du régime guérissant et ne doivent pas être omises.

Si vous n'êtes pas malade, et que vous voulez améliorer votre santé et votre bien-être en choisissant le style de vie de Gerson, vous pouvez évidemment jouir de ces recettes à votre guise. Utilisez s'il vous plaît une chaleur douce, basse, ou à petit feu, sans eau ou la méthode de cuisiner avec le minimum d'eau, décrite dans le chapitre 13, pour préserver les précieux nutriments.

NOTES SPÉCIALES

Dans ce livre américain, les recettes utilisent des mesures qui ne sont pas « officielles » avec le système métrique, mais que tout le monde connaît : Nous utilisons comme mesure culinaire une cuillère à soupe (c-à-s) de 15 ml et une cuillère à thé (c-à-t) de 5 ml.

PAIN

Vous ne trouverez aucune recette pour le pain ou tout autre produit à base de farine cuite au four dans ce chapitre. Le seul pain acceptable est à 100 % de seigle, non salé et biologique – disponible dans de bons magasins d'aliments naturels, donc il n'y a pas lieu de faire cuire du pain à la maison. On permet deux petites tranches de pain par jour aux patients, mais seulement après avoir mangé complètement les repas de Gerson se composant de salade, de soupe et de pomme de terre avec les légumes et les fruits. Le pain ne doit remplacer ou prendre la place d'aucun des autres produits.

YAOURT

Le yaourt, quand permis, doit être certifié biologique sans matières grasses (ou extrêmement faible en matières grasses). Quelques recettes font allusion « au yaourt ». Pour le faire, placez du yaourt ordinaire dans plusieurs couches d'étamine, suspendu au-dessus de l'évier ou mis dans une passoire doublée d'étamine placée au-dessus d'un bol pour permettre au yaourt d'égoutter pendant la nuit.

ÉDULCORANTS

Les seuls édulcorants permis sont :
• Le sucre marron cru biologique, qui est disponible en plusieurs teintes allant du beige clair au marron foncé.
• Miel clair biologique.
• Sirop d'érable biologique.
• Mélasse non sulfurée.
• Sucanat (aussi connu sous le nom de Rapadura).
Dans les recettes, ces ingrédients sont appelés « du miel » et « du sucre ».

LAVAGE DES FRUITS ET DES LÉGUMES

Tous les fruits et les légumes doivent être lavés avant d'être consommés. Si la distribution d'eau dans votre région n'est pas fluorée, l'eau purifiée (produite par osmose inverse) peut être utilisée, tant pour le lavage que pour la cuisine. Si la distribution d'eau contient du fluorure, seule de l'eau distillée est permise pour la cuisine et comme un rinçage final pour les fruits et les légumes. (Pour les distillateurs, voir le chapitre 10, « La maison d'après Gerson », p. 157 ; pour le fluorure, voir le chapitre 5, « Effondrement des systèmes de défense corporels », p. 33.)

CUISSON

Pour la cuisson, le four devrait toujours être préchauffé.

TEMPS DE CUISSON / TAILLE DES PORTIONS

Lorsque le temps de cuisson ou le nombre de personnes sont omis, c'est que cela dépend de la taille des ingrédients utilisés. Par exemple, une grande pomme de terre prend beaucoup plus de temps pour cuire ou cuisiner qu'une petite. Aussi, une ou deux grandes pommes de terre servent plus de personnes que le même nombre de petites.

SOUPE D'HIPPOCRATE OU POTAGE SPÉCIAL

« Soupe spéciale » ou « soupe d'Hippocrate » sont des termes interchangeables pour le même article de base du régime de Gerson. Dans quelques recettes, il est appelé « le bouillon ». Pour une description détaillée, voir le chapitre 13, « Préparation de la nourriture et des jus : règles de base », p. 183.

Nous vous souhaitons un bon appétit !

RECETTES

SAUCES

Carotte et aneth

Temps de préparation : 15 minutes
Temps de cuisson : 30 minutes
Pour 4-8 personnes

450 g de carottes, nettoyées, non pelées
4 c-à-s de yaourt
2 c-à-s d'herbe d'aneth (ou 2 c-à-s d'aneth séché), finement hachée
1 c-à-t d'huile de lin
jus de 1 petit citron

Cuisez à petit feu les carottes jusqu'à ce qu'elles soient tendres. Égouttez et laissez refroidir. Passez à la moulinette. Mélangez bien dans le yaourt, l'aneth, l'huile de lin et le jus de citron. Mettez au réfrigérateur. Servez-le avec une grande salade ou comme trempette pour carotte, courgette et tranches de poivron. Aussi délicieux avec du pain.

Poivron orange ou rouge

Temps de préparation : 15 minutes
Pour 6 personnes

2 poivrons (orange ou rouges)
300 g de yaourt
½ c-à-s de purée de tomate biologique

Épépinez et coupez en cubes très fins un poivron et mélangez-le avec le yaourt et la purée de tomate. Coupez l'autre poivron restant en deux et épépinez-le. Placez le mélange de yaourt dans chaque moitié du poivron. Dressez le plat de service avec des tranches minces de carotte, courgette et céleri.

HORS-D'ŒUVRE / AMUSE-GUEULE

Aubergine

Temps de préparation : 15 minutes
Temps de cuisson : 50 minutes
Pour 2 personnes

1 aubergine
1 petit oignon, haché
½ c-à-s de purée de tomate biologique
persil (ou coriandre)
tranche de citron
yaourt

Piquez partout la peau de l'aubergine. Placez directement sur la grille en haut du four (ou utilisez un petit plat de cuisson) et cuisez à 190 °C pour environ 40 minutes, la retournant à mi-temps. Retirez du four et laissez refroidir. Une fois froid, enlevez la tige et la peau, coupez et moulinez la chair jusqu'à ce que vous ayez une sorte de purée. Chauffez un peu d'eau dans une petite casserole et faites sauter l'oignon coupé sur un feu doux ou à basse température pour environ 10 minutes, ou jusqu'à ce qu'il soit tendre. Remuez en ajoutant la purée de tomate et la purée d'aubergine. Cuisez encore pour 2 minutes sur feu vif pour enlever l'excès d'humidité. Retirez du feu et laissez refroidir. Hachez du persil (ou coriandre) et mélangez-le avec la purée. Dressez sur un lit de laitue. Garnissez le tout avec une tranche de citron et un peu de yaourt.

Courgettes farcies

Temps de préparation : 10 minutes
Temps de cuisson : 5 minutes
Pour 2-4 personnes

8 aubergines moyennes
1 grand oignon, haché
1 poivron vert
3 tomates
1 c-à-s de persil haché
1 gousse d'ail écrasée
laitue à feuilles rouges
4-6 c-à-s de sauce

Sauce :
6 c-à-s de vinaigre de cidre de pomme (ou jus de citron)
4 c-à-s d'eau
herbes
huile de lin

Faites cuire les courgettes en entier (environ 5 minutes à petit feu) jusqu'à ce qu'elles soient à moitié cuites. Coupez les deux bouts des courgettes et coupez-les en deux dans le sens de la longueur. Épépinez-les et coupez-les finement. Saupoudrez un peu de sauce à l'intérieur des courgettes et ajoutez un peu d'oignon haché. Laissez mariner pendant que vous préparez la farce. Prenez l'oignon restant et hachez-le avec le poivron et les tomates, ajoutez le persil haché et l'ail écrasé et mélangez avec la chair des courgettes enlevée de leur milieu. Versez le reste de la sauce à ce mélange et remplissez les courgettes du mélange. Dressez les courgettes sur une couche de laitue à feuilles rouges pour servir.

Melon et mangue

Temps de préparation : 15 minutes
Pour 2-4 personnes

tranches de melon d'Espagne et/ou melon de cantaloup
tranches de mangue

Sauce :
½ c-à-s de miel
1 c-à-s d'huile de lin
2 c-à-s de jus de citron ou 1 citron vert
feuilles de menthe
Coupez le melon en deux et enlevez la peau. Coupez le melon en tranches et dressez-les en cercle sur un plat peu profond. Coupez la mangue dans le sens de la longueur et enlevez la peau, coupez en lamelles et intercalez-les entre celles du melon. Versez la sauce sur le melon.

Pamplemousse

Temps de préparation : 15 minutes
Pour 1 ou 2 personnes

1 pamplemousse rose
céleri
1 poivron, avec graines
trévise (laitue à feuilles rouges)
raifort râpé

Coupez le pamplemousse en deux. Pressez une moitié et découpez les segments de l'autre moitié. Hachez un céleri et poivron rouge avec les graines. Dressez les feuilles de trévise sur un plat. Mélangez les segments de pamplemousse, céleri et poivron rouge ensemble et placez le tout sur les feuilles de laitue. Préparez une sauce avec du jus de pamplemousse parfumé avec un petit peu de raifort râpé (ou des feuilles de menthe hachées).

Variation: mettez les segments de pamplemousse sur le dessus des feuilles d'endives et de cresson. Faites une sauce avec le yaourt et un peu de jus de pamplemousse. Mélangez bien et servez immédiatement.

Comment segmenter un pamplemousse: coupez horizontalement eu haut et en bas. Placez le pamplemousse à plat et, en utilisant un couteau pointu, enlevez la peau et la membrane blanche extérieure en coupant de haut en bas les sections. Utilisez un récipient pour ne pas perdre le jus, et coupez entre les membranes la chair de chaque segment jusqu'au centre, en faisant attention de pointer la lame du couteau loin de vous. Coupez tout autour du pamplemousse, en détachant chaque segment au fur et à mesure.

Papaye et citron vert

Temps de préparation: 15 minutes
Pour 2 personnes

2 papayes
2 c-à-s de miel
jus de 1 citron vert
1 citron vert coupé pour la décoration

Épluchez la papaye et épépinez. Coupez en tranches (ou cubes). Mélangez le miel avec le citron vert et versez-le sur les tranches de papaye. Remuez-les doucement et réfrigérez. Servez frais, décoré avec des tranches minces de citron vert.

Pâté d'artichaut de Jérusalem

Temps de préparation: 20 minutes
Temps de cuisson: 40 minutes
Pour 2 personnes

½ kilo d'artichauts de Jérusalem
1 c-à-s de yaourt
1-2 c-à-s de jus de citron
persil, haché
huile de lin

Nettoyez les artichauts. Mettez-les sur un plat au four pour rôtir à 200 °C pendant 25 minutes. (C'est une bonne idée de les faire cuire avec votre pomme de terre en robe des champs.) Laissez refroidir et enlevez la peau. Moulinez en purée jusqu'à ce qu'il y ait une consistance crémeuse. Ajoutez le yaourt, le jus de citron, persil haché et huile de lin et battez le tout ensemble. Servez comme amuse-gueule ou comme casse-croûte avec des tranches de pain grillées et recouvertes de feuilles de laitue différentes et de tomates cerise pour décoration.

Rémoulade de céleri rave

Temps de préparation : 10 minutes
Pour 2-4 personnes

céleri rave
laitue de trévise
2 ou 3 variétés de laitues
oignons verts (ou ciboulette), hachés
persil (ou estragon)

Sauce :
vinaigre
eau
miel
yaourt

Mélangez les ingrédients pour la sauce. Râpez le céleri et ajoutez-y la sauce. Dressez le plat en arrangeant les feuilles de laitue garnies de céleri rave. Saupoudrez avec des oignons verts hachés (ou ciboulette) et du persil (ou de l'estragon).

Yaourt et sorbet d'abricot

Temps de congélation : 2-3 heures
Temps de préparation : 15 minutes
Temps de cuisson : 40 minutes
Pour 2-4 personnes

225-250 g d'abricots séchés
60 cl d'eau
300 g de yaourt
2 c-à-s de miel

Placez les abricots et un peu d'eau dans une casserole et portez à ébullition. Couvrez et cuisez à petit feu pendant 30-40 minutes, ou jusqu'à ce qu'ils soient tendres. Ajoutez le reste de l'eau pour apporter le contenu liquide à 450 ml. Laissez refroidir. Placez les abricots et le liquide dans un mixeur pour avoir un mélange bien fluide. Ajoutez le yaourt et le miel mais ne mélangez pas ceux-ci. Transférez le contenu dans un récipient résistant au gel et laissez geler. Utilisez une cuillère à glace pour servir une ou deux portions dans un bol. Servez immédiatement.

VINAIGRETTES

Ail et oignon vert

Temps de préparation : 5 minutes
Pour 1 personne

1 c-à-s d'huile de lin
½ c-à-s de jus de citron (ou vinaigre de cidre de pomme)
1 gousse d'ail
1 oignon vert
persil frais
ciboulette
aneth
fenouil
un peu de menthe

Mélangez l'huile de lin avec le jus de citron (ou vinaigre de cidre de pomme). Écrasez l'ail et l'ajouter. Hachez l'oignon vert, le persil et la ciboulette et ajoutez-les, ensemble avec l'aneth, le fenouil et la menthe. Versez sur la salade et servez immédiatement, ou mettez dans un pichet et laissez les invités se servir.

Variation: si vous n'avez aucune herbe fraîche, utilisez une pincée généreuse d'herbes séchées qui conviennent.

Baba Ghanoush (aubergine au citron)

Temps de préparation: 10 minutes
Temps de cuisson: 1 heure
Pour 3 ou 4 personnes

1 grande aubergine
1 ou 2 gousses d'ail
2 c-à-s de jus de citron
1 c-à-s de persil haché

Faites cuire l'aubergine au four pendant 1 heure à 175-200 °C. Laissez refroidir pour enlever la peau, enlevez l'excédent de jus en serrant l'aubergine doucement. Pilez le mélange avec l'ail jusqu'à ce que ce soit assez homogène et ajoutez le jus de citron et le persil. Mélangez bien. Servez avec des tranches de citron. Bon avec les crudités (légumes crus) et comme achards et assaisonnements.

Variation: mélangez avec du yaourt.

Huile de lin et jus de citron

Temps de préparation: 5 minutes
Pour 2 personnes

1 c-à-s d'huile de lin
½ c-à-s de jus de citron
(Utilisez une proportion de ⅔ d'huile à ⅓ de jus de citron jaune)
ail
herbes fraîches
un peu de jus d'orange

Combinez tous les ingrédients dans un pichet et agitez vigoureusement. Versez sur la salade et servez immédiatement.

Sauce fondamentale

Temps de préparation : 5 minutes
Pour 6 personnes

575 ml de vinaigre de cidre de pomme
1 c-à-s de sucre
160 ml d'eau

Mélangez les ingrédients ensemble.
Variation : ajoutez certaines ou toutes les herbes suivantes (optionnel), en leur permettant d'infuser : estragon (poussez la tige en premier) ; échalotes ou oignons printaniers, finement hachés ; 2 gousses d'ail, épluchées et écrasées avec le dos d'un couteau ; et 1 feuille de laurier fraîche.

Sauce pour les légumes

Temps de préparation : 5 minutes
Pour 2 personnes

2 c-à-s de jus de citron (ou vinaigre de cidre de pomme)
2 c-à-s d'eau
1 pincée de sucre (optionnel)
yaourt

Mélangez le jus de citron (ou vinaigre de cidre de pomme), eau et sucre (si utilisé) dans le yaourt et battez bien.

Vinaigrette de base pour salades

Temps de préparation : 7 minutes
Pour 2 personnes

2 c-à-s de jus de citron (ou vinaigre de cidre de pomme)
2 c-à-s d'eau
1 pincée de sucre (optionnel)

Mélangez et mettez-le dans un récipient avec n'importe lequel des ingrédients suivants :
estragon, poussez la tige en premier à l'intérieur
échalotes (ou oignons verts), finement hachées
2 gousses d'ail, épluchées et écrasées
feuille de laurier fraîche
citronnelle (pour un goût de citron)

Vinaigrette aux oranges

Temps de préparation : 6 minutes
Pour 1 personne

1 gousse d'ail
2 c-à-s de persil frais
2 c-à-s de vinaigre de cidre de pomme
1 c-à-t de sucre
4 c-à-s de jus d'orange
1 c-à-s d'huile de lin

Hachez l'ail et le persil et ajoutez au vinaigre, le sucre, le jus d'orange et l'huile de lin.

Yogourt, ail et miel

Temps de préparation : 6 minutes
Pour 2 personnes

175 g de yaourt

1 gousse d'ail, écrasée
1 c-à-s de miel
cresson

Mélangez les ingrédients légèrement et servez immédiatement.
Garnir avec le cresson.

Yaourt, herbe et vinaigre

Temps de préparation : 4 minutes

vinaigre de cidre de pomme
un peu d'eau
miel
yaourt
persil
estragon
Mélangez tout ensemble.

Yaourt, oignon et vinaigre de cidre de pomme

Temps de préparation : 4 minutes

yaourt
vinaigre de cidre de pomme
oignon haché

Mélangez le tout et servez avec une salade verte.

SALADES

Pomme et salade de carotte

Temps de préparation : 15 minutes
Pour 2 personnes

1 petite pomme rouge croustillante
1 grande carotte
1 oignon vert, haché
1 radis, tranché
jus de pomme
menthe

Râpez la pomme et la carotte dans un plat et ajoutez un oignon vert haché et un radis tranché. Versez sur le dessus un peu de jus de pomme et ajoutez une pincée de menthe. Dressez sur un lit de feuilles de salade de couleurs mélangées, telles que trévise, cresson ou persil.

Betterave et cresson

Temps de préparation : 5 minutes

betterave cuite
huile de lin
cresson

Coupez la betterave cuite, ajoutez un peu d'huile de lin en mélangeant. Servez avec le cresson.

Betterave Thermidor

Temps de préparation : 6 minutes

betteraves cuites

Sauce :
yaourt
jus de citron
raifort râpé

Coupez en cubes les betteraves cuites, mettez-les dans un bol et ajoutez la sauce.

Betterave Yolande

Temps de préparation : 20 minutes

betteraves cuites
carottes
céleri
pommes
persil

Sauce :
yaourt
jus de citron
huile de lin

Coupez en cubes les betteraves, carottes, céleri et pommes que vous placez dans un bol. Faites la sauce et mélangez-la avec les légumes. Saupoudrez du persil.

Carotte, pomme et salade à l'oignon

Temps de préparation : 15 minutes
Pour 2 personnes

350 g de carottes
225 g de pommes
1 oignon moyen
300 g de yaourt
jus d'un ½ de citron

Râpez les carottes, les pommes et l'oignon. Ajoutez le jus de citron et le yaourt. Servez avec une salade verte mélangée.

Carotte et salade d'orange avec dattes fraîches

Temps de préparation : 15 minutes
Pour 2 personnes

1 grande carotte
1 orange
quelques dattes fraîches
avoine grillée

Sauce :
Jus de citron (ou de citron vert)
huile de de lin
Coupez la carotte en bandes minces. Segmentez l'orange et mélangez avec la carotte. Coupez les dattes et les ajouter. Ajoutez la sauce et garnissez avec de l'avoine grillée.

Carotte et salade de raisins secs

Temps de préparation : 10 minutes[1]
Pour 2 personnes

3 grandes carottes râpées
60 g de raisins secs prétrempés
laitue
2 c-à-s de persil haché

Sauce :
1 gousse d'ail écrasée
huile de lin
vinaigre de cidre de pomme
½ c-à-s de miel
2 c-à-s de jus de citron

____

1. *N'inclut pas le pré-trempage.*

Mélangez les carottes râpées crues avec les raisins secs prétrempés (trempez-les pour la nuit dans l'eau froide ou versez de l'eau bouillante et laissez-les refroidir pendant deux ou trois heures jusqu'à ce qu'ils soient bien gonflés). Ajoutez la sauce et servez sur la laitue garnie de persil haché.

Chicorée et salade d'orange

Temps de préparation : 15 minutes
Pour 2-4 personnes

450-500 g de têtes de chicorée
2 grandes oranges
1 oignon vert moyen
½ jus de citron
1 c-à-s d'huile de lin
1 c-à-t de miel

Dégarnissez la chicorée et tranchez-la en morceaux ronds d'un peu plus de 1 cm d'épaisseur. Poussez les ronds pour les séparer en anneaux. Épluchez les oranges, en enlevant la moelle blanche et tranchez-les en lamelles rondes. Placez la chicorée dans un bol et posez les lamelles d'oranges sur le dessus tout autour du plat laissant un vide au centre. Épluchez et hachez l'oignon vert et le saupoudrer au centre. Mélangez le jus de citron, l'huile de lin et le miel et versez sur la salade. Attendez quelques minutes avant de servir pour permettre aux goûts de « se marier ».

Cresson, chicorée et salade de pamplemousse

Temps de préparation : 10 minutes
Pour 2 personnes

cresson
chicorée (frisée ou escarole ou toutes les deux)
pamplemousse
yaourt

Déchirez le cresson en petits morceaux, enlevez les tiges et installez dans un bol avec les feuilles de chicorée. Coupez le pamplemousse en deux. Pressez une moitié et segmentez l'autre moitié. Ajoutez les segments aux feuilles de salade. Mélangez le jus de pamplemousse avec le yaourt et versez sur la salade. Remuez bien et servir.

Endive et salade d'orange

Temps de préparation : 15 minutes
Pour 2 personnes

1 petite endive
1 poivron rouge en cloche
2 oranges
2 tomates
1 c-à-s d'herbes hachées

Sauce :
jus de 2 oranges
150 g de yaourt
1 c-à-t de miel

Coupez l'endive et mettez-la dans un bol. Épépinez le poivron, coupez-le en bandes minces et ajoutez au bol. Épluchez les oranges, en enlevant la moelle avec la peau. Découpez les segments entre les membranes et ajoutez au bol avec les tomates. Faites la sauce et mettez-la sur la salade. Saupoudrez d'herbes hachées.

Laitue romaine avec la sauce de yaourt

Temps de préparation : 10 minutes

Laitue romaine
ciboulette, hachée

Sauce :
yaourt
sucre

jus de citron
ail écrasé

Déchirez grossièrement la laitue. Versez la sauce et saupoudrez de
ciboulette hachée.

Navet cru, cresson et salade d'orange

Temps de préparation : 15 minutes
Pour 2 personnes

1 navet
1 orange
cresson

Sauce :
jus d'orange
huile de lin

Épluchez et coupez le navet dans des morceaux de dimension
d'allumettes. Segmentez l'orange et ajoutez aux morceaux de navet.
Ajoutez le cresson et la vinaigrette.

Orange, chicorée et salade de cresson

Temps de préparation : 15 minutes
Pour 2-4 personnes

1 orange
2 têtes de chicorée
1 botte de cresson

Sauce :
1 c-à-s d'huile de lin
½ c-à-s de vinaigre de cidre de pomme (ou de jus de citron)
1 gousse d'ail, écrasée
1 oignon vert
persil

ciboulette
aneth
fenouil
menthe

Épluchez l'orange et coupez suivant les segments. Séparez les feuilles de chicorée et dressez-les en éventail comme les bâtons d'une roue sur le pourtour d'un grand plat. Mettez le cresson et l'orange au milieu. Combinez tous les ingrédients dans une cruche et agitez vigoureusement. (Si vous n'avez aucune herbe fraîche, utilisez une généreuse pincée d'herbes séchées.) Versez sur la salade et servez immédiatement.

Radis, pomme et salade de céleri

Temps de préparation : 15 minutes[2]
Pour 2 personnes

radis
pommes vertes
céleri
raisins secs
laitue

Sauce :
1 c-à-s de vinaigre de cidre de pomme
1 c-à-s d'eau
1 c-à-t de sucre (ou de miel)
1 ou 2 gousses d'ail, écrasées
aneth, coupé
yaourt

Coupez les radis, les pommes vertes et le céleri en petits morceaux. Prétrempez les raisins secs (trempez-les pour la nuit dans l'eau froide ou versez de l'eau bouillante et laissez-les refroidir pendant

---

2. *N'inclut pas le pré-trempage.*

deux ou trois heures jusqu'à ce qu'ils soient bien gonflés) et ajoutez-les. Pour la sauce, mélangez ensemble le vinaigre de cidre de pomme, l'eau, le sucre (ou le miel), l'ail et l'aneth. Ajoutez assez de yaourt pour faire une sauce crémeuse. Versez sur la salade et servir sur un lit de laitue (incluant trévise, si disponible).

Variations: utilisez d'autres herbes au lieu de l'aneth, omettez le yaourt ou ajoutez de l'huile de lin.

Salade colorée de trois choux

Temps de préparation: 15 minutes[3]
Pour 2 personnes

60 g de raisins secs
120 g de chou blanc, rouge et vert (120 g de chaque)
120 g de carotte
1 oignon moyen, finement haché
1 petite pomme croustillante pour manger, coupée
cresson

Sauce:
125 ml de yaourt
un peu d'huile de lin
1 gousse d'ail, écrasée

Prétrempez les raisins secs (trempez-les pour la nuit dans l'eau froide ou versez de l'eau bouillante et laissez-les refroidir pendant deux ou trois heures jusqu'à ce qu'ils soient bien gonflés). Râpez finement le chou et la carotte. Placez dans un bol avec les raisins secs, l'oignon finement haché et la pomme finement hachée. Mélangez bien le tout. Mélangez la sauce avec les ingrédients et versez sur la salade juste avant de servir, en remuant légèrement. Garnissez avec le cresson.

---

3. *N'inclut pas le pré-trempage.*

Salade croquante

Temps de préparation : 15 minutes[4]
Pour 4-6 personnes

60 g d'abricots séchés, coupés
90 g de raisins secs
450 g de chou blanc
1 poivron vert
1 poivron rouge (ou ½ botte de radis)
cresson

Sauce :
150 g de yaourt
1 gousse d'ail, écrasée
1 c-à-t de miel.

Prétrempez les abricots et les raisins secs (trempez-les pour la nuit dans l'eau froide ou versez de l'eau bouillante et laissez-les refroidir pendant deux ou trois heures jusqu'à ce qu'ils soient bien gonflés). Râpez finement le chou blanc. Coupez le poivron (ou les radis). Placez le tout dans un bol et mélangez bien. Ajoutez la sauce et versez sur la salade. Remuez légèrement, et garnir avec le cresson et le servir.

Salade de carotte

Temps de préparation : 15 minutes
Pour 2-4 personnes

250 g de carottes
1 pomme croustillante moyenne à manger
150 g de yaourt
jus d'une grande orange

---

4. *N'inclut pas le pré-trempage.*

Râpez les carottes dans un bol. Coupez la pomme en quarts, épépinez, râpez ensuite dans le bol et mélangez avec les carottes. Mélangez le yaourt avec le jus d'orange et versez dans le bol en tournant.

Variation: les raisins secs prétrempés (trempez-les pour la nuit dans l'eau froide ou versez de l'eau bouillante et laissez-les refroidir pendant deux ou trois heures jusqu'à ce qu'ils soient bien gonflés) ou des raisins de Smyrne (sultanas) peuvent aussi être ajoutés.

Salade de céleri

Temps de préparation: 10 minutes
Pour 2 personnes

2 tiges de céleri
2 petites pommes croustillantes pour manger
¼ de poivron rouge finement haché
feuilles de laitue mélangées

Sauce:
vinaigre de cidre de pomme
huile de lin
1 c-à-t de miel

Coupez le céleri et les pommes et mettez dans un grand bol. Ajoutez le poivron rouge finement haché. Ajoutez la sauce. Dressez un plat en plaçant les feuilles de laitue mélangées et mettez dessus la salade de céleri.

Salade de céleri et de pomme à la menthe

Temps de préparation: 15 minutes[5]
Pour 2 personnes

1 pomme rouge pour manger

---

5. *N'inclut pas le pré-trempage.*

vinaigre de cidre de pomme
1 tige de céleri
raisins secs, prétrempés
feuilles de menthe
laitue

Épépinez la pomme et coupez-la en morceaux. Mélangez avec un peu de vinaigre de cidre de pomme (dilué avec l'eau, si désiré). Coupez le céleri et ajoutez-le, avec les raisins secs prétrempés (trempez-les pour la nuit dans l'eau froide ou versez de l'eau bouillante et laissez-les refroidir pendant deux ou trois heures jusqu'à ce qu'ils soient bien gonflés), ajoutez-les aux pommes et vinaigre de cidre de pomme. Prenez les feuilles de menthe, déchirez-les en petits morceaux. Ajoutez au plat et servez sur un lit de laitue. (Laissez le temps nécessaire avant de servir pour permettre aux arômes de se mélanger.)
Variation : le yaourt peut être mélangé avec le vinaigre de cidre de pomme pour la sauce.

Salade de chiche-kebabs

Temps de préparation : 15 minutes

tomates
zucchinis
radis entiers
cœurs de laitue
carottes

Sauce :
jus de citron
yaourt
huile de lin
herbes (menthe, aneth ou persil)

Enfilez sur des brochettes de bois des tranches fines de tomate, de courgette, radis entiers, cœurs de laitue et carotte crue. Trempez dans la vinaigrette pour salade avant de servir.

Salade de chou cru

Temps de préparation : 15 minutes[6]

raisins secs
chou blanc
pomme
céleri
oignon

Sauce :
yaourt
jus de citron
huile de lin

Prétrempez les raisins secs (trempez-les pour la nuit dans l'eau froide ou versez de l'eau bouillante et laissez-les refroidir pendant deux ou trois heures jusqu'à ce qu'ils soient bien gonflés). Râpez finement le chou blanc et la pomme. Hachez finement le céleri et l'oignon. Mettez le tout dans un bol et ajoutez-y les raisins secs. Versez la sauce en remuant doucement.

Salade de chou cru de Gerson

Temps de préparation : 15 minutes
Pour 2-4 personnes

oignon
chou blanc
carotte

Sauce :
2 c-à-s de jus de citron
2 c-à-s d'eau
sucre (optionnel)
yaourt
fromage blanc (non salé et non crémeux ou sans matières grasses)

------

6. *N'inclut pas le pré-trempage.*

Tranchez ou coupez en morceaux l'oignon. Râpez ou coupez le chou blanc. Râpez la carotte. Mélangez le tout ensemble. Pour la sauce, mélangez le jus de citron avec l'eau (et le sucre, si utilisé). Mélangez le yaourt avec le fromage blanc et bien les battre pour se débarrasser de tous grumeaux. Ajoutez alors le mélange de jus de citron et d'eau. Mélangez bien et versez sur la salade.

Salade de courgette en rubans

Temps de préparation : 10 minutes
Pour 2-4 personnes

3 grandes courgettes
450 g de tomates
6 oignons verts

Sauce :
2 c-à-s de vinaigre de cidre de pomme
pincée de sucre
2 c-à-s d'huile de lin
coriandre fraîchement coupé

En utilisant un économe à légumes ou un éminceur de fromage, coupez les courgettes dans le sens de la longueur en rubans minces, en vous assurant que les bandes contiennent de la peau verte. Placez dans un bol. Coupez les tomates en quatre et coupez en tranches fines les oignons. Ajoutez au bol. Versez la sauce juste avant de servir.

Salade de courgette râpée avec citron vert

Temps de préparation : 15 minutes
Pour 2-4 personnes

450 g de courgette
1 jus de citron vert
1 poivron rouge, râpé
1 gousse d'ail, écrasée
laitue

Râpez la courgette finement. Mélangez avec le jus de citron vert (ou du citron) et râpez le poivron. Ajoutez l'ail écrasé. Permettez aux saveurs de se mélanger un peu avant de servir sur un lit de laitue.

Salade d'hiver colorée

Temps de préparation : 20 minutes
Pour 4-6 personnes

3 pommes acides pour manger
1 jus de citron
¼ de chou rouge de taille moyenne
1 carotte moyenne
½ poivron rouge
2 bâtons de céleri
½ oignon rouge
cresson

Épépinez les pommes et coupez-les en morceaux et mélangez-les avec du jus de citron dans un petit bol. Enlevez le centre du chou rouge et râpez-le finement. Épluchez et râpez la carotte. (C'est le seul moment pour éplucher des carottes. Si elles sont râpées avec leurs peaux, elles ont tendance à tourner marron.) Épépinez et coupez le poivron rouge. Tranchez le céleri. Épluchez et coupez l'oignon rouge. Mettez tous les susdits ingrédients dans un grand bol. Garnissez avec le cresson.
Variations : servez avec du fromage blanc (non salé et sans crème ou sans gras) et votre sauce préférée.

Salade d'hiver fruitée

Temps de préparation : 15 minutes[7]
Pour 2-4 personnes

60 g de raisins secs
60 g de figues séchées
60 g d'abricots séchés
½ chou blanc
2 carottes
2 pommes rouges pour manger
8 c-à-s de yaourt
1 citron
persil, haché

Prétrempez les raisins secs, les figues et les abricots (trempez-les pour la nuit dans l'eau froide ou versez de l'eau bouillante et laissez-les refroidir pendant deux ou trois heures jusqu'à ce qu'ils soient bien gonflés). Râpez finement le chou. Râpez grossièrement les carottes et les pommes. (Saupoudrez les pommes de jus de citron pour arrêter qu'elles tournent marron.) Mettez les ingrédients ci-dessus dans un bol. Combinez le yaourt, le jus de citron et le persil haché dans une cruche et versez avec une cuillère sur la salade. Remuez jusqu'à ce que le tout soit bien mélangé.

Salade de riz

Temps de préparation : 15 minutes
Pour 2 personnes

poivron vert
poivron rouge
tomate
1 tasse de riz brun, cuite

---

7. *N'inclut pas le pré-trempage.*

Sauce :
1 c-à-s d'huile de lin
1 c-à-s de vinaigre de cidre de pomme
1 gousse d'ail
sucre

Coupez les poivrons et la tomate. Préparez la sauce, mélangez bien et ajoutez-la aux poivrons coupés et tomate. Servez avec une salade de feuilles vertes mélangées.

Salade de tomate

Temps de préparation : 15 minutes
Pour 2 personnes

tomates
oignon
1 c-à-s de vinaigre de cidre de pomme
1 c-à-s d'eau
sucre (optionnel)
persil, haché
ciboulette
Coupez les tomates et éparpillez-les sur un plat. Coupez l'oignon et placez les rondelles d'oignon sur les tomates. Mélangez le vinaigre de cidre de pomme avec l'eau (et le sucre optionnel, si désiré). Versez sur les tomates et saupoudrez de persil haché et de ciboulette.

Salade de tomate hongroise

Temps de préparation : 15 minutes

tomates entières
laitue
ciboulette hachée

Sauce :
yaourt

jus de citron
huile de lin
raifort râpé

Enlevez les peaux des tomates en les trempant dans de l'eau bouillante pendant une minute. Faites la sauce. Placez les tomates entières, sans peaux, sur les feuilles de laitue et recouvrez avec la sauce. Garniture avec la ciboulette hachée.

Salade espagnole

Temps de préparation : 15 minutes
pour 2 personnes

oignons
1 gousse d'ail
poivrons rouges
tomates, coupées
persil, coupé

Sauce :
huile de lin
1 c-à-s de vinaigre de cidre de pomme
1 c-à-s d'eau
sucre (optionnel)

Coupez en tranches fines les oignons et mettez dans un bol qui a été frotté avec une gousse d'ail tranchée. Épépinez et coupez les poivrons rouges et posez-les sur le dessus de l'oignon. Ajoutez une couche de tomates coupées. Écrasez l'ail et le saupoudrer sur le dessus. Versez la sauce et saupoudrez de persil haché.

Salade Lorette

Temps de préparation : 10 minutes

betteraves cuites
tiges de céleri
laitue

Sauce :
huile de lin
jus de citron

Coupez en tranches fines les betteraves et le céleri et mélangez avec la laitue. Ajoutez la sauce.

Salade géante

Temps de préparation : 20 minutes[8]
Pour 4-6 personnes

feuilles d'une variété de laitue, déchirées
feuilles vertes d'autres plantes pour salade, déchirées
quelques-uns ou tous des produits suivants :
tomate, coupée
poivron vert (ou rouge), coupé
oignons verts, finement coupés
carotte
betterave
radis, finement coupés
fenouil, finement coupé
moitiés de raisins
jus de citron
huile de lin
herbe d'aneth séchée
raisins secs, prétrempés

Faites progressivement la salade, en commençant par les feuilles de laitue déchiquetées et feuilles d'autres plantes vertes pour salades. Ajoutez n'importe quoi ou tout des ingrédients énumérés ci-dessus. Prétrempez les raisins secs (trempez-les pour la nuit dans l'eau froide ou versez de l'eau bouillante et laissez-les refroidir pendant deux ou trois heures jusqu'à ce qu'ils soient bien gonflés). Saupoudrez sur le dessus de la salade. Râpez la carotte et/ou la betterave et placez sur un côté de la salade. (Si vous mettez tout

---

8. *N'inclut pas le pré-trempage.*

cela sur le dessus, vous allez « étouffer » la salade.) Versez le jus de citron et l'huile de lin. Saupoudrez de l'aneth. Servez avec du riz, des pommes de terre cuites au four et coupées ou faites bouillir des petites pommes de terre nouvelles.

Salade mélangée colorée

Temps de préparation : 15 minutes
Pour 2 personnes

courgette
betterave
pomme
laitue
tomate
orange

Sauce :
montants égaux de vinaigre de cidre de pomme et d'eau
miel (ou sirop d'érable)
ail
jus de citron (ou d'orange)

Râpez la courgette, la betterave et la pomme. Ajoutez la sauce et mélangez-les ensemble ou placez-les en monticules séparés sur un lit de laitue. Décorez avec les tranches de tomates et d'orange.

Tomates cerise rouges avec achards de cresson

Temps de préparation : 15 minutes
Pour 2-4 personnes

tomates cerises rouges (rouge et jaune)
cresson
ciboulette fraîche (ou oignons verts), finement hachée
herbes, finement hachées

Coupez les tomates en deux et placez-les dans un bol. Cuisez à l'étouffée le cresson pendant 10 secondes, rincez bien dans de l'eau froide et secouez-le pour le sécher. Enlevez toutes les tiges et coupez-les en petits morceaux. Ajoutez aux tomates. Ajoutez la ciboulette finement hachée (ou oignons verts) et herbes et mélangez le tout.

Tomate et salade de courgette

Temps de préparation : 15 minutes
Pour 2 personnes

tomate
courgette
oignon vert
betterave
laitue

Sauce :
huile de lin
yaourt
jus de citron

Coupez la tomate et la courgette en morceaux. Coupez l'oignon vert et ajoutez-le. Râpez finement la betterave crue (ou coupez la betterave cuite en morceaux) et mélangez-la dans la salade. Placez le tout sur un lit de laitue. Versez la sauce sur le dessus.

POTAGES / SOUPES

Carotte et soupe orange

Temps de préparation : 10 minutes
Temps de cuisson : 40 minutes
Pour 2-4 personnes

450 g de carottes

225 g d'oignons
225 g de pommes de terre
1 jus d'orange
une pincée de thym

Coupez les légumes et mettez-les dans une casserole avec le jus d'orange et le thym et recouvrez d'eau. Portez à ébullition, faites mijoter jusqu'à ce que les légumes soient tendres. Passez à la moulinette pour avoir une purée.

Chaudrée de maïs

Temps de préparation : 10 minutes
Temps de cuisson : 45 minutes
Pour 2-4 personnes

3 bâtons de céleri
1 grande pomme de terre, épluchée
1 grand oignon
1 grand poivron vert
1 feuille de laurier (ou une pincée de feuille de laurier)
4 épis de maïs
persil, haché

Coupez le céleri en cubes, la pomme de terre et l'oignon. Épépinez le poivron et coupez la chair en cubes. Placez dans une casserole avec la feuille de laurier et couvrir d'eau. Faites mijoter jusqu'à ce que les légumes soient presque cuits. Coupez le maïs des épis et ajoutez à la soupe. Faites mijoter jusqu'à ce que tous les légumes soient tendres, mais non cassés (environ 5 minutes.). Saupoudrez de persil haché et servez.

Pomme et soupe de fenouil

Temps de préparation : 15 minutes
Temps de cuisson : 30-45 minutes
Pour 4 personnes

450 g de pommes de terre
2 bulbes de fenouil
2 poireaux
2 pommes (Granny Smith)
1 c-à-t de sucre (optionnel)
1 pomme acide pour manger

Éplucher et coupez en cubes les pommes de terre, taillez et coupez le fenouil, coupez les poireaux, épépinez et coupez les pommes en petits morceaux. Mettez ces ingrédients dans une casserole et recouvrez avec de l'eau. Portez à ébullition, abaissez la chaleur et cuisez à petit feu jusqu'à ce que les pommes de terre et le fenouil soient cuits. Moulinez en purée. Ajoutez les pommes coupées à la soupe. Servez immédiatement.
Variation : omettez des pommes, si vous voulez.

Soupe au céleri, carotte et pomme

Temps de préparation : 10 minutes
Temps de cuisson : 45 minutes
Pour 2-4 personnes

450 g de céleri
450 g de carottes
225 g de pommes douces (du genre Lady rose ou de Gala)
aneth (ou citronnelle)
feuilles de céleri, hachées

Coupez le céleri, les carottes en cubes et hachez les pommes. Placez dans une grande casserole et recouvrez d'eau. Portez à ébullition, faites mijoter, ajoutez l'aneth (ou la citronnelle) pendant 40 minutes. Moulinez en purée. Servez immédiatement et garnissez avec les feuilles de céleri coupées.

Soupe d'Argyll

Temps de préparation : 10 minutes
Temps de cuisson : 45 minutes
Pour 4 personnes

2 grandes carottes
2 grands oignons
4 bâtons de céleri
450 g de pommes de terre
2 gousses d'ail
persil

Tranchez les carottes, grossièrement les oignons et le céleri. Épluchez et coupez les pommes de terre et écrasez l'ail. Mettez le tout dans une grande casserole et recouvrez d'eau. Portez à ébullition. Baissez la chaleur et faites mijoter pendant 45 minutes. Moulinez en purée. Garnissez avec du persil et servez immédiatement.

Soupe de bette avec céleri rave

Temps de préparation : 10 minutes
Temps de cuisson : 40 minutes
Pour 2-4 personnes

1 petit céleri rave
1 poireau moyen
60 g de bette
vinaigre de cidre de pomme (ou jus de citron)
persil

Frottez et coupez le céleri rave et le poireau et déchirez la bette en petits morceaux. Mettez dans une casserole avec le vinaigre de cidre de pomme (ou jus de citron) et recouvrez d'eau. Portez à ébullition, faites mijoter jusqu'à ce que les légumes soient tendres. Moulinez en purée. Servez chaud ou froid et garnissez avec du persil.

Soupe de betterave

Temps de préparation : 15 minutes
Temps de cuisson : 1 heure
Pour 4 personnes

2 betteraves moyennes, non pelées
1 grand oignon
1 carotte moyenne
2 grandes tomates
feuilles de chou rouge, coupées
1 feuille de laurier
eau
1 c-à-s de vinaigre de cidre de pomme
jus d'un ½ de citron
herbes
yaourt
persil

Hachez les betteraves, l'oignon, la carotte et les tomates, sans éplucher (à part l'oignon !). Placez dans une grande casserole. Ajoutez des feuilles de chou hachées et une feuille de laurier. Recouvrez d'eau et ajoutez le vinaigre de cidre de pomme, le jus de citron et les herbes. Portez à ébullition, baissez la chaleur et faites mijoter pendant environ 1 heure. Quand cuit, moulinez en purée, servez avec un tourbillon de yaourt et garnissez de persil.

Soupe de chou

Temps de préparation : 10 minutes
Temps de cuisson : 40 minutes
Pour 2-4 personnes

1 petit chou vert (ou blanc)
2 poireaux
2 pommes de terre, épluchées
2 oignons
2 bâtons de céleri

1 gousse d'ail
yaourt
persil, haché

Coupez grossièrement les légumes. Placez dans une casserole et recouvrez d'eau. Portez à ébullition, baissez la chaleur et faites mijoter jusqu'à ce que les légumes soient tendres. Moulinez le tout en purée. Servez chaud avec des tourbillons de yaourt et garnissez de persil haché.

Soupe de chou doux et aigre

Temps de préparation : 10 minutes
Temps de cuisson : 15 minutes
Pour 2-4 personnes

2 oignons moyens
1 chou blanc moyen (ou vert)
2 gousses d'ail, écrasées
2 tomates moyennes
1 c-à-s de sucre
jus d'un grand citron
90 g de raisins secs
1 l d'eau

Coupez l'oignon et placez-le doucement dans un peu d'eau pendant quelques minutes jusqu'à ce qu'il commence à s'adoucir. Coupez le chou en bandes minces et ajoutez à l'oignon, en mélangeant bien. Ajoutez l'ail écrasé. Coupez les tomates et ajoutez ensemble avec le sucre, le jus de citron, les raisins secs et l'eau. Portez à ébullition, puis faire mijoter jusqu'à ce que le chou soit *al dente* (environ 10 minutes). Servez cette soupe cordiale comme un plat principal avec le pain suivi par un fruit pour le dessert.

Soupe de chou-fleur

Temps de préparation : 10 minutes
Temps de cuisson : 40 minutes

Pour 2-4 personnes

1 grand chou-fleur
1 oignon
1 bâton de céleri
300 g de yaourt
persil, haché

Découpez le chou-fleur en petits fleurons. Hachez l'oignon et coupez le céleri. Placez dans une casserole et recouvrez d'eau. Portez à ébullition, faites mijoter pendant 30 minutes. Moulinez le tout. Remuez en ajoutant le yaourt. Réchauffez doucement avant de servir. Garnissez avec du persil coupé.

Soupe de flamme d'automne

Temps de préparation : 15 minutes
Temps de cuisson : 25 minutes
Pour 4 personnes

1 grand oignon
3 grandes gousses d'ail
450 g de gourde (ou citrouille)
4 grands poivrons rouges
450 g de tomates, coupées
thym
herbes vertes fraîches (2 petites feuilles de laurier, persil frais ou coriandre)

Coupez l'oignon et écrasez l'ail. Épluchez et coupez la courge en petits morceaux. Épépinez les poivrons et coupez-les en petits morceaux. Mettez tout cela dans une casserole et recouvrez d'eau. Portez à ébullition. Baissez la chaleur et ajoutez les tomates coupées, le thym et les feuilles de laurier. Faites mijoter pas plus de 20 minutes. Moulinez le tout en purée. Servez immédiatement, garnissez d'herbes vertes fraîches à votre choix.

Soupe de fleuron de brocoli

Temps de préparation : 15 minutes
Temps de cuisson : 35 minutes
Pour 2-4 personnes

1 oignon moyen
175 g de pomme de terre
450 g de brocoli
feuille de laurier
yaourt

Épluchez et coupez l'oignon et la pomme de terre. Coupez le brocoli mais mettez quelques fleurons de côté. Placez le tout, sauf quelques fleurons, dans une casserole avec une feuille de laurier et recouvrez d'eau. Portez à ébullition et faites mijoter, cuisez pendant 20 minutes. Ajoutez les autres fleurons et faites mijoter 10 minutes supplémentaires. Retirez la feuille de laurier. Prenez les fleurons entiers de la soupe et mettez-les sur une plaque chaude. Passez le reste de la soupe à la moulinette. Ajoutez les autres fleurons et faites cuire. Réchauffez la soupe doucement. Servez immédiatement avec un tourbillon de yaourt.

Soupe de pomme de terre

Temps de préparation : 20 minutes
Temps de cuisson : 1 h ½ à 2 heures
Pour 4-6 personnes

1 grand oignon
½ petit céleri rave
2 tiges de céleri
2 grandes pommes de terre
1 poireau
persil
2 l d'eau

Coupez tous les légumes en cubes. Placez les légumes, le persil et l'eau dans une casserole couverte et portez à ébullition. Puis faites mijoter durant 1 h ½ à 2 heures. Moulinez le tout.

Soupe de pomme de terre, chou et aneth

Temps de préparation : 10 minutes
Temps de cuisson : 40 minutes
Pour 2-4 personnes

1 pomme de terre moyenne, épluchée
1 oignon moyen
1 poireau moyen
chou blanc, coupé
4 c-à-t d'aneth séché
ciboulette, hachée

Hachez la pomme de terre, l'oignon et le poireau. Mettez dans une casserole avec le chou haché et couvrez d'eau. Portez à ébullition, baissez la chaleur et ajoutez la moitié de l'aneth. Faites mijoter jusqu'à ce que les pommes de terre soient cuites. Moulinez en purée. Ajoutez le reste de l'aneth et réchauffez doucement. Garnissez avec la ciboulette hachée et servez immédiatement.

Soupe de tomate avec pomme de terre et oignon

Temps de préparation : 20 minutes
Temps de cuisson : 40 minutes
Pour 3-4 personnes

2 grandes tomates
1 oignon moyen
2 pommes de terre moyennes
1 c-à-t de vinaigre de vin
1 petite feuille de laurier

Coupez tous les légumes en cubes. Placez tous les ingrédients dans la casserole, recouvrez d'eau et faites mijoter 35-40 minutes. Moulinez le tout et servez chaud.

Soupe de tomate piquante

Temps de préparation : 10 minutes
Temps de cuisson : 25 minutes
Pour 2-4 personnes

450 g de tomates
1 carotte
1 bâton de céleri
1 oignon
1 poivron rouge
un peu de jus d'orange
yaourt

Hachez les tomates, carotte, céleri et oignon. Épépinez le poivron et hachez-le. Mettez tout dans une grande casserole et recouvrez d'eau. Portez à ébullition, faites mijoter jusqu'à ce que les légumes soient tendres. Moulinez en purée. Ajoutez le jus d'orange. Réchauffez doucement. Ajoutez un tourbillon de yaourt avant de servir.

LÉGUMES ET POMMES DE TERRE

Aubergine, cuite au four

Temps de préparation : 15 minutes
Temps de cuisson : 2 heures
Pour 2 personnes

bouillon
1 oignon, haché
1 aubergine, tranchée
2 tomates, tranchées et sans peau

Mettez du bouillon dans le fond d'un grand plat allant au four. Ajoutez l'oignon, l'aubergine et les tomates en couches. Recouvrez et placez au four à 150 °C pour 2 heures.

Aubergine farcie

Temps de préparation : 20 minutes
Temps de cuisson : 1 heure
Pour 2 personnes

1 aubergine
115 g de tomates
1 oignon moyen
1 gousse d'ail, écrasée
1 c-à-s de persil haché frais

Placez l'aubergine entière dans une grande casserole et recouvrez-la d'eau bouillante. Laissez pendant 10 minutes, puis plongez-la ensuite dans de l'eau froide. Pendant ce temps, dans une autre casserole, faites cuire très doucement les tomates pendant 5 minutes. Passez-les au tamis ou) la passoire pour débarrasser les peaux et mettre la pulpe de côté. Coupez l'aubergine refroidie en deux dans le sens de la longueur. Enlevez la pulpe en la mettant de côté, en laissant 1,25 cm d'épaisseur extérieure. Coupez la pulpe d'aubergine et mettez-la de côté. Placez la couche externe de l'aubergine dans un plat de cuisson peu profond avec juste un peu d'eau dans le fond pour empêcher que ça colle. Cuisez pendant 30 minutes à 180 °C. Faites sauter l'oignon et l'ail écrasé dans un petit montant d'eau bouillante jusqu'à ce que ce soit tendre. Remuez en ajoutant le persil. Ajoutez la pulpe de tomate tamisée et la pulpe d'aubergine hachée et cuisez pendant 20 minutes à chaleur modérée jusqu'à ce le tout s'épaississe. Avec une cuillère, transférez le mélange dans les cosses d'aubergine. Gardez au chaud dans le four jusqu'au moment de servir ou laissez refroidir et servir froid.

Aubergine grillée

Temps de préparation : 10 minutes
Temps de cuisson : 20 minutes
Pour 1 personne

1 aubergine
ail
persil, haché
jus de citron (ou de citron vert)

Coupez l'aubergine dans le sens de la longueur. Chauffez de préférence une casserole « striée ». Quand la casserole est chaude, baissez la chaleur, mettez les tranches d'aubergine et faites cuire lentement. Retournez les tranches et répétez. Avant de servir, écrasez l'ail sur les tranches, saupoudrez le persil haché et arrosez très légèrement de jus de citron (ou de citron vert). C'est un bon plat principal pour le déjeuner servi avec des nouvelles pommes de terre.
Variations : vous pouvez faire la même chose avec de grandes tranches de poivrons, des moitiés d'oignons ou de courgettes coupées en deux dans le sens de la longueur.

Betteraves

Cuisez à 150-175 °C ou faire bouillir les betteraves sans les éplucher.

Betteraves avec glaçage

Temps de préparation : 25 minutes
Temps de cuisson : 60-90 minutes
Pours 6 à 8 personnes

9 grandes betteraves

Nettoyez les betteraves et faites-les bouillir dans 5 à 7,5 cm d'eau jusqu'à ce qu'elles soient tendres pour 60 à 90 minutes. Ajoutez plus d'eau si nécessaire. Enlevez la peau dans de l'eau froide. Tranchez en morceaux faciles à manger.

Glaçage:
150 ml de jus d'orange frais
1 c-à-t de fécule de maïs (maïzena)
1-½ c-à-t de vinaigre de cidre de pomme
1 c-à-t de miel (ou sucre)

Combinez les ingrédients pour le glaçage. Cuisez à petit feu jusqu'à ce que le mélange devienne épais. Ajoutez les betteraves et mélangez bien.
Variation: utilisez 125 ml de jus de pomme et 3 c-à-t de jus de citron à la place du jus d'orange.

Betteraves avec le raifort

Temps de préparation: 10 minutes
Temps de cuisson: 60-90 minutes
Pour 2-4 personnes

6 betteraves
yaourt
2 c-à-t de raifort
ciboulette

Faites cuire les betteraves jusqu'à ce qu'elles soient tendres. Enlevez la peau et coupez-les en quatre. Combinez le yaourt et le raifort et versez sur les betteraves. Garnissez avec la ciboulette hachée et servez immédiatement.

Betteraves cuites à la crème

Temps de préparation: 15 minutes
Temps de cuisson: 60-75 minutes

3 betteraves, cuites et coupées
6 c-à-s de yaourt
1 c-à-s de ciboulette fraîche hachée
2 c-à-s d'oignon finement haché
persil, finement haché

Mettez les betteraves cuites, coupées, dans une casserole avec le yaourt, la ciboulette et l'oignon et chauffez doucement. Mettez dans le plat à servir et saupoudrez une pincée de persil haché.

Brocoli

Faites cuire dans une cocotte couverte au four à 150 °C avec des oignons ou un peu de bouillon pendant 1-2 heures. Servez avec la sauce tomate.

Brocoli de fête (ou haricots verts de fête)

Temps de préparation : 25 minutes
Temps de cuisson : 45 minutes
Pour 2-3 personnes

1 grande tête de brocoli (ou 800 g de haricots verts coupés)
1 petit oignon, coupé en petits cubes
1 gousse d'ail hachée
1 poivron rouge doux (ou jaune), coupé en bandes
2 c-à-t de jus de citron (optionnel)
¼ c-à-t de fane séchée d'aneth (ou 1 c-à-t fraîche)

Choisissez une tête de brocoli vert foncé (pas de partie jaune). Coupez-la en morceaux pointus en épluchant les tiges plus dures à la base. Ajoutez l'oignon et l'ail dans la casserole. Mettez le couvercle et faites mijoter pendant 45 minutes ou jusqu'à ce que ce soit tendre. Ajoutez les bandes de poivron pour les 20 à 25 dernières minutes de la cuisson. Ajoutez le jus de citron juste avant de servir. (Le citron décolorera le brocoli si ajouté pendant la cuisine). Saupoudrez les légumes d'aneth et servir.

Brocoli, haricots verts et poires

Temps de préparation : 5 minutes
Temps de cuisson : 20 minutes
Pour 2 personnes

brocoli
haricots verts
2 poires

Sauce :
jus de citron (ou vinaigre de cidre de pomme)
huile de lin

Faites cuire doucement le brocoli et les haricots verts. Laissez refroidir. Épluchez et hachez les poires et placez-les sur un plat avec le brocoli et les haricots. Remuez gentiment dans la sauce et servez avec une pomme de terre en robe des champs et une salade verte mélangée.

Brocoli et herbes

Temps de préparation : 20 minutes
Temps de cuisson : 25 minutes
Pour 2 personnes

2 bouquets de brocoli
4-6 gousses d'ail
½ oignon tranché
¼ c-à-t aneth
60 ml de bouillon

Épluchez les tiges de brocoli. Mettez l'ail et l'oignon dans une casserole et cuisinez jusqu'à ce que l'oignon devienne translucide. Ajoutez les couronnes de brocoli et tiges, l'aneth et le bouillon. Faites mijoter jusqu'à ce que le brocoli soit tendre.

Carottes et miel

Temps de préparation : 10 minutes
Temps de cuisson : 45 minutes
Pour 1-2 personnes

carottes
bouillon
½ c-à-t de miel

Coupez en fines tranches les carottes. N'épluchez pas et ne grattez pas. Ajoutez en petit montant de bouillon et cuisez à l'étouffée pendant 45 minutes ou jusqu'à ce qu'elles soient tendres. Pendant les 5 à 10 dernières minutes, ajoutez du miel pour un assaisonnement léger.

Carottes et poireaux cuits au four

Temps de préparation : 10 minutes
Temps de cuisson : 1-2 heures
Pour 2-4 personnes

450 g de carottes
4 ou 5 petits poireaux
2 oranges moyennes
poignée de raisins secs

Coupez les carottes et les poireaux en « cubes ». Placez-les dans un plat pouvant aller au four, avec les raisins secs. Ajoutez le jus des deux oranges. Placez au four à mi-hauteur à 175 °C pendant 1 à 2 heures jusqu'à ce qu'ils soient cuits. Si vous voulez, vous pouvez épaissir le jus d'orange avec du fécule de maïs pour faire une sauce. (Le fécule de maïs biologique peut être utilisé de temps en temps.) Servez avec une pomme de terre en robe des champs.

Chou rouge

Temps de préparation : 25 minutes
Temps de cuisson : 1 heure
Pour 2-3 personnes

½ chou rouge, râpé
3 c-à-t de vinaigre
3 grands oignons, hachés
2 feuilles de laurier
un peu de bouillon
3 pommes, épluchées et râpées
1 c-à-t de sucre

Combinez le chou, le vinaigre, les oignons, les feuilles de laurier et le bouillon dans une casserole. Cuisez à l'étouffée à petit feu pour environ 1 heure. Après 30 minutes, ajoutez les pommes et le sucre.

Casserole de chou rouge et pomme

Temps de préparation : 15 minutes
Temps de cuisson : 1-1,5 heures
Pour 2 personnes

chou rouge moyen
pommes (cuites ou vertes)
jus de 1 orange
vinaigre de cidre de pomme
sirop d'érable

Râpez le chou rouge et tranchez la pomme. Placez des couches de chou rouge et de pomme dans une cocotte. Versez dessus le jus d'orange, le vinaigre de cidre de pomme et le sirop d'érable. Placez le couvercle bien sellé et cuisez à 180 °C pour environ 90 minutes ou jusqu'à ce que ce soit tendre. Remuez et servez. C'est presque meilleur quand un reste est réchauffé !

Carottes avec glaçage et orange

Temps de préparation : 5 minutes
Temps de cuisson : 30 minutes
Pour 2 personnes

450 g de carottes
1 c-à-s de sucre
jus d'une ½ orange
huile de lin

Faites cuire doucement les carottes entières. Quand elles commencent à ramollir, enlevez-les de la casserole et coupez-les en morceaux de 5 cm de long. Remettez-les dans la casserole avec le jus d'orange et le sucre. Chauffez jusqu'à ce que le sucre soit dissous et le jus d'orange absorbé. Mettez-les sur le plat, ajoutez l'huile de lin et servez.

Carotte pilée et pomme de terre cuite au four

Temps de préparation : 10 minutes
Temps de cuisson : 1 heure

carottes
pommes de terre

Faites cuire les carottes et les pommes de terre doucement jusqu'à ce qu'elles soient tendres. Pilez-les et remplissez un plat allant au four. Décorez avec des marques diagonales de fourchette et mettez dans un four chaud à 200-220 °C jusqu'à ce que ça brunisse.

Casserole chaude de chou et tomate

Temps de préparation : 15 minutes
Temps de cuisson : 35 minutes
Pour 2 personnes

1 petit chou
1 oignon
1 pomme pour dessert
4 grandes tomates pelées
yaourt
chapelure
persil, haché

Faites mijoter le chou dans l'eau jusqu'à ce qu'il soit cuit, mais encore croustillant. Coupez l'oignon, la pomme et les tomates sans peau et faites mijoter jusqu'à ce qu'ils forment une purée épaisse. Râpez le chou et ajoutez-le à la purée. Transposez le tout dans une cocotte. Mélangez le yaourt avec les miettes de pain et saupoudrez sur le dessus. Placez la cocotte en haut du four juste assez longtemps pour brunir. Saupoudrez de persil haché et servez immédiatement.

Cauchemar de Bessarabie

Temps de préparation : 15 minutes
Temps de cuisson : 40 minutes
Pour 2 personnes

tomates
oignons
poivron rouge (ou vert) avec les graines
ail, écrasé
herbes
huile de lin

Enlevez la peau des tomates. Coupez les tomates, oignons et poivrons. Placez-les en couches dans un plat allant au four. Saupoudrez de l'ail écrasé et des herbes. Cuisinez lentement, refroidissez ensuite et servez froid, en ajoutant un peu d'huile de lin avant de servir. Un nom étrange pour un plat délicieux !

Chou braisé

Temps de préparation : 15 minutes
Temps de cuisson : 1 heure
Pour 2 personnes

450 g de chou vert
115 g de carottes
115 g d'oignon
2 bâtons de céleri
graines d'aneth

Coupez le chou en quarts. Enlevez la tige, le cœur et toutes feuilles décolorées. Faites cuire le chou dans un peu d'eau dans une casserole pendant 10 minutes. Coupez les carottes en cubes, l'oignon et le céleri et placez-les dans un grand plat pour aller au four avec très peu d'eau. Placez le chou sur le dessus. Éparpillez sur le dessus les graines d'aneth. Mettez le couvercle et placez au four pour environ 1 heure à 180 °C ou jusqu'à ce que les légumes soient tendres.

Chou-fleur

Temps de préparation : 10 minutes
Temps de cuisson : 45 minutes

chou-fleur
2-3 tomates

Sectionnez le chou-fleur. Ajoutez les tomates, tranchées et coupées en morceaux. Cuisez à l'étouffée pour environ 45 minutes (ou jusqu'à la tendresse désirée) à feu doux.

Chou-fleur et carotte en sauce

Temps de préparation : 20 minutes
Temps de cuisson : 50 minutes

1 petit chou-fleur
3 carottes
huile de lin

Séparez les fleurons du chou-fleur, placez-les dans un plat allant au four avec un peu d'eau et cuisinez à 125 °C pendant 40 minutes ou jusqu'à ce qu'ils soient tendres. Quand c'est prêt, videz l'eau. En même temps, faites mijoter les carottes avec assez d'eau jusqu'à ce qu'elles soient tendres. Moulinez les carottes avec de l'huile de lin. Versez la sauce sur le chou-fleur et placez au four chaud à 125-150 °C. Éteignez le feu 5-10 minutes avant de servir.

Chou crémeux

Temps de préparation : 10 minutes
Temps de cuisson : 30 minutes
Pour 2 personnes

chou blanc
1 petit oignon
2 c-à-s de yaourt
1 c-à-t de fanes séchées d'aneth, hachées (ou écrasez des graines d'aneth)

Râpez le chou et hachez l'oignon. Ajoutez un peu d'eau pour cuisiner. Quand cuits et tendres, ajoutez le yaourt mélangé avec les fanes d'aneth (ou les graines).

Chou rouge fruité

Temps de préparation : 10 minutes[9]
Temps de cuisson : 15 minutes
Pour 2 personnes

115 g de raisins secs

---

9. *N'inclut pas le trempage.*

115 g d'abricots séchés, hachés
1 petit chou rouge
2 pommes pour dessert, évidées et hachées
vinaigre de cidre de pomme
un peu de sucre

Prétrempez les raisins secs et les abricots (trempez-les pour la nuit dans l'eau froide ou versez de l'eau bouillante et laissez-les refroidir pendant deux ou trois heures jusqu'à ce qu'ils soient bien gonflés). Râpez le chou rouge et ajoutez un tout petit peu d'eau pour légèrement l'adoucir. Ajoutez les raisins secs, les abricots hachés et les pommes de dessert évidées et hachées. En remuant, versez le vinaigre de cidre de pomme, auquel un peu d'eau et sucre ont été ajoutés. Mettez dans un bol et servez avec une pomme de terre en robe des champs.

Courge musquée (pillée)

Temps de préparation : 10 minutes
Temps de cuisson : 35 minutes
Services 2

courge musquée
1 petit oignon
yaourt

Épluchez la courge musquée et placez les morceaux dans la casserole avec un petit oignon. Vous n'aurez probablement pas besoin d'eau puisque la courge musquée est un légume « mouillé ». Faites mijoter jusqu'à ce qu'elle soit cuite. Moulinez avec du yaourt jusqu'à ce que ce soit onctueux.

Cocotte de légumes

Temps de préparation : 20 minutes
Temps de cuisson : 1 heure

oignons
tomates
poireaux
pommes de terre
courgettes
poivrons
carottes

En utilisant une lourde casserole avec un bon couvercle, tranchez soit une couche d'oignons, de tomates ou de poireaux (ou tous les trois) et mettez la couche dans le fond de la casserole. Prenez un assortiment de légumes coupés, tranchés ou en cubes et installez en couches jusqu'au ¾ plein. Ajoutez un peu d'eau si nécessaire. Cuisez doucement pendant 45 minutes ou jusqu'à ce que ce soit cuit.

Cocotte de légumes d'hiver

Temps de préparation : 20 minutes
Temps de cuisson : 2 heures
Pour 2 personnes

patate douce
panais
rutabaga suédois
céleri rave
tiges de céleri
racine de fenouil
tomates
choux de Bruxelles
feuilles de laurier
eau (ou bouillon)
persil frais, haché

Hachez, tranchez ou coupez en cubes n'importe lequel des susdits ingrédients (à l'exception des choux de Bruxelles et du persil).

Mettes-les dans une grande cocotte avec les feuilles de laurier et très peu d'eau (ou du bouillon) pour empêcher les légumes de coller. Placez un couvercle et faites cuire lentement à 170 °C durant 1 h ½. Arrangez et coupez les choux de Bruxelles en deux, ajoutez-les à la cocotte et continuez à cuire pour une autre ½ heure. Saupoudrez du persil frais, haché, juste avant de servir.

Cocotte douce et aigre piquante

Temps de préparation : 20 minutes
Temps de cuisson : 1 h ½ à 2 heures
Pour 2 personnes

1 grande (ou 2 petites) pommes à cuire
quelques tranches de poireau
1 petit oignon
1 petite patate douce
1 petit panais
feuille de laurier
1 tomate
1 grande gousse d'ail
thym
1 petite courgette, tranchée

Épluchez, tranchez la pomme et arrangez la moitié des tranches dans le fond de la cocotte. Tranchez le poireau et placez-le par-dessus les tranches de pomme. Épluchez et tranchez l'oignon et ajoutez-en une couche. Tranchez la patate douce, tranchez et enlevez le cœur du panais et ajoutez-le en couche par-dessus, alternant avec le reste des tranches de pomme. Mettez une feuille de laurier dans le milieu de la cocotte. Enlevez la peau de la tomate et tranchez-la, en l'ajoutant en couche dans la cocotte. Écrasez l'ail et éparpillez-le sur la tomate avec le thym et ajoutez une couche de courgettes tranchées. Recouvrez et cuisez au four à 180 °C durant 1 h ½ à 2 heures.

Courge farcie

Temps de préparation : 30 minutes (prétrempage non inclus)
Pour 4-6 personnes

3-4 glands de courges
115 g d'oignon, coupés en cubes
115 g de céleri, coupés en cubes
115 g de carotte, coupés en cubes
285 g de riz brun cuit
115 g de lentilles germées
60 g de raisins secs (ou prunes hachées), prétrempés et égouttés
3 c-à-t de persil frais, haché
½ c-à-t de sauge frotté
½ c-à-t de thym
1 grande gousse d'ail, écrasée

Tranchez la courge dans le sens de la longueur et épépinez-la. Les raisins secs prétrempés (ou prunes hachées) (trempez-les pour la nuit dans l'eau froide ou versez de l'eau bouillante et laissez-les refroidir pendant deux ou trois heures jusqu'à ce qu'ils soient bien gonflés) et ajoutez-les au reste. Combinez les ingrédients restants et remplissez les moitiés de courge. Recouvrez et cuisez à 150-160 °C durant 1 h ½ ou jusqu'à ce que la courge soit tendre. Délicieux avec la sauce de carotte dans le « Chou-fleur et carotte en sauce » (voir p. 390).
Variation : pour un goût léger et délicieux, essayez d'utiliser 6-8 gousses d'ail entières. L'ail frais écrasé libère ses fortes huiles aromatiques, alors que non écrasé il ne transmet qu'un goût léger.

Courge rouge de Kuri avec légumes

Temps de préparation : 15 minutes
Temps de cuisson : 30 minutes
Pour 2-4 personnes

1 courge rouge de Kuri
1 c-à-s d'eau

1 petite patate douce, cuite
1 petite courgette, cuite
1 poivron rouge (ou vert), cuit
1 tomate, épluchée
poudre d'oignon (ou ail)
herbes fraîches

Coupez la courge rouge de Kuri en deux. C'est facilement fait avec un couteau très pointu. Enlevez les graines, laissant le reste de la chair rouge intacte. Placez-les debout droit dans un plat allant au four et ajoutez l'eau. Couvrez et cuisez à 150-175 °C jusqu'à ce que ce soit cuit (environ 30 minutes). Vérifiez en insérant un couteau dans la chair. S'il y a assez d'espace, les autres légumes devraient être cuits dans le même plat. Autrement, faites-les cuire au four dans un plat séparé de la même façon ou faites-les cuire doucement sur le dessus de la cuisinière dans une casserole. Quand c'est cuit, entassez les légumes dans les moitiés de courge. Saupoudrez la poudre d'oignon (ou d'ail) ou des herbes fraîches. Servez avec une salade mélangée et colorée.

Courgettes à la menthe

Temps de préparation : 10 minutes
Temps de cuisson : 30 minutes
Pour 2 personnes

4 petites courgettes
2 c-à-s de vinaigre de cidre de pomme
2 c-à-s d'eau
2 c-à-s de menthe achée

Faites cuire les courgettes doucement jusqu'à ce qu'elles soient cuites, mais fermes. Coupez les deux bouts, ensuite coupez en diagonale des tranches minces. Mettez-les dans une petite cocotte. Mélangez le vinaigre de cidre de pomme, l'eau et la menthe hachée et versez sur les courgettes tranchées. Cuisez doucement dans le four à 150 °C jusqu'à ce qu'elles soient chaudes de part en part.

Laissez refroidir et servez avec une pomme de terre en robe des champs et une salade verte.

Courgettes avec ail et persil

Temps de préparation : 15 minutes
Temps de cuisson : 35 minutes
Pour 2 personnes

450 g de courgettes
3 c-à-s de persil
2 gousses d'ail
jus de 1 citron
huile de lin

Coupez les deux bouts des courgettes et les cuire en entier. Pendant qu'elles cuisent, hachez finement le persil et écrasez l'ail. Mélangez avec le jus de citron et l'huile de lin. Placez dans une soupière (ou bol). Quand les courgettes sont cuites, coupez-les en deux dans le sens de la longueur (si petites) ou coupez-les en tranches épaisses (si grandes). Pendant qu'elles sont toujours chaudes, ajoutez-les dans la soupière et mélangez. Servez immédiatement avec les poivrons rôtis au four, une pomme de terre en robe des champs et une salade verte.

Courgette et pomme de terre au four

Temps de préparation : 20 minutes
Temps de cuisson : 1 h ½
Pour 2 personnes

450 g de courgettes
450 g de pommes de terre
2 oignons moyens
2 gousses d'ail
290 g de yaourt
persil frais, haché

Tranchez finement la courgette, les pommes de terre et les oignons. Placez en couches alternantes courgettes, pommes de terre et oignons dans une cocotte, en ajoutant une aspersion d'ail écrasé entre les couches. Cuisez au four à 150-175 °C durant environ 1 h ½. Pendant ce temps, écrasez la deuxième gousse d'ail et ajoutez-la au yaourt. Quand le plat est cuit, enlevez du four et étendez le mélange de yaourt sur le dessus. Saupoudrez le persil frais coupé et servez immédiatement.

Courgette rôtie et salade de poivron

Temps de préparation : 10 minutes
Temps de cuisson : 30 minutes
Pour 2 personnes

450 g de petites courgettes
2 poivrons rouges
yaourt
3 c-à-s de menthe, grossièrement hachée

Sauce :
2 c-à-s de jus de citron
2 gousses d'ail, écrasées
huile de lin

Coupez les bouts des courgettes au milieu transversalement. Enlevez les graines des poivrons et coupez-les en quarts. Placez les courgettes et les poivrons sur un plateau allant au four en ayant les peaux vers le haut. Cuisez dans le four à 170 °C durant environ ½ heure. Quand ils sont cuits et tendres, refroidissez légèrement et coupez en morceaux de 2,5 cm de longueur. Placez-les sur un plat à servir, versez dessus la sauce et ajoutez la menthe hachée. Servez avec un peu de fromage cottage (non salé, non crémeux ou sans matières grasses).

Épinards

Temps de préparation : 10 minutes
Temps de cuisson : 20 minutes

épinards
oignons, hachés

Après avoir coupé les racines, lavez les épinards 3 à 4 fois. Placez-les dans une grande casserole avec couvercle après avoir mis dans le fond une couche d'oignons hachés. N'ajoutez pas d'eau. Cuisez à l'étouffée à petit feu jusqu'à ce que les épinards flétrissent. Videz l'excédent de jus. Servez haché avec une tranche de citron.

Épinards (ou bettes) à la sauce tomate

Temps de préparation : 15 minutes
Temps de cuisson : 15 minutes

épinards (ou bettes)
citronelle
brin de romarin
quatre-épices (optionnel)

Faites cuire les épinards (ou les bettes) avec du lemon-grass et un brin de romarin. Ajoutez un pincement de quatre-épices, si désiré. Coupez en tranches fines les côtes des épinards (ou des bettes) et faites cuire les feuilles. Servez avec la sauce tomate.

Fenouil braisé avec orange et sauce tomate

Temps de préparation : 10 minutes
Temps de cuisson : 30 minutes
Pour 2 personnes

1 tête de fenouil moyen
675 g de tomates
1 c-à-s de purée de tomate

jus d'½ orange
fanes de fenouil vertes

Coupez le fenouil en quarts et enlevez le cœur. Cuisinez doucement pendant 8-10 minutes. Pendant ce temps, faites cuire les tomates en une pulpe et ajoutez la purée de tomate, le jus d'orange et les herbes. Ajoutez le fenouil, placez le couvercle et cuisinez pour 12-15 minutes. Garnissez avec les fanes de fenouil et servez.

Feuilleté de pomme de terre

Temps de préparation : 5 minutes
Temps de cuisson : 45-50 minutes

cuisson de la pomme de terre au four

Prenez une pomme de terre pour la cuisson au four et coupez-la en tranches de 1 cm. Placez les tranches sur la grille du four sans rien d'autre, cuisez à 220 °C pour avoir des feuilletés. Retournez-les et baissez la chaleur à 165 °C avec la porte du four ouverte. Laissez cuire encore 20 minutes. Les tranches se hérissent et deviennent croustillantes et délicieuses, presque comme des pommes de terre frites. Elles sont prêtes quand elles sont brunies des deux côtés. À consommer seulement de temps en temps.

Gâteaux de pomme de terre

Temps de préparation : 25 minutes
Temps de cuisson : 30 minutes
Pour 2-4 personnes

350 g de pommes de terre
1 grande carotte
1 poivron vert
1 bâton de céleri
avoine broyée (mettez de l'avoine roulée ordinaire dans le mixeur)

Faites cuire les pommes de terre à moitié, dans leurs peaux jusqu'à ce qu'elles soient chaudes et commencent juste à se ramollir. Moulinez-les. (Cela débarrassera aussi de la peau.) Coupez les carottes en julienne. Hachez le poivron vert et le céleri. Ajoutez ceux-ci à la purée de pomme de terre et formez des petits gâteaux. Recouvrez-les d'avoine et cuisez au four à 170 °C sur une feuille pour mettre au four, saupoudrez d'avoine broyée finement pour empêcher de coller.

Glaçage de carottes avec navets et ail

Temps de préparation : 10 minutes
Temps de cuisson : 30 minutes
Pour 2 personnes

225 g de carottes
225 de navets

Sauce :
1 c-à-s de jus de citron
1 gousse d'ail, écrasée
huile de lin

Faites cuire doucement les carottes et les navets. Coupez en tranches minces et placez dans un plat à servir. Versez dessus la sauce et garnissez de coriandre ou d'aneth.

Glaçage de carottes avec herbes et citron

Temps de préparation : 5 minutes
Temps de cuisson : 30 minutes
Pour 2 personnes

450 g de carottes
1 c-à-t de sucre
un peu d'eau
1 c-à-s de jus de citron

menthe
romarin
persil
huile de lin

Faites cuire doucement les carottes entières. Quand elles commencent à ramollir, enlevez-les de la casserole et coupez-les en bâtons de 5 cm. Remettez-les dans la casserole avec le sucre et un peu d'eau. Chauffez jusqu'à ce que le sucre soit dissous, que l'eau ait été absorbée et que les carottes soient cuites. Ajoutez le jus de citron et herbes et chauffez à nouveau pour 2 min. Placez le tout sur un plat à servir chaud, ajoutez l'huile de lin et servez immédiatement

Haricots de Lima et courgette

Temps de préparation : 15 minutes
Temps de cuisson : 20 minutes
Pour 1-2 personne(s)

1 grand oignon
1 gousse d'ail
½ tasse de bouillon
1 tasse d'haricots de Lima frais
3 tasses de courgettes
4 tomates moyennes
½ c-à-t de fécule de maïs (maïzena)
4 brins de persil frais
un peu de thym (ou de sauge ou un pincée de persil séché)

Mélangez tous les ingrédients, sauf les herbes. Faites cuire à petit feu pour environ 15 minutes (jusqu'à ce soit tendre). Épaississez avec de la fécule de maïs mélangée avec un peu d'eau. Juste avant de servir, ajoutez les herbes.

Haricots verts à la crème

Temps de préparation : 5 minutes
Temps de cuisson : 15 minutes
Pour 2 personnes

300 g d'haricots verts entiers
yaourt
60 g d'oignon finement tranché

Faites cuire les haricots doucement. Juste avant que les haricots ne soient prêts, chauffez doucement le yaourt avec l'oignon coupé. Mettez les haricots dans un plat de service chaud et versez la sauce de yaourt sur le dessus.

Haricots verts dans la sauce tomate et miel

Temps de préparation : 15 minutes
Temps de cuisson : 20 minutes
Pour 2 personnes

450 g d'haricots verts parfaits

Sauce :
1 oignon moyen
2 gousses d'ail
450 g de tomates, grossièrement coupées
1 c-à-t de miel
herbes

Coupez le bout des haricots, cuisez jusqu'à ce qu'ils soient tendres et placez-les dans une passoire pour enlever l'eau. Pour faire la sauce, hachez l'oignon et écrasez l'ail. Cuisez-les tous les deux dans un peu d'eau jusqu'à ce qu'ils soient tendres. Quand l'oignon est tendre, ajoutez les tomates grossièrement coupées et portez à ébullition. Mijotez à petit feu jusqu'à ce que la sauce devienne assez épaisse. Remuez en ajoutant le miel et les herbes. Ajoutez les haricots et laissez refroidir. Servez à la température de la pièce.

Légumes mélangés farcis

Temps de préparation : 25 minutes
Temps de cuisson : 30 minutes
Pour 2-4 personnes

1 courgette
1 aubergine
2 petits oignons, hachés
ail, écrasé
marjolaine
1 poivron vert (ou rouge)
bouillon

Coupez la courgette et l'aubergine en deux, enlevez la pulpe de l'aubergine (en sauvant soigneusement la cosse) et cuisez avec l'oignon, l'ail haché et la marjolaine. Coupez les poivrons en deux et épépinez-les. Remplissez l'aubergine, la courgette et les poivrons avec le mélange et placez dans un plat peu profond pour aller au four avec les rondelles d'oignons mises en couche dans le fond. Cuisez à 150-175 °C jusqu'à ce que le poivron soit cuit. Ajoutez un peu de bouillon si le plat semble devenir sec. Servez avec la sauce tomate.

Le hachis Gerson[10]

Temps de préparation : 30 minutes
Temps de cuisson : 2 h ½
Pour 2-3 personnes

Nappage :
450 g pommes de terre
340 g de céleri rave (ou patate douce ou oignon)

______

10. *Un peu comme le hachis Parmentier (ou le pâté chinois au Québec), mais avec des légumes au lieu de la viande.*

Épluchez les pommes de terre et autre légumes et coupez en petits morceaux. Ajoutez de l'eau, mais seulement à ½ ou ⅔ de la hauteur des légumes. Portez à ébullition puis faites mijoter jusqu'à ce que toute l'eau disparaisse et que les légumes soient tendres. Moulinez-les en purée. S'il y a un peu d'eau qui reste incorporez-la à la purée.

Garniture :
1 petit oignon (ou quelques échalotes)
2 gousses d'ail, écrasées
225 g de carottes, tranchées ou râpées ou en cubes (mais des petits)
225 g de courgette, coupée en moitié de tranches, pas trop minces
225 g de poireaux, tranchés
2 tomates, tranchées et sans peau
1-2 c-à-s de persil haché
herbes au goût
60 g de chapelure

Préparez les légumes et mettez-les dans une casserole dans l'ordre énuméré au-dessus. Faites cuire les légumes très doucement. Vous aurez peut-être besoin d'utiliser une plaque sous la casserole pour dissiper la chaleur et cuire à petit feu. Cela pourrait prendre de 60 à 90 minutes. Préparez la chapelure et le nappage. Quand les légumes sont cuits, remuez-les avec la chapelure et mettez le mélange dans un plat pour hachis. Étalez sur le dessus la purée de pommes de terre. Avec une fourchette faites des décorations et cuisez au four pour environ 45 à 60 minutes à 180 °C. Placez le plat à hachis sur une feuille en cas de fuite ou débordement. Servez avec des légumes verts et de la salade.
Variations : changez les contenus du hachis en ajoutant de haricots verts, de pois et/ou du maïs quand c'est la saison. Les artichauts de Jérusalem seraient bons aussi. Vous pourriez laisser les poireaux en dehors du hachis et les mouliner pour les ajouter au nappage au lieu de la patate douce, l'oignon ou le céleri rave.

Maïs

Temps de préparation : 5 minutes

Le maïs peut être cuit dans sa cosse enveloppé de papier d'aluminium. Cuisez au four à 150 °C pendant 1 heure. Puis avec sa cosse, placez-le dans l'eau bouillante pour environ 7 minutes.

Épi de maïs au naturel

Temps de préparation : 5 minutes
Temps de cuisson : 1 heure
Pour 1-2 personnes

1 ou 2 épis de maïs
huile de lin
persil, coupé

Laissez le maïs dans ses feuilles extérieures et enveloppez-le dans du papier d'aluminium pour aller au four. Cuisez à 180 °C pour environ 1 heure. Quand cuit, décollez les feuilles et laissez refroidir. Versez de l'huile de lin à laquelle du persil haché a été ajouté. Servez comme amuse-gueule ou plat d'accompagnement.

Maïs avec macédoine

Temps de préparation : 15 minutes
Temps de cuisson : 1 heure
Pour 2 personnes

2 épis de maïs
3 tiges de céleri
2 carottes
2 courgettes

Enlevez la cosse du maïs et séparez les graines. Coupez les autres légumes en petits morceaux. Mettez le maïs dans un plat et ajoutez les légumes. Cuisez à 95 °C pour 1 heure.

Maïs avec jus d'orange

Temps de préparation : 10 minutes

2 épis de maïs
1 verre de jus d'orange

Enlevez la cosse du maïs, coupez les graines et mettez-les dans un plat pour aller au four avec couvercle. Cuisez au four à 125 °C jusqu'à ce qu'ils soient tendres (environ 25-30 minutes). Videz le jus de maïs et ajoutez le jus d'orange. Laissez-le s'imprégner de 5 à 10 minutes avant de servir.

Maïs à la crème

Temps de préparation : 20 minutes
Temps de cuisson : 90 minutes
Pour 2-3 personnes

3 épis de maïs
1 poivron vert, tranché

Enlevez la cosse du maïs et coupez les graines. Mettez les graines de deux épis dans une moulinette. Ajoutez les graines de la troisième au mélange. Placez dans un plat allant au four avec le poivron vert tranché sur le dessus et faites cuire au four à 90-125 °C pour 90 minutes.

Panais et patates douces

Temps de préparation : 10 minutes
Temps de cuisson : 40 minutes
Pour 2-4 personnes

450 g de panais
450 g de patates douces
brin de romarin frais

Coupez les panais et les patates douces en forme de coins, en laissant les peaux intactes. Mettez dans un plat pour aller au four avec un peu d'eau pour couvrir le fond. Ajoutez un brin de romarin. Couvrez et cuisez au four à hauteur moyenne de 170 °C jusqu'à ce qu'ils soient cuits. Servez avec une pomme de terre en robe des champs.

Patate à la Francesca

Temps de préparation : 5 minutes
Temps de cuisson : 40 minutes

nouvelles pommes de terre
tomates
brins de romarin frais
ail

Faites cuire les nouvelles pommes de terre au four dans un plat couvert à 150-175 °C avec les tomates coupées ou hachées, les brins de romarin frais et une bonne quantité d'ail. Servez avec du citron en forme de coins et une salade verte.

Patate douce et pomme farcie

Temps de préparation : 15 minutes
Temps de cuisson : 1 heure
Pour 2 personnes

225 g de patates douces
2 pommes pour manger, tranchées
un peu d'eau
un peu de sucre
quatre-épices (optionnel)

Faites cuire les patates douces lentement dans leurs peaux jusqu'à ce qu'elles soient juste cuites. Laissez refroidir. Tranchez-les et placez-les dans un plat allant au four, intercalées avec des tranches de pomme. Sur chaque couche, saupoudrez de l'eau et un peu de sucre (et les quatre-épices, si vous les utilisez). Cuisez au four à 150-175 °C recouvert pendant 20 minutes, enlevez ensuite le couvercle et cuisez de nouveau pendant 10 minutes. Servez-le en plat principal avec une salade (sans les quatre-épices) ou comme un dessert (avec les quatre-épices).

Paquets de bettes roulées

Temps de préparation : 10 minutes
Temps de cuisson : 30 minutes

feuilles de bette
oignons verts
pois mange-tout
asperge
brocoli
carottes en juliennes
tiges de bette rouges

Mettez les feuilles de bette de côté. Faites cuire doucement les oignons verts, les pois mange-tout, l'asperge, le brocoli, les carottes et les tiges de bette rouges dans très peu d'eau et hachez-les ensuite. Blanchissez les feuilles de bette. Remplissez-les avec le mélange de légumes cuits pour former des « paquets ». Cuisez brièvement au four à 150-175 °C pendant quelques minutes jusqu'à ce que tout soit chauffé complètement. Servez chaud ou froid.

Plaisir de fenouil

Temps de préparation : 15 minutes
Temps de cuisson : 1-2 heures
Pour 2 personnes

1 bulbe de fenouil
1 grande tomate, coupée en tranches de 6 mm
2-3 gousses d'ail, épluchées et coupées en fines tranches

Coupez les tiges et feuilles du bulbe de fenouil. Tranchez le bulbe en deux dans le sens de la longueur pour donner des moitiés plates. Rincez-les à l'eau courante pour enlever le sable et placez-les dans un plat allant au four avec les deux surfaces planes vers le haut. Placez sur les moitiés les tranches de tomates et l'ail par-dessus les tomates. Couvrez le plat et cuisez à 120 °C pendant 1 à 2 heures. Servez avec une pomme de terre en robe des champs et une salade de carottes râpées sur un lit de jolis légumes.

Poivron farci

Temps de préparation : 10 minutes
Temps de cuisson : 50 minutes
Pour 1 personne

Poivron rouge (ou vert)
un reste de légumes hachés mélangés
tomates, tranchées

Coupez le poivron en deux et épépinez-le. Placez-le avec le côté ouvert en haut dans un plat allant au four. Remplissez-le des restes de légumes mélangés. Placez les tranches de tomates par-dessus. Cuisez à 180 °C pendant 40 à 50 minutes ou jusqu'à ce que le poivron soit tendre. Servez avec le brocoli ou un autre légume très vert.
Variation : pour changer de la pomme de terre en robe des champs, servez avec les « feuilletés de pomme de terre » (voir p. 400).

Poivrons piémontais

Temps de préparation : 10 minutes
Temps de cuisson : 1 heure
Pour 2 personnes

2 tomates
2 poivrons rouges
2 gousses d'ail, tranchées
herbes

Enlevez la peau des tomates. Coupez les poivrons en deux et épépinez (mais pas les tiges). Placez les poivrons avec leurs cavités ouvertes vers le haut dans un plat pour aller au four. Placez les tranches d'ail à l'intérieur de chaque moitié et remplissez avec la moitié d'une tomate sans peau. Cuisez avec couvercle à 180 °C jusqu'à ce qu'ils soient tendres (environ 1 heure). Servez chaud ou froid, saupoudrez avec des herbes.

Poivrons verts

Temps de préparation : 10 minutes
Temps de cuisson : 30 minutes
Pour 2-3 personnes

2-4 poivrons verts, tranchés
2-4 oignons, tranchés

Cuisez dans une casserole avec couvercle pendant environ 30 minutes. N'ajoutez pas d'eau.

Pommes de terre Anna

Temps de préparation : 20 minutes
Temps de cuisson : 1 à 1 h ½ heure
Pour 2 personnes

oignon, cuit
450 g de pommes de terre
ail, écrasé
yaourt
persil, finement haché

Faire suer l'oignon sans coloration dans une casserole couverte en le faisant mijoter pendant environ 1 heure. En utilisant un plat en fer blanc (pour tarte ou quiche) de 25 cm avec une bordure de 2,5 cm, placez une couche d'oignons sués sur le fond du plat. Bruinez un peu d'eau pour empêcher l'oignon de coller. Coupez en tranches très fines les pommes de terre et placez une couche sur l'oignon. Saupoudrez de l'ail écrasé et un peu de yaourt. Ajoutez deux couches supplémentaires, saupoudrant à nouveau de l'ail et du yaourt. Appuyez sur chaque couche et assurez-vous que les pommes de terre se recouvrent partiellement très légèrement ne laissant pas d'espace libre. Couvrez le plat (par exemple en utilisant une autre base de plat en fer blanc plus grande.) Cuisez à 180 °C pour environ 1 à 1 h ½ ou jusqu'à ce que les pommes de terre soient tendres quand piquées avec un couteau pointu. Vérifiez les pommes de terre pendant la cuisson ; si elles semblent trop sèches, ajoutez un peu plus de yaourt. Pour servir, retournez le gâteau de pomme de terre de son plat et saupoudrez du persil finement coupé.

Pommes de terre à la lyonnaise

Temps de préparation : 5 minutes
Temps de cuisson : 1-1,5 heures
Pour 2 personnes

450 g de pommes de terre
1 grand oignon
2 c-à-s d'eau
huile de lin
ail, écrasé

Coupez en tranches épaisses les pommes de terre et l'oignon. Arrangez les tranches de pomme de terre dans un plat allant au four avec une tranche d'oignon entre chaque tranche de pomme de terre. Ajoutez l'eau. Cuisez dans le four à 150-175 °C jusqu'à ce soit bien cuit et commençant à brunir. Laissez refroidir légèrement, ensuite versez l'huile de lin et l'ail écrasé. Servez immédiatement.

Pommes de terre à la normande (sans yaourt)

Temps de préparation : 15 minutes
Temps de cuisson : 1-2 heures

1 oignon
pommes de terre

tomate, coupée
marjolaine et/ou thym

Placez un oignon entier haché dans le fond d'un plat de cuisson en verre. Tranchez les pommes de terre et placez-en une couche sur l'oignon. Ajoutez une couche de tomate par-dessus, et une autre couche d'oignon coupé ou haché. Saupoudrez de marjolaine et/ou du thym et cuisez dans un four bas à 150 °C pendant 1 à 2 heures ou jusqu'à ce que ce soit cuit.

Pommes de terre à la normande (avec yaourt)

Temps de préparation : 15 minutes
Temps de cuisson : 1-1,5 heures
Pour 2 personnes

450 g de pommes de terre
1 petit oignon
1 gousse d'ail
yaourt
Faites cuire les pommes de terre doucement jusqu'à ce qu'elles soient cuites, mais fermes. Coupez en tranches fines. Hachez finement l'oignon et l'ail. Arrangez les tranches de pomme de terre en couches intercalées avec l'oignon et l'ail, dans un plat à tarte. Versez le yaourt par-dessus et cuisez à 180 °C pour 60 à 90 minutes ou jusqu'à ce que ce soit bien cuit en commençant à brunir sur le dessus.

Pommes de terre au persil

pommes de terre
persil, haché
huile de lin

Faites bouillir plusieurs pommes de terre avec leurs peaux jusqu'à ce qu'elles soient cuites. Enlevez la peau et roulez dans le persil haché après les avoir brossées légèrement avec l'huile de lin.

Pommes de terre brunies au four

Temps de préparation : 5-10 minutes

pommes de terre

Coupez les pommes de terre en frites (ou en petits cubes, ou en tranches minces) et les brunir sur un plateau dans le four. Elles vont brunir à une chaleur étonnamment basse de 150 °C, si laissées assez longtemps. Selon la variété de pommes de terre, elles peuvent brunir très vite et gonfler à la haute chaleur de 220 °C. Elles peuvent être aussi brunies sur le grill ou sous une rôtisserie, mais observez pour éviter de les brûler. C'est destiné à être un plaisir occasionnel !

Pomme de terre en robe des champs et panais rosti[11]

Temps de préparation : 15 minutes
Temps de cuisson : 75 minutes
Pour 2 personnes

225 g de panais
225 g de pommes de terre
1 oignon, finement coupé
2 c-à-s de ciboulette fraîche, finement hachée
herbes
100 g de yaourt
un petit raifort râpé (optionnel)

Évidez les panais. Épluchez et râpez grossièrement les pommes de terre et les panais dans un grand bol. Ajoutez l'oignon finement coupé, la ciboulette, les herbes et le yaourt. Mélangez jusqu'à ce que ce soit bien combiné. Mettez le mélange de légumes dans un plat peu profond et couvert. Cuisez pendant 1 heure à 190 °C. Enlevez le couvercle et cuisez un peu plus longtemps jusqu'à ce qu'il commence à brunir sur le dessus et à sembler croquant. Servez avec une salade croustillante ou un légume (ou les deux).

---

11. Rosti *signifie « grillé » ou « rôti » (c'est-à-dire le dessus grillé).*

Pommes de terre en robe des champs

Temps de préparation : 5 minutes

Les pommes de terre en robe des champs devraient être lavées, pas grattées ou épluchées. Cuisez dans un four à 150 °C durant 2 h à 2 h ½, sinon, cuisez pendant 50 à 60 minutes à 175 °C.

Pomme de terre en robe des champs avec betterave et oignon

Temps de préparation : 15 minutes
Temps de cuisson : 1 heure

1 pomme de terre pour mettre au four
1 grand oignon, épluché
1 betterave cuite en cubes
yaourt
aneth
1c-à-t d'huile de lin (optionnel)

Nettoyez la pomme de terre et placez-la en entier dans une cocotte avec le grand oignon épluché. Ajoutez un peu d'eau et cuisez au four jusqu'à ce que les deux soient cuits. Hachez l'oignon cuit et mettez-le dans une casserole avec la betterave en cubes cuite. Chauffez-les complètement. Prenez la pomme de terre et faites une fente que vous remplissez avec le mélange de betterave et d'oignon. Mélangez le yaourt, l'aneth et l'huile de lin (si vous utilisez de l'huile de lin, attendez jusqu'à ce que la pomme de terre ne fume plus) et bruinez sur la pomme de terre. Servez avec une salade verte.

Pomme de terre en robe des champs avec oignon

Temps de préparation : 15 minutes
Temps de cuisson : 1 h ½

1 pomme de terre cuisante
1 oignon
betterave cuite

yaourt
aneth

Faites cuire la pomme de terre au four dans sa peau. Coupez l'oignon et faites-le cuire doucement jusqu'à ce qu'il commence à ramollir. Coupez la betterave en cubes, ajoutez-la à l'oignon et chauffez-les complètement. Quand la pomme de terre est cuite, fendez-la et placez-y le mélange de betterave avec une cuillère. Mettez de bonnes cuillerées de yaourt et une pincée d'aneth sur le dessus. Servez avec une salade verte.

Pommes de terre et carottes, style de Westphalie

Temps de préparation : 10 minutes
Temps de cuisson : 35 minutes
Pour 4 personnes

6-8 petites carottes (ou 4-5 gandes carottes)
3 pommes de terre moyennes (ou 2 grandes)
1 grand oignon
3-4 c-à-s de bouillon

Tranchez les carottes et mettez-les dans une casserole. Épluchez et tranchez les pommes de terre et hachez l'oignon. Mettez tout ensemble dans la casserole avec le bouillon. Cuisez à petit feu jusqu'à ce que ça soit cuit, en ajoutant un peu plus de bouillon, si nécessaire. Quand c'est prêt, aucun liquide ne devrait rester dans la casserole.

Pomme de terre et céleri rave à la lyonnaise

Temps de préparation : 15 minutes
Temps de cuisson : 1 h ½ à 2 heures
Pour 2 personnes

1 petit ou moyen oignon
1 petit ou moyen céleri rave, frotté (et, si nécessaire, épluché)
1 pomme de terre moyenne, frottée

Tranchez tous les ingrédients finement. Arrangez en couches (oignon, céleri rave et pomme de terre) dans un petit plat pour soufflé. Ajoutez un peu d'eau. Cuisez durant 1 h ½ à 2 heures à 170 °C. La couche supérieure deviendra croustillante pendant que les couches inférieures resteront tendres. Servez avec un légume vert de votre choix et une salade.

Pommes de terre rapides au four

Temps de préparation : 5 minutes
Temps de cuisson : 1 heure

pommes de terre
huile de lin

Tranchez les pommes de terre en deux dans le sens de la longueur et faites des fentes croisées avec le couteau (comme un treillis). Elles seront cuites en moitié de temps (environ 50 minutes) dans le four à 150-175 °C ; quand elles refroidissent, les surfaces peuvent être enduites avec de l'huile de lin.

Pommes de terre rôties à la Gerson

Temps de préparation : 5 minutes
Temps de cuisson : 1 heure

1 pomme de terre pour être cuite au four

Coupez une pomme de terre en deux dans le sens de la longueur (ou, si très grande, en quarts). Faites des incisions au travers de la surface avec un couteau. Placez-la dans une cocotte avec un peu d'eau pour couvrir le fond. Mettez le couvercle et faites cuire dans un four chaud à 200-225 °C pour 1 heure. Avant de servir, enlevez le couvercle et laissez au four simplement pour brunir la pomme de terre..

Pommes de terre sophistiquées à l'ail

Temps de préparation : 5 minutes
Temps de cuisson : 1 h ½ à 2 heures

pommes de terre
huile de lin
ail, écrasé

Tranchez les pommes de terre pas tout à fait jusqu'à la base. Placez-les dans une cocotte avec seulement assez d'eau pour couvrir le fond. Cuisez en haut du four à 170 °C durant 1 h ½ à 2 h ou à 180 °C pour 1 heure. Mélangez ensemble de l'huile de lin et l'ail écrasé. Dressez les pommes de terre sur un plat à servir et, quand légèrement refroidi, versez la sauce. Servez immédiatement.

Poireaux (ou courgettes) à la grecque

Temps de préparation : 10 minutes
Temps de cuisson : 30 minutes
Pour 2 personnes

450 g de poireaux (ou courgettes)
3 tomates, coupées (optionnel)
jus de 1 citron
feuille de laurier
thym
graines de coriandre

Coupez les poireaux (ou la courgette) en morceaux de 2,5 cm. Faites cuire doucement avec les tomates hachées (si utilisées), le jus de citron, la feuille de laurier, le thym et les graines de coriandre. Servez chaud ou froid.

Poireau et pomme de terre au four

Temps de préparation : 15 minutes
Temps de cuisson : 40 minutes

Pour 2 personnes

450 g de pommes de terre
1 petit poireau
avoine broyée (mettez de l'avoine roulée normale dans le mixeur)

Faites bouillir les pommes de terre à moitié, dans leurs peaux jusqu'à ce qu'elles soient chaudes de part en part et commençant juste à s'adoucir. Coupez en tranches très minces le poireau (utilisant la section blanche seulement). Épluchez les pommes de terre et moulinez-les grossièrement. Mélangez avec le poireau. Placez dans un plat de cuisson peu profond (saupoudré le fond du plat avec de l'avoine broyée finement pour prévenir le poireau et les pommes de terre de coller). Cuisez dans la partie haute du four à 180 °C jusqu'au moment où des signes de brunissement apparaissent. (Ne laissez pas cuire trop longtemps pour ne pas dessécher.) Servez avec des légumes cuits ou avec une salade verte et des tomates.

Purée de pommes de terre

Temps de préparation : 20 minutes
Temps de cuisson : 40 minutes

pommes de terre
1 petit oignon
yaourt

Épluchez les pommes de terre et coupez-les en cubes. Placez-les dans une casserole avec un petit oignon et assez d'eau, portez à ébullition. Faites mijoter jusqu'à ce soit prêt (quand il n'y a plus d'eau qui reste). Pilez avec assez de yaourt pour rendre onctueux.

Purée de pommes de terre et bette

Temps de préparation : 15 minutes
Temps de cuisson : 25 minutes
Pour 4 personnes

1 botte de bettes vertes (ou rouges)
4-5 c-à-s d'eau (ou de bouillon)
3 grandes (ou 4 moyennes) pommes de terre
175-225 g de yaourt

Déchirez les bettes et mettez-les dans la casserole. Ajoutez l'eau (ou le bouillon) et commencez à bouillir. Une fois à ébullition, faites mijoter. Pendant ce temps, épluchez les pommes de terre, coupez-les en cubes et placez-les sur les bettes. Laissez mijoter jusqu'à ce que les pommes de terre soient tendres et cuites. Enlevez toute eau restante et ajoutez du yaourt. Pilez le tout. Ajoutez un peu plus de yaourt si le mélange est trop sec.

Variation : la même recette peut être utilisée avec du chou frisé. En utilisant le chou frisé, enlevez des tiges centrales avant de les réduire en morceaux dans la casserole.

Purée de pommes de terre à la Gerson

Temps de préparation : 10 minutes
Temps de cuisson : 35 minutes

pommes de terre, épluchées et coupées en morceaux
oignon, épluché et haché finement

Placez les pommes de terre et l'oignon dans une casserole. Ajoutez juste assez d'eau pour atteindre la moitié de la hauteur des légumes. Couvrez, portez à ébullition puis laissez mijoter jusqu'à ce que les pommes de terre soient cuites. (La plupart de l'eau aura probablement disparu.) Pilez les pommes de terre et l'oignon en utilisant le reste de l'eau, s'il y en a. Sinon ajoutez du bouillon pour garder l'humidité.
Variation : ajoutez toute herbe de votre choix, finement coupée. Le persil est très bon ; la menthe et l'aneth vont aussi bien.

Racine végétale rosti[12]

Temps de préparation : 10 minutes
Temps de cuisson : 1 heure
Pour 2 personnes

1 petit oignon
225 g de pommes de terre
115 g de carottes
115 g de rutabaga suédois
aneth

Coupez en tranches fines l'oignon et faites-le suer sans coloration dans un peu d'eau. Pendant ce temps, faites cuire doucement les pommes de terre, les carottes et le rutabaga suédois. Égouttez complètement et, quand assez refroidi pour être manipulés, râpez-les grossièrement dans un bol. Remuez avec l'oignon adouci et l'aneth. Mettez le mélange dans un plat allant au four. Cuisez durant environ ½ heure dans le haut du four à 180 °C ou jusqu'à ce qu'il soit cuit et légèrement brunissant. Servez immédiatement.

Ragoût d'aubergine

Temps de préparation : 20 minutes
Temps de cuisson : 30 minutes
Pour 2 personnes

1 aubergine, coupée en cubes
2 oignons, hachés
3 tomates, hachées sans peau

Combinez tous les ingrédients dans une cocotte. Cuisez environ 30 minutes en ragoût (jusqu'à ce soit tendre). N'ajoutez pas d'eau.

---

12. Rosti *signifie « grillé » ou « rôti » (c'est-à-dire, le haut bruni).*

Ragoût de carotte et tomate

Temps de préparation : 15 minutes
Temps de cuisson : 1 heure
Pour 2 personnes

225 g de tomates
½ c-à-s de sauge fraîche hachée (ou ½ c-à-t de sauge séchée)
2 oignons moyens
450 g de carottes

Tranchez ou hachez les tomates et placez une couche dans le fond d'une cocotte. Saupoudrez un peu de sauge. Coupez les oignons et placez-en une couche sur les tomates. Saupoudrez un peu de sauge. Coupez les carottes et placez-les sur le dessus, finissant avec une dernière couche de tomates, mélangée avec le restant de sauge. Placez la cocotte dans le four et faites cuire pendant 1 heure à 180 °C jusqu'à ce que les carottes soient tendres. Servez avec une salade verte mélangée et une pomme de terre en robe des champs.

Ratatouille

Temps de préparation : 15 minutes
Temps de cuisson : 1 heure
Pour 2-4 personnes
225 g d'oignons
225 g de poivrons verts/rouges/jaunes
225 g d'aubergine
4 tomates
1 gousse d'ail
2 c-à-t de vinaigre de cidre de pomme
marjolaine

Tranchez les oignons et placez-les dans un plat pour aller au four. Épépinez et tranchez les poivrons. Ajoutez au plat. Coupez les aubergines en quarts dans le sens de la longueur et ensuite en tranches de 6 mm et ajoutez-les. Hachez les tomates et la gousse d'ail finement. Ajoutez au plat avec le vinaigre de cidre de pomme et une aspersion de marjolaine. Cuisinez très doucement dans le four à 170 °C jusqu'à ce que ce soit bien cuit. Peut aussi être cuisiné sur le dessus de la cuisinière.

Rosace d'aubergine

Temps de préparation : 15 minutes
Temps de cuisson : 45 minutes
Pour 2 personnes

1 grand oignon
1 grande aubergine
1 grande tomate ferme, mûre
thym et marjolaine
1 petite gousse d'ail hachée

Tranchez l'oignon en anneaux et faites-le cuire doucement dans une casserole épaisse. Préparez les autres ingrédients. Coupez l'aubergine en 4 ou 5 tranches dans le sens de la longueur, en vous arrêtant à 1,5-2 cm de chaque bout. Coupez la tomate en tranches deux fois plus nombreuses que les tranches d'aubergine. Arrangez l'aubergine sur les oignons dans une forme de rosace et remplissez les fentes avec des tranches de tomate. Saupoudrez d'herbes et d'ail haché. Mettez le couvercle, faites cuire doucement, sur le dessus de la cuisinière, ou doucement dans un four à 150 °C jusqu'à ce que l'aubergine soit tendre.

Rouleaux de bette farcies

Temps de préparation : 40 minutes
Temps de cuisson : 30 minutes

½ oignon tranché
6 pommes de terre moyennes
4 carottes
3 grandes gousses d'ail, hachées
1 botte de bette

Faites cuire les oignons et les pommes de terre dans une casserole. Dans une autre casserole, faites cuire les carottes et l'ail. Quand c'est fait, moulinez chaque contenu de casserole séparément, puis mélangez ensuite le tout. Mettez des feuilles de bette dans de l'eau très chaude, en vous assurant de ne pas trop les cuire. Étendez chaque feuille et enlevez la tige du centre qui est dure. Placez la purée dans le centre de chaque feuille et enroulez fermement. Placez l'ensemble sur un plat de service avec la sauce faite avec les tomates, l'oignon, l'ail et une petite pomme de terre, qui ont été cuisinés et moulinés en purée.

Rouleaux de bettes vertes

Temps de préparation : 45 minutes
Temps de cuisson : 2 heures

4 feuilles de bette verte
2 carottes
¼ de tête du brocoli
¼ de tête de chou-fleur
2 petites courgettes
1 épi de maïs (coupez les graines)
120 g de riz non cuit

Sauce :
1-½ tomate
2 gousses d'ail

Mettez les feuilles de bette dans de l'eau chaude assez longtemps pour pouvoir les rouler. Coupez le brocoli, le chou-fleur, les courgettes et le maïs en petits morceaux et mettez-les dans une casserole avec un peu d'eau pour faire mijoter. Quand cuits, enlevez l'eau. Faites une sauce dans le mixeur avec les tomates et l'ail et versez cette sauce sur les légumes et le riz non cuit. Placez un peu de mélange légumes/riz dans le centre de chaque feuille et enroulez-les. Mettez ceux-ci dans un plat allant au four avec un couvercle et cuisez au four à 120 °C durant 1 ou 1 h ½.

Salade d'aubergine

Temps de préparation : 15 minutes
Temps de cuisson : 1 heure
Pour 2 personnes

1 aubergine
1 petit oignon
persil
2 tomates
1-½ c-à-s de vinaigre
un peu d'huile de lin

Faites cuire l'aubergine au four pendant environ 1 heure à 180 °C. Hachez l'oignon et le persil et tranchez les tomates. Combinez avec l'aubergine cuite. Ajoutez de l'huile de lin et du vinaigre.

Salade de betterave et de pomme de terre cuites

Temps de préparation : 10 minutes
Temps de cuisson : 30 minutes
Pour 2 personnes

1 grande (ou 2 petites) patate douce
quelques petites betteraves cuites, tranchées
roquette (ou laitue) feuilles

Sauce :
yaourt
jus de citron
huile de lin
herbe d'aneth, séchée ou fraîche

Faites cuire les patates douces doucement dans leurs peaux jusqu'à ce qu'elles soient tendres. Laissez refroidir. Tranchez les patates douces et placez-les intercalées avec les tranches de betterave sur les feuilles de roquette (ou de laitue). Bruinez la sauce et servez immédiatement.

Salade d'haricots verts

Temps de préparation : 5 minutes
Temps de cuisson : 10 minutes
Pour 2 personnes

haricots verts
petit oignon, haché
huile de lin
vinaigre de cidre de pomme (ou jus de citron)
persil
ciboulette

Faites cuire les haricots doucement jusqu'à ce qu'ils soient tendres. Égouttez et ajoutez l'oignon haché. Dressez-les dans un plat à servir et versez l'huile de lin et le vinaigre de cidre de pomme (ou jus de citron) sur le dessus. Ajoutez des herbes et servez.

Sauté de patates douces

Temps de préparation : 15 minutes
Temps de cuisson : 20 minutes
Pour 2-4 personnes

4 patates douces moyennes
jus de 1 orange
un peu de sucre
huile de lin

Faites cuire les patates douces dans leurs peaux jusqu'à ce qu'elles soient cuites. Laissez refroidir légèrement, ensuite coupez en cubes. Ajoutez le jus d'orange et du sucre dans une casserole avec les patates douces. Chauffez doucement, mais ne permettez pas au mélange de bouillir. Placez dans un plat à servir et laissez refroidir un peu. Ajoutez l'huile de lin, remuez et servez immédiatement avec du persil frais (ou de la ciboulette) et une salade verte.

Salade de pomme de terre

Temps de préparation : 10 minutes
Temps de cuisson : 20 minutes
Pour 2 personnes

450 g de petites pommes de terre nouvelles
1 grand brin de menthe
1 c-à-s de persil frais

Sauce :
115 g de yaourt
un peu d'huile de lin
2 gousses d'ail, écrasées

Nettoyez les pommes de terre et placez-les dans une casserole avec un peu d'eau. Faites mijoter jusqu'à ce qu'elles soient cuites, mais toujours fermes. Pendant que les pommes de terre sont chaudes, tranchez-les et mettez-les dans un plat chaud. Versez la sauce sur le dessus. Saupoudrez la menthe fraîche et le persil haché.

Salade de tomate et de poivron cuite au four

Temps de préparation : 15 minutes
Temps de cuisson : 30 minutes
Pour 2-4 personnes

3 poivrons rouges
6 grandes tomates
1 oignon rouge moyen
3 gousses d' ail
jus de 1 grand citron
3 c-à-s de menthe fraîche, hachée
huile de lin

Faites cuire au four les poivrons et les tomates entières à 175 °C jusqu'à ce qu'ils soient cuits, mais toujours fermes. Enlevez la peau des poivrons et des tomates, coupez grossièrement et placez dans un plat à servir. Coupez finement l'oignon et coupez en tranches très fines l'ail. Ajoutez au mélange dans le plat. Ajoutez le jus de citron et la menthe. Mélangez bien. Saupoudrez d'un peu d'huile de lin.

Tomates cuites au four

Temps de préparation : 10 minutes
Temps de cuisson : 20 minutes
Pour 2 personnes

450 g de tomates
1 gousse d'ail
1 oignon moyen
chapelure (ou une poignée d'avoine roulée)
aneth
huile de lin

Coupez les tomates et mettez-les dans un plat pour mettre au four. Écrasez l'ail, hachez l'oignon et mettez-les sur les tomates. Ajoutez de la chapelure par-dessus (ou de l'avoine roulée) et faites cuire pour environ 20 minutes à 175 °C. Juste avant de servir, saupoudrez d'huile de lin et d'aneth.

Tomates rapides et courgette

Temps de préparation : 5 minutes
Temps de cuisson : 30 minutes
Pour 2 personnes

2 tomates moyennes
1 gousse ail, écrasée
¼ à ½ c-à-t de sucre (optionnel)
1 courgette moyenne

Tranchez les tomates et placez-les dans le fond d'une casserole, avec l'ail écrasé et le sucre (si utilisé). Tranchez la courgette et placez-la sur le dessus. Chauffez à petit feu. Quand les tomates commencent à cuire, remuez, couvrez et cuisez pendant environ 20 minutes.

DESSERTS

Banane grillée

Temps de préparation : 5 minutes
Temps de cuisson : 10 minutes
Pour 1 personne

1 banane
1 c-à-t de sucre
jus de citron

Coupez la banane en deux dans le sens de la longueur et ajoutez du sucre et quelques gouttes de citron. Placez dans un plat et grillez sous une petite flamme dans sa peau pendant 10 minutes. Servez chaud.

Cerises à l'étouffée

Temps de préparation : 10 minutes
Temps de cuisson : 12 minutes
Pour 2 personnes

225 g de cerises, sans queues
1 c-à-t de fécule de pommes de terre
2 c-à-t d'eau froide
2 c-à-t de sucre (si nécessaire)

Placez les cerises dans une casserole avec de l'eau pour les couvrir. Faites chauffer pendant 10 minutes à petit feu. Ajoutez la fécule de pomme de terre dissoute dans de l'eau froide avec les cerises en train de bouillir. Faites cuire 2 minutes supplémentaires. Refroidissez et servez. (Les cerises sont particulièrement bonnes pour la santé et sont meilleures crues.)

Combinaison de fruits

Temps de préparation : 5 minutes
Temps de cuisson : 13-15 minutes
Pour 3 personnes

775 g de cerises fraîches et d'abricots, coupés en deux, tranchés sans noyaux
450 g d'eau
115 g de sucre
2 c-à-t de fécule de maïs (maïzena), dissoute dans 85 ml d'eau froide

Placez les fruits avec l'eau et le sucre dans la casserole. Faites chauffer doucement et lentement pendant 10 minutes. Ajoutez la fécule. Cuisez 3 minutes de plus. Refroidissez et servez.

Compote de pommes cuites

Temps de préparation : 10 minutes
Temps de cuisson : 15-20 minutes
Pour 2 personnes

3 pommes moyennes, pelées, évidées de pépins et coupées
miel (ou sucre), si nécessaire

Mettez les tranches de pomme dans la casserole à demi couverte avec de l'eau froide. Ajoutez le miel (ou le sucre) au goût. Faites bouillir environ 15 minutes ou jusqu'à ce qu'elles soient tendres. Moulinez-les.

Compote de pommes, fraîche

Temps de préparation : 10 minutes

3 pommes moyennes, pelées, évidées de pépins et coupées
miel (ou sucre)

Ajoutez le miel (ou le sucre) au goût. Mettez les pommes dans le broyeur de la centrifugeuse (modèle Norwalk).

Dessert de patate douce et de pomme

Temps de préparation : 20 minutes
Temps de cuisson : 30 minutes
Pour 2-3 personnes

1 patate douce, bouillie, pelée et tranchée
1 pomme, crue, épluchée et tranchée
1 c-à-t de raisins secs
115 g de chapelure
1 c-à-t de sucre
120 ml de jus d'orange
3 c-à-t de yaourt

Placez les tranches de patate douce dans un plat pour aller au four avec aspersion de raisins secs sur le dessus et de chapelure, de jus d'orange et de sucre. Cuisez au four à 175 °C pendant 30 minutes. Servez chaud avec le yaourt.

Gâteau aux pommes épicées

60 ml de miel (ou de sirop d'érable)
225 g de compote de pommes fraîche
340 g de farine d'avoine
170 g de farine triticale
170 g de sucre
une pincée de quatre-épices
une pincée de macis
¼ c-à-t de coriandre
450 g raisins secs (ou de dattes coupées)

Nappage de miettes :

150 g d'avoine roulée
75 g de sirop d'érable (ou de miel)

une pincée de quatre-épices
une pincée de macis

Combinez le miel (ou le sirop d'érable), la compote de pommes et la farine. Tamisez ensemble le sucre, les quatre-épices, le macis et la coriandre. Ajoutez les raisins secs (ou les dattes). Combinez les ingrédients mouillés et secs. Versez dans un plat rectangulaire et antiadhésif pour aller au four. Pour le nappage de miettes, mixer l'avoine brièvement dans le mixeur pour avoir des flocons plus fins. Mélangez les épices avec l'avoine. Mélangez assez de sirop d'érable (ou du miel) pour faire un mélange friable. Quand le nappage de miette est fait, saupoudrez-le sur le dessus. Cuisez à 165 °C pendant 40 minutes ou jusqu'à ce que le test soit satisfaisant. Servez avec une cuillerée de compote de pommes fraîche ou de yaourt.

Gâteau d'avoine

Temps de préparation : 20 minutes
Temps de cuisson : 45 minutes
Pour 6 personnes

900 g d'avoine sèche
2 carottes, râpées ou mixées
miel et raisins secs (comme désiré)

Combinez tous les susdits ingrédients dans un plat pour aller au four. Mettez le couvercle et cuisez au four pour 45 minutes à 120 °C. Servez avec le yaourt.

Groseilles

Temps de préparation : 5 minutes
Pour 1-2 personne(s)

115 g de groseilles rouges
3 c-à-t de sucre
yaourt

Lavez à fond les groseilles avant d'enlever des tiges. Placez dans un plat, en ajoutant du sucre et servez. Le yaourt, adouci avec du sucre, peut être utilisé comme sauce.

Moitiés de poire avec glaçage

Temps de préparation : 15 minutes
Temps de cuisson : 15 minutes
Pour 4 personnes

4-5 poires mûres
125 ml d'eau
4 c-à-s de miel (ou de sucanat, un sucre de canne séché biologique)

Coupez les poires mûres en deux et enlevez le cœur. Ajoutez l'eau au miel (ou sucanat) et mélangez bien. Placez les moitiés de poires dans le plat pour aller au four et versez du mélange de sucre dessus. Cuisez dans le four lentement à 120 °C jusqu'à ce que ce soit prêt. Badigeonnez avec le jus si nécessaire.

Pêches

Temps de préparation : 15 minutes
Temps de cuisson : 10 minutes
Pour 1-2 personne(s)
225 g de pêches, sans peaux
2 c-à-t de sucre

Placez les pêches dans l'eau bouillante pour 30 secondes, égouttez-les et enlevez les peaux. Coupez-les en deux. Enlevez les noyaux et mettez-les dans une casserole avec de l'eau bouillante à la moitié de la hauteur des fruits. Mettez le couvercle. Cuisez à petit feu pendant 10 minutes. Refroidissez. Ajoutez le sucre et servez froid.

Poire

Temps de préparation : 5 minutes
Temps de cuisson : 20 minutes

Pour 1 personne

1 grande poire, épluchée, évidée et coupée en deux
1 c-à-t de sucre

Placez les moitiés de poire dans une casserole avec de l'eau jusqu'à moitié. Ajoutez du sucre et cuisez pour 20 minutes.

Prunes

Temps de préparation : 10 minutes
Temps de cuisson : 15 minutes
Pour 1 personne

225 g de prunes
2 c-à-t de sucre

Coupez les prunes en deux et enlevez les noyaux (ou les prunes peuvent être cuites entières). Placez-les dans une casserole et recouvrez d'eau. Faites cuire 15 minutes. Enlevez-les, refroidissez et ajoutez le sucre. Servez froid.

Prunes et abricots (séchés)

Temps de préparation : 5 minutes[13]
Temps de cuisson : 15 minutes
Pour 2 personnes

225 g de prunes
225 g d'abricots
75 g d'orge

Prétrempez les prunes et les abricots (trempez-les pour la nuit dans l'eau froide ou versez de l'eau bouillante et laissez-les refroidir pendant deux ou trois heures jusqu'à ce qu'ils soient bien gonflés).

---

13. *N'inclut pas le prétrempage.*

Utilisez la même eau et laissez les bouillir pendant 10 minutes ou jusqu'à ce que l'orge soit prêtre. Refroidissez et servez.

Prunes et bananes fouettées

Temps de préparation : 10 minutes[14]
Temps de cuisson : 10 minutes
Pour 2 personnes

225 g de prunes séchées
2 petites bananes, pillées
jus d'¼ de citron
1 c-à-t de sucre

Prétrempez les prunes (trempez-les pour la nuit dans l'eau froide ou versez de l'eau bouillante et laissez-les refroidir pendant deux ou trois heures jusqu'à ce qu'elles soient bien gonflées) et faites cuire pendant 10 minutes. Fouettez tous les ingrédients ensemble complètement et mettez au réfrigérateur pendant 1 heure. Peut être servi en tranches décorées avec du yaourt adouci.

---

14. *N'inclut pas le prétrempage.*

INFORMATIONS UTILES
POUR LA THÉRAPIE GERSON

Gerson Institute
4631 Viewridge Ave.
San Diego, CA 92123
Téléphone aux É.-U. : (858) 694-0707
Fax : (619) 685-5363
E-mail : info@gerson.org
www.gerson.org

Margaret Straus (Italie)
E-mail : associazione.gerson@gmail.com

Centre de santé Gerson hongrois
2099 Dobogóko
Téry Ödön u. 18
Hongrie
Téléphone : 0036 30 64 26 341
E-mail : info@gerson.hu
www.gerson.hu

Groupe hongrois de soutien Gerson
Egeszsegforras Alapitvany
1092 Budapest
Raday u.37, III.1, Hongrie

Téléphone : 00 36 1 217 1360
E-mail : info@efa.t-online.hu

FOURNITURES MÉDICALES POUR LE TRAITEMENT GERSON

http://www.healingnaturally.co.uk/Angleterre
voir sous la rubrique Gerson Therapy supplies

SEAU EN ACIER INOXYDABLE POUR LAVEMENT

Health & Yoga
(Inde)
E-mail : Prakasini@healthandyoga.com
Coût approximatif 25 euros, plus frais d'expédition
www.healthandyoga.com/html/product/enemaequipment.html

MATÉRIEL DE RÉFÉRENCE

Livres

Guérir la diabète avec la méthode Gerson
Guérir l'arthrite avec la méthode Gerson
Guérir l'hypertension avec la méthode Gerson
Dr Max Gerson : guérir les désespérés

DVD

Guérissez-vous, guérissez le monde
LeMiracle Gerson
La Belle vérité
Vouloir savoir

Livrets

Guérir le cancer du sein avec la méthode Gerson
Guérir le cancer de la prostate et des testicules avec la méthode Gerson
Guérir le cancer des ovaires et organes féminins avec la méthode Gerson
Guérir le cancer du côlon, du foie et du pancréas avec la méthode Gerson

Guérir le cancer des poumons et maladies respiratoires avec la méthode Gerson
Guérir le lymphome avec la méthode Gerson
Guérir le mélanome avec la méthode Gerson
Guérir le cancer du cerveau et des reins avec la méthode Gerson
Guérir les maladies « auto-immunes » avec la méthode Gerson

Média de santé Gerson

www.gersonmedia.com

info@gersonmedia.com

Pour contacter l'institut Gerson/Société curative du cancer, allez s'il vous plaît sur le site www.gerson.org ou appelez le 858-694-0707 aux États-Unis. En Italie, contactez Margaret Straus à associazione.gerson@gmail.com

Pour une liste récente des ressources de la thérapie Gerson, allez sur le site www.gerson.org, cliquez sur *Gerson Therapy* dans la barre verte, choisissez ensuite *supplies* (produits) de la thérapie Gerson.

NOTES EN ANGLAIS

Introduction

1. "The germ is nothing, terrain is everything", Claude Bernard (1817-1878). While Pasteur preserved his stance until the end of his life, he conceded on his deathbed that Claude Bernard had been correct. "Claude Bernard was right," conceded Pasteur. "The microbe is nothing, the terrain is everything." Louis Pasteur (1822-1895). Expounded by Louis Pasteur Valery-Radot, sentence pronounced on his deathbed (www.originalquinton.com/history.php).

Chapitre 1

1. Ferdinand Sauerbruch, *A Surgeon's Life* (London: Andre Deutsch, 1953); *see also* Howard Straus, *Dr. Max Gerson: Healing the Hopeless* (Carmel, CA: Totality Books, 2002).
2. M. Gerson, *A Cancer Therapy: Results of Fifty Cases and The Cure of Advanced Cancer by Diet Therapy: A Summary of Thirty Years of Clinical Experimentation,* 6th ed. (San Diego, CA: Gerson Institute, 1999), Appendix II.
3. *Ibid.*
4. *Ibid.*
5. *Ibid.,* pp. 403-405.
6. Margaret Gerson, *Dr. Max Gerson: A Life Without Fear* (New York: unpublished manuscript, 1968-1969).
7. Note 2 (Gerson), *supra.*
8. Patricia Spain Ward, "History of the Gerson Therapy," under contract to the U.S. Congressional Office of Technology Assessment: "Compared toMiley's testimony, Gerson's was innocent, concentrating on the histories of the patients he brought with him and on the likely mechanisms whereby his diet caused tumor regression and healing. Only under pressure from Senator Pepper did Gerson state that about 30% of those he treated showed a favorable response (U.S. Congress, 1946, 115). Nonetheless, *JAMA* devoted two pages to undermining Gerson's integrity (*JAMA*, 1946). Showing no restraint where Gerson was concerned, Fishbein, contrary to fact, alleged that successes with the Gerson-Sauerbruch-Hermannsdorfer diet 'were apparently not susceptible of duplication by most other observers.' He also falsely claimed that Gerson had several times refused to supply the AMA with details of the diet. (Fishbein said he could provide them in this editorial only because 'there has come to hand through a prospective patient' of Gerson a diet schedule for his treatment.) Fishbein emphasized, without comment, Gerson's caution about the use of other medications, especially anesthetics; because they produced dangerously strong reactions in the heightened allergic state of his most responsive patients." The statement was in Morris Fishbein's editorial, cited by Ward above. "Gerson's Cancer Treatment," editorial, *Journal of American Medical Association* 132 (Nov. 16, 1946): 645-646.
9. S. J. Haught, *Censured for Curing Cancer: The American Experience of Dr. Max Gerson* (San Diego: Gerson Institute, 1991).

10. *Ibid. See also* the transcript of Dr. Gerson's testimony before the Pepper-Neeley Subcommittee. "Cancer Research, Hearings before a Subcommittee of the Committee on Foreign Relations, United States Senate, Seventy- Ninth Congress, Second Session on S. 1875, A Bill to Authorize and Request the President to Undertake to Mobilize at Some Convenient Place in the United States an Adequate Number of the World's Outstanding Experts, and Coordinate and Utilize Their Services in a Supreme Endeavor to Discover Means of Curing and Preventing Cancer. July 1, 2 and 3, 1946" (Washington, DC: United States Printing Office, 1946).

11. R. J. Glasser, *The Body Is the Hero* (New York: Random House, 1976), p. 242.

Chapitre 2

1. Carmen Wheatley, in Michael Gearin-Tosh, *Living Proof: A Medical Mutiny* (London: Simon & Schuster, 2002), Appendix.

2. L. Olmsted, Gerhard N. Schrauzer, M. Flores-Arce and J. Dowd, "Selenium supplementation of symptomatic human immunodeficiency virus infected patients," 1: *Biol Trace Elem Res.* (April/May 1989); 20 (1-2): 59-65. Department of Family Medicine, School of Medicine, University of California, San Diego, La Jolla. "The mean whole blood selenium levels in male San Diego, CA patients with acquired immune deficiency syndrome (AIDS) are 0.123 +/- 0.030 micrograms/mL (n = 24), and 0.126 +/- 0.038 micrograms/ mL (n = 26) in patients with AIDS-related complex (ARC), compared to 0.195 +/- 0.020 micrograms/mL (n = 28) in San Diego healthy controls (males). To establish whether intestinal absorption of dietary selenium is impaired in AIDS or ARC, a supplementation trial was conducted in which 19 symptomatic HIV-antibody positive male patients with AIDS or ARC were taking 400 micrograms of selenium/d in form of selenium yeast for up to 70 d. The mean whole blood Se levels increased to 0.28 +/- 0.08 micrograms/mL after 70 d of supplementation, the selenium supplements were well tolerated. A rationale for adjuvant selenium supplementation of symptomatic and asymptomatic HIV carriers is proposed."

PMID: 2484402 [PubMed - indexed for MEDLINE].

3. Harold D. Foster, Ph.D., *What really causes AIDS* (Victoria, BC: Trafford Publishing, 2002).

Chapitre 3

1. Robert O. Becker, MD, as quoted in *Icon* magazine in Eileen O'Connor, Trustee of the EM Radiation Trust, "Mobile Phone Mast Radiation and Breast Cancer: Eileen O'Connor's Personal Story," The Interdisciplinary Centre for Obesity, Nutrition and Health (ICON-Health), University of Leeds (UK), No. 34 (Winter 2006); *Gerson Healing Newsletter* (San Diego: Gerson Institute, March/April 2007); Joseph Mercola, MD, "Are EMFs Hazardous to Our Health?" (www.mercola.com/article/emf/emf_dangers. htm).

2. Note 1 (Becker), *supra*; *see also* Ronni Wolf and Danny Wolf, "Increased Incidence of Cancer near a Cell-Phone Transmitter Station," *International Journal of Cancer Prevention* 1 (2) (April 2004).

3. Sally Fallon, "Dirty Secrets of the Food Processing Industry," presentation given at the annual conference of Consumer Health of Canada (March 2002) (www.westonaprice. org/modernfood/dirty-secrets.html).

4. "Excessive Sodium is One of the Greatest Health Threats in Foods," World Health Organization (WHO) report from October 2006 meeting in Paris, part of the implementation of the WHO's Global Strategy on Diet, Physical Activity and Health.

5. "The positive relation of sodium intake and blood pressure, first recognized a century ago, has been well established in ecological, epidemiological, and experimental human studies." "Salt, Blood Pressure, and Human Health," Michael H. Alderman, Hypertension, *Amer. Heart Ass. Journal* (http://hyper.ahajournals. org/content/36/5/890.full. Mar. 2000).

6. Malcolm Dixon and Edwin C. Webb, *Enzymes* (London, New York and Bombay: Longmans Green and Co., 1966). p. 422-3.

7. Q. Yang, T. Liu, E. V. Kuklina, W. D. Flanders, Y. Hong, C. Gillespie, M. H. Chang, M. Gwinn, N. Dowling, M. J. Khoury and F. B. Hu. "Sodium and potassium intake and mortality among US adults: prospective data from the Third National Health and Nutrition Examination Survey." *Arch Intern Med.* 171(13):1183-91, July 11, 2011.

8. Max Gerson, "Sodium and Potassium Content of Foods" (table), *A Cancer Therapy: Results of Fifty Cases and The Cure of Advanced Cancer by Diet Therapy: A Summary of Thirty Years of Clinical Experimentation,* 6th ed. (San Diego, CA: Gerson Institute, 2002). p. 225-9.

9. "With so much salt in our food, it's no wonder the average American gets 3,436 milligrams of sodium per day. That's more than double the American Heart Association's recommended limit of 1,500 milligrams." "Processed Foods: Where is all that salt coming from?" American Heart Association, High Blood Pressure web page. Jul. 17, 2013 (www. heart.org/HEARTORG/
Conditions/HighBloodPressure/
PreventionTreatmentofHighBloodPressure/
Processed-Foods-Where-is-allthat-salt-coming-from_UCM_426950_Article.jsp).

10. Carolyn Evans-Dean, "Fluoride in Rat Poison," *eHow home.* "Since the 1800s, fluoride has been a key component in rat poison and insecticides. When mixed into grain or other food, rats will readily consume the poison and die. This method was deemed to be preferable to other poisonous compounds because it was less hazardous to the humans and livestock that might accidentally ingest it." (www.ehow.com/about_6544969_fluoride-ratpoison.html).

11. Note 2 (Dixon and Webb), *supra.*

12. F. W. Cope, "Pathology of structured water and associated cations in cells (the tissue damage syndrome) and its medical treatment." *Physiological Chemistry and Physics,* 9(6):547-53, 1977.

13. *Ibid.*

Chapitre 4

1. *Taber's Cyclopedic Medical Dictionary* (Philadelphia: F. A. Davis Company, 2005).

2. Malcolm Dixon and Edwin C. Webb, *Enzymes* (New York: Academic Press, Inc., 1964).

3. John Yiamouyiannis, *Fluoride: The Aging Factor* (Delaware, OH: Health Action Press, 1986).

4. "Excessive Sodium is One of the Greatest Health Threats in Foods," World Health Organization (WHO) report from October 2006 meeting in Paris, part of the implementation of the WHO's Global Strategy on Diet, Physical Activity and Health.

5. D. Whorton, R. M. Krauss, S. Marshall and T. H. Milby, "Infertility in Male Pesticide Workers," *The Lancet* 2 (8051) (1977): 1259-1261.

6. Note 2 (Dixon/Webb), *supra.*

7. M. Gerson, *A Cancer Therapy: Results of Fifty Cases and The Cure of Advanced Cancer by Diet Therapy: A Summary of Thirty Years of Clinical Experimentation,* 6th ed. (San Diego, CA: Gerson Institute, 1999), p. 210.

8. Rudolf Keller, as quoted in Note 7 (Gerson), *supra*, p. 64.

Chapitre 5

1. M. Gerson, *A Cancer Therapy: Results of Fifty Cases and The Cure of Advanced Cancer by Diet Therapy: A Summary of Thirty Years of Clinical Experimentation,* 6th ed. (San Diego, CA: Gerson Institute, 1999).

2. *Ibid.*, pp. 145-173.

3. B. P. Baker, Charles M. Benbrook, E. Groth III and K. Lutz Benbrook, "Pesticide residues in conventional, integrated pest management (IPM)-grown and organic foods: insights from three US data sets," Taylor and Francis Ltd., *Food Additives and Contaminants* 19 (5) (May 2002): 427-446(20).

4. State of the Union address by Richard M. Nixon (1970), which led to the National Cancer Act of 1971.

5. Dispatches from the "War on Cancer, Special Report," *U.S. News & World Report* (Feb. 5, 1995).

6. *Ibid.*

7. "Probability of Developing Invasive Cancers Over Selected Age Intervals by Sex, US, 2001 to 2003," American Cancer Society, Surveillance Research (2007) (www.cancer.org/downloads/stt/CFF2007ProbDevelInvCancer.pdf).

8. "Chasing the cancer answer," Canadian Broadcasting Corporation broadcast (Mar. 5, 2006).

9. L. Hardell and M. Eriksson, "A case-control study of non-Hodgkin lymphoma and exposure to pesticides," *Cancer* 85 (6) (1999): 1353-1360.

10. L. Hardell, "Relation of soft-tissue sarcoma, malignant lymphoma and colon cancer to phenoxy acids, chlorophenols and other agents," *Scandinavian Journal of Work, Environment, and Health* 7 (2) (1981): 119-130.

11. Charles M. Benbrook, MD, "Evidence of the Magnitude and Consequences of the Roundup Ready Soybean Yield Drag from University-Based Varietal Trials in 1998," Ag BioTech InfoNet Technical Paper, No. 1 (Jul. 13, 1999).

12. "Occupational exposures, animal exposure, and smoking as risk factors for hairy cell leukaemia evaluated in a case-control study," *British Journal of Cancer* 77 (1998): 2048-2052.

13. Caroline Fox, "Glyphosate Factsheet," *Journal of Pesticide Reform* 108 (3) (Fall 1998).

14. Gina M. Solomon, MD, "Breast Cancer and the Environment," School of Medicine, University of California, San Francisco, and the Natural Resources Defense Council (revised April 2003) (www.healthandenvironment.org/ breast_cancer/peer_reviewed).

15. Elizabeth Carlsen, *et al.*, "Evidence for decreasing quality of semen during the past 50 years," *British Medical Journal* 305 (1992): 609-613.

16. Annette Abell, *et al.*, "High sperm density among members of organic farmers' association," *The Lancet* 343 (June 11, 1994): 1498.

17. "UK Breast Cancer statistics," Cancer Research UK, (http://info.cancerresearchuk. org/cancerstats/types/breast/).

18. *Ibid.*

19. G. Lean, "Revealed: health fears over secret study into GM food," *The Independent on Sunday* (London) (May 22, 2005).

20. Carolyn Dean, MD, *Death by Modern Medicine* (Belleville, Ontario: Matrix Vérité, Inc., 2005); Carolyn Dean, MD, and Gary Null, "Death by Medicine" (www.healthe-livingnews.com/articles/death_by_medicine_ part_1.html). For their statistics on the number and cost of annual U.S. adverse drug reaction deaths, *see also* J. Lazarou, B. Pomeranz and P. Corey, "Incidence of adverse drug reactions in hospitalized patients," *Journal of the American Medical Association* 279 (1998):1200-1205; D. C. Suh, B. S. Woodall, S. K. Shin and E. R. Hermes- De Santis, "Clinical and economic impact of adverse drug reactions in hospitalized patients," *Annals of Pharmacotherapy* 34 (12) (December 2000): 1373-9; Abram Hoffer, MD, "Over the counter drugs," *Journal of Orthomolecular Medicine* (Ontario, Canada) (May 2003). It is reprinted in *Death by Modern Medicine* (*supra*), Appendix C, pp. 349-58.

21. "News Release: Merck Announces Voluntary Worldwide Withdrawal of VIOXX®" (Whitehouse Station, NJ: Merck & Co., Inc., Sept. 30, 2004).

22. Note 20 (Dean), *supra*, p. 182. ("The FDA covered itself by telling Merck to amend their package insert for Vioxx to include precautions about cardiovascular disease, but on the other hand it still let the drug be mass marketed on the media.")

23. Mike Adams, "Health freedom action alert: FDA attempting to regulate supplements, herbs and juices as 'drugs,'" NewsTarget/ Truth Publishing (Tuscon) (Apr. 11, 2007).

24. PDr Drug information for RITALIN® HYDROCHLORIDE (Novartis) (methylphenidate hydrochloride) tablets USP RITALIN-SR® (methylphenidate hydrochloride) USP sustained-release tablets (www.ritalindeath.com/Ritalin-PDR.htm).

25. "Learning and Learning Disabilities: Ritalin Side Effects," Audiblox (www.audiblox2000.com/learning_disabilities/ritalin. htm).

26. Peter R. Breggin, *Talking Back to Ritalin* (Monroe, ME: Common Courage Press, 1998).

27. "Ritalin: Keeping Kids Cool and in School" ("There are currently an estimated 5 million school-age children on the drug. Another 2 million children are thought to be on other psychiatric drugs, such as Adderall and Dexedrine. Production of these drugs has grown 2000%, according to the Drug Enforcement Agency.") (http://social.jrank.

org/pages/1011/Special- Needs-Gifts-Issues-Ritalin-Keeping-Kids-Cool-in-School.html).
28. Note 20 (Dean/Null), *supra*. For their statistics on the number and cost of annual U.S. adverse drug reaction deaths, *see also* J. Lazarou, B. Pomeranz, and P. Corey, "Incidence of adverse drug reactions in hospitalized patients," *Journal of the American Medical Association* 279 (1998): 1200-1205; D. C. Suh, B. S. Woodall, S. K. Shin, and E. R. Hermes-De Santis, "Clinical and economic impact of adverse drug reactions in hospitalized patients," *Annals of Pharmacotherapy* 34 (12) (December 2000): 1373-9.
29. Richard Mackarness, *Eat Fat and Grow Slim* (London: Harvill Press, 1958; London: Fontana/Collins, revised and extended edition, 1975).
30. Tuula E. Tuormaa, "The Adverse Effects of Food Additives on Health," *Journal of Orthomolecular Medicine* 9 (4) (1994): 225-243.
31. The Nutrasweet Co. (www.nutrasweet. com).
32. "Aspartame, Decision of the Public Board of Inquiry" (Sept. 30, 1980), Department of Health and Human Services, Food and Drug Administration [Docket number 75F-0355] (www.sweetpoison.com/articles/pdfs/fdapetition.pdf).
33. *Ibid.* Note 20 (Dean), *supra*.
34. Betty Martini, MD, "Aspartame: No Hoax, Crime of the Century (Front Groups in Violation of Title 18, Section 1001 When They Lie About the Aspartame Issue and Stumble Others)" (Duluth, GA), Mission Possible International (Jul. 18, 2004) (www. wnho.net/aspartame_no_hoax.htm).
35. Luis Elsas testifies before Congress. Animals developed brain tumors; *see also* Note 34 (Martini), *supra*.
36. *Ibid.*
37. H. J. Roberts, MD, *Defense against Alzheimer's Disease* (West Palm Beach, FL: Sunshine Sentinel Press, January 1995); *see also* Note 20 Dean), *supra*.
38. John E. and T. M. Erb, *The Slow Poisoning of America* (available on-line at https://www.spofamerica.com).
39. *Ibid.*
40. Note 34 (Martini), *supra*.

41. Note 38 (Erb), *supra*.
42. J. E. Chavarro, J. W. Rick-Edwards, B. A. Rosner and W. C. Willett, "Dietary fatty acid intake and the risk of ovulatory infertility," *American Journal of Clinical Nutrition* 85 (1) (January 2007): 231-237.
43. Alex Richardson, MD, "Brain food: Why the Government wants your child to take Omega-3, the fish oil supplement," *Food and Behaviour Research* (Jun. 11, 2006) (www.fabresearch.org/view_item. aspx?item_id=956).
44. "Diet, Nutrition and the Prevention of Chronic Diseases," World Health Organization, report of a Joint WHO/FAO Expert Consultation, WHO Technical Report Series 916 (2003).
45. Jeremy Laurence, Health Editor, "Should trans fats be banned?," *The Independent* (Nov. 17, 2006).
46. D. Mozaffarian, *et al.*, "Trans Fatty Acids and Cardiovascular Disease," *New England Journal of Medicine* 15 (354) (Apr. 13, 2006): 1601-1613; *see also* "Trans Fatty Acids and Coronary Heart Disease" ("In an updated analysis of the trans fat-heart disease link, HSPH researchers have found that removing trans fats from the industrial food supply could prevent tens of thousands of heart attacks and cardiac deaths each year in the U.S. The findings are published in the April 13, 2006 issue of the New England Journal of Medicine. Trans fats have also been associated with an increased risk of coronary heart disease in epidemiologic studies.4 . . . Based on the available metabolic studies, we estimated in a 1994 report that approximately 30,000 premature coronary heart disease deaths annually could be attributable to consumption of trans fatty acids.4" Note 4: W. C. Willett, A. Ascherio, "Trans fatty acids: Are the effects only marginal?," *Am J Public Health* 1994; 84: 722-724.) (www.hsph.harvard.edu/reviews/transfats.html)
47. Interview with Richard A. Passwater, "Health Risks from Processed Foods and the Dangers of Trans Fats."
48. "Food Labeling: Trans Fatty Acids in Nutrition Labeling..." U.S. Department of Health and Human Services, FDA 21 CFR

Part 101, Federal Register (Jul. 11, 2003), p. 41434.

49. "What we can say—the quality and benefits of organic food," British Soil Association information sheet, Version 4 (Nov. 24, 2005).

50. B. Gesch, London press conference, Royal College of Psychiatrists (Jun. 25, 2002); S. Schoenthaler, *Anti-Ageing Medical Publications*, Vol. III. (Marina del Rey, CA: Health Quest Publications, 1999).

51. Emma Young, "Trace arsenic in water raises cancer risk," *New Scientist* (Sept. 14, 2001).

52. J. A. Brunette and J. P. Carlos, "Recent Trends in Dental Caries in U.S. Children and the Effect of Water Fluoridation," *Journal of Dental Research* 69 (Spec. Issue February 1990): 723-727.

53. *Ibid.*

54. M. A. Awad, J. A. Hargreaves, and G. W. Thompson, "Dental Caries and Fluorosis in 7-9 and 11-14 Year Old Children Who Received Fluoride Supplements from Birth," *Journal of the Canadian Dental Association* 60 (4) (1991): 318-322.

55. C. H. Shiboski, *et al.*, "The association of early childhood caries and race/ethnicity among California preschool children," *Journal of Public Health Dentistry* 63 (1) (2003): 38-46.

56. Elise B. Bassin, D. Wypij, R. B. Davis and M. A. Mittleman, "Age-specific fluoride exposure in drinking water and osteosarcoma (United States)," *Cancer Causes and Control* 17 (2006): 421-428.

57. Dean Burk, MD, Congressional Record (Jul. 21, 1976).

58. Perry D. Cohn, "A Brief Report on the Association of Drinking Water Fluoridation and the Incidence of Osteosarcoma Among Young Males," Environmental Health Service, New Jersey Department of Health (Nov. 8, 1992). In 1992, the New Jersey State Department of Health released the results of a study which found six times more bone cancer among males under the age of 20 living in communities with fluoridated water.

59. K. H. Gelberg, E. F. Fitzgerald, S. Hwang and R. Dubrow, "Fluoride exposure and childhood osteosarcoma a case control study, *American Journal of Public Health* 85 (1995): 1678-1683; *see also* J. K. Maurer, M. C. Cheng, B. G. Boysen and R. I. Anderson, "Two-year carcinogenicity study of sodium fluoride in rats," *Journal, National Cancer Institute* 82 (1990): 1118-1126.

60. Juliet Eilperin, "Professor at Harvard Is Being Investigated, Fluoride-Cancer Link May Have Been Hidden," *The Washington Post* (Jul. 13, 2005), p. A03.

61. Letter from Professor Samuel Epstein to Harvard University President Derek C. Bok (Aug. 31, 2006).

62. *Taber's Cyclopedic Medical Dictionary* (Philadelphia: F. A. Davis Company, 2005).

63. "Questions About Smoking, Tobacco, and Health," American Cancer Society (www. cancer.org/docroot/PED/content/PED_10_2x_ Questions_About_Smoking_Tobacco_and_ Health.asp).

64. "Detailed Guide: Bladder Cancer, What Are the Risk Factors for Bladder Cancer,?" American Cancer Society (www.cancer.org/ docroot/cri/content/cri_2_4_2x_what_are_ the_risk_factors_for_bladder_cancer_44.asp).

65. "Secondhand Smoke—It Takes Your Breath Away: Secondhand Smoke is unhealthy ..." New York State Department of Health (www.health.state.ny.us/prevention/tobacco_ control/second/second.htm).

66. Howard J. Worman, MD, "Alcoholic Liver Disease," Columbia University Department of Medicine (http://cpmcnet.columbia.edu/dept/ gi/alcohol.html).

67. "Is make-up making you sick? The hidden dangers on your bathroom shelf," *The Telegraph* (UK) (Mar. 18, 2005).

68. M. S. Petrik, M. C. Wong, R. C. Tabata, R. F. Garry and C. A. Shaw, "Aluminum adjuvant linked to gulf war illness induces motor neuron death in mice," *Neuromolecular Medicine* 9 (1) (2007): 83-100.

69. P. D. Darbre, *et al.*, "Chemical Used in Deodorant Found in Breast Cancer Tissue," *Journal of Applied Toxicology* 24 (1) (2004).

70. M. A. Hollinger, "Pulmonary toxicity of inhaled and intravenous talc," *Toxicology Letters* 52 (1990): 121-127.

71. B. L. Harlow, D. W. Cramer, D. A. Bell and W. R. Welch, "Perineal exposure to talc and ovarian cancer risk," *Obstetrics & Gynecology* 80 (1992): 19-26.

72. F. N. Marzulli, S. Green and H. K. Haibach, "Hair dye toxicity—a review," *Journal of Environmental Pathology, Toxicology and Oncology* 1 (4) (March-April 1978): 509-30.

73. John Baron and H. Colburn, "The life of Edward Jenner," with illustrations of his doctrines, and selections from his correspondence (London, 1838).

74. "What You Should Know About a Smallpox Outbreak," Department of Health and Human Services, Centers for Disease Control and Prevention (www.bt.cdc.gov/agent/smallpox/basics/outbreak.asp).

75. Robert S. Mendelsohn, MD, "The Medical Time Bomb Of Immunization Against Disease," *East West Journal* (November 1984) (www.whale.to/vaccines/mendelsohn.html).

76. Shirley's Wellness Cafe (www.shirleys-wellness-cafe.com/vaccine_sids.htm)

77. Personal communication to Charlotte Gerson from Professor Takaho Watayo, MD, Subdirector of the Ohtsuka Hospital in Tokyo (September 2006).

78. National Vaccine Injury Compensation Program (Oct. 1, 1988).

79. Bill Parish, "MMR Vaccine and Subsequent Cases of Autism Suspected," *Sightings,* Parish s& Company (May 23, 2000), FreeRepublic.com (www.freerepublic.com/forum/a3931156b1dee.htm).

80. "Frequently asked questions about Measles Vaccine and Inflammatory Bowel Disease (IBD)," Department of Health and Human Services, Centers for Disease Control and Prevention (www.cdc.gov/nip/vacsafe/concerns/autism/ibd.htm).

81. James F. and Phyllis A. Balch, *Prescription For Dietary Wellness: Using Foods to Heal*, 2d ed. (New York: Avery (Penguin Group), May 26, 2003).

82. "Cell Phone Facts: Consumer Information on Wireless Phones," U.S. Food and Drug Administration (www.fda.gov/cellphones/qa.html#4).

83. "Cancer clusters at phone masts," *The London Sunday Times* (Apr. 22, 2007).

84. Eileen O'Connor, "EMF Discussion Group at the Health Protection Agency for Radiation Protection (HPA-RPD) on 2nd March 2006" (October 2006), Mobile Phone/Mast Radiation (www.mast-victims.org/index.php?content=journal&action=view&type=journal&id=111). "Six other short-term mobile phone mast studies have also found significant health effects such as headaches, dizziness, depression, fatigue, sleep disorder, difficulty in concentration and cardiovascular problems: "1) H-P Hutter, H Moshammer, P Wallner and M Kundi (http://oem.bmjjournals.com/cgi/content/abstract/63/5/307) Subjective symptoms, sleeping problems, and cognitive performance in subjects living near mobile phone base stations: Conclusion: Despite very low exposure to HF-EMF, effects on well-being and performance cannot be ruled out, as shown by recently obtained experimental results; however, mechanisms of action at these low levels are unknown. . . . "2) Santini et al (Paris) [Pathologie Biologie (Paris)] 2002 (http://www.emrnetwork.org/position/santini_hearing_march6_02.pdf) Planning and Environment and Health Welfare and Sport. (TNO) 2003 (http://www.unizh.ch/phar/sleep/handy/tnoabstractE.htm)

"4) The Microwave Syndrome – Further Aspect of a Spanish Study – Oberfeld Gerd. Press International Conference in Kos (Greece), 2004 (http://www.mindfully.org/Technology/2004/Microwave-Syndrome-Oberfeld1may04.htm) "5) Austrian scientists Dr Gerd Oberfeld send out a press release 1 May 2005 with this report: 'A study in Austria examined radiation from a mobile phone mast at a distance of 80 metres; EEG tests of 12 electrosensitive people proved significant changes in the electrical currents of the brains. Volunteers for the test reported symptoms like buzzing in the head, palpitations of the heart, un-wellness, light headedness, anxiety, breathlessness, respiratory problems, nervousness, agitation, headache, tinnitus, heat sensation and depression. "6) Bamberg, Germany 26-April, 2005 Dr C Waldmann-Selsam, Dr U. Säeger, Bamberg, Oberfranken evaluated the medical complaints of 356 people who have had long-term [radiation] exposure in their homes from pulsed high frequency magnetic fields (from mobile phone base stations, from cord-less DECT telephones, amongst others)." *See also* Warren Brodey, MD, "Radiation and Health,"

Oslo, Norway (Sept. 13, 2006), p. 14 (www. computer-clear.com/radiation_and_health. pdf).

85. Linda Moulton Howe, "British Cell Phone Safety Alert and An Interview with Robert O. Becker, MD," Council on Wireless Technology Impacts (www.energyfields.org/ science/becker.html).

86. "Minutes of the Seventh International Advisory Committee Meeting," The International EMF Project (Geneva), World Health Organization (Jun. 6-7, 2002) (www.who.int/peh-emf/publications/IAC_ minutes_2002MR_update.pdf).

87. Mary Lambert, *Clearing the Clutter for Good Feng Shui* (New York: Michael Friedman Publishing Group, Jan. 1, 2001). Lambert suggests that the following plants are especially good for absorbing electromagnetic emissions from computers and other electronics: Peace Lily, Peperomias, Cirrus peruvianus (a cactus) and Dwarf Banana Plants. Studies conducted by the National Aeronautics and Space Administration have shown it to be particularly effective in absorbing formaldehyde, xylene, benzene and carbon monoxide from the air in homes or offices. 88. Hans Selye, MD, *The Stress of Life* (New York: McGraw-Hill, 1956).

89. Hans Selye, MD, "The stress concept and some of its implications," in Vernon Hamilton and David M. Warburton, *Human Stress and Cognition: An Information Processing Approach* (New York: John Wiley and Sons Ltd., 1979).

90. Vijay Sood and R. N. Chakravarti, "Systemic stress in the production of cardiac thrombosis in hypercholesterolaemic rats," *Research in Experimental Medicine* 167 (1) (February 1976): 31-45.

91. "Digestive Disorders: Stomach and Duodenal Ulcers (Peptic Ulcers)," University of Maryland Medical Center (www.umm.edu/ digest/ulcers.htm).

92. E. C. Lattime and H. R. Strausser, "Arteriosclerosis: is stress-induced immune suppression a risk factor?," *Science* 198 (4314) (Oct. 21, 1977): 302-303.

93. M. Lekander, "The immune system is affected by psychological factors. High stress levels can change susceptibility to infection and allergy," *Lakartidningen* 96 (44) (Nov. 3, 1999): 4807-11.

94. Hans Selye, MD, *Stress Without Distress* (Philadelphia, PA: Lippincott, 1974).

Chapitre 6

1. "The positive relation of sodium intake and blood pressure, first recognized a century ago, has been well established in ecological, epidemiological, and experimental human studies." "Salt, Blood Pressure, and Human Health," Michael H. Alderman, Hypertension, *Amer. Heart Ass. Journal* (http://hyper.ahajournals. org/content/36/5/890.full. Mar. 2000).

2. Malcolm Dixon and Edwin C. Webb, *Enzymes* (London, New York and Bombay: Longmans Green and Co., 1966). p. 422-3.

3. Q. Yang, T. Liu, E. V. Kuklina, W. D. Flanders, Y. Hong, C. Gillespie, M. H. Chang, M. Gwinn, N. Dowling, M. J. Khoury and F. B. Hu. "Sodium and potassium intake and mortality among US adults: prospective data from the Third National Health and Nutrition Examination Survey." *Arch Intern Med.* 171(13):1183-91, July 11, 2011.

4. Max Gerson, "Sodium and Potassium Content of Foods" (table), *A Cancer Therapy: Results of Fifty Cases and The Cure of Advanced Cancer by Diet Therapy: A Summary of Thirty Years of Clinical Experimentation,* 6th ed. (San Diego, CA: Gerson Institute, 2002). p. 225-9.

5. "With so much salt in our food, it's no wonder the average American gets 3,436 milligrams of sodium per day. That's more than double the American Heart Association's recommended limit of 1,500 milligrams." "Processed Foods: Where is all that salt coming from?" American Heart Association, High Blood Pressure web page. Jul. 17, 2013 (www. heart.org/HEARTORG/ Conditions/HighBloodPressure/ PreventionTreatmentofHighBloodPressure/ Processed-Foods-Where-is-allthat-salt-coming-from_UCM_426950_Article.jsp).

6. Carolyn Evans-Dean, "Fluoride in Rat Poison," *eHow home.* "Since the 1800s, fluoride has been a key component in rat poison and insecticides. When mixed into grain or other food, rats will readily consume the poison and die. This method was deemed to be preferable to other poisonous compounds because it was less hazardous to the humans and livestock that might accidentally ingest it." (www.ehow.com/about_6544969_fluoride-ratpoison.html).

7. Note 2 (Dixon and Webb), *supra*.

8. F. W. Cope, "Pathology of structured water and associated cations in cells (the tissue damage syndrome) and its medical treatment." *Physiological Chemistry and Physics,* 9(6):547-53, 1977.

9. *Ibid.*

Chapitre 7

1. *Taber's Cyclopedic Medical Dictionary* (Philadelphia: F. A. Davis Company, 2005).

2. C. P. Rhoads, "Recent studies in the production of cancer by chemical compounds; the conditioned deficiency as a mechanism," *Bulletin of the New York Academy of Medicine* 18 (January 1942).

3. Thomas Thom, *et al.*, "Heart Disease and Stroke Statistics—2006 Update: A Report From the American Heart Association Statistics Committee and Stroke Statistics Subcommittee, *Circulation* 113 (Jan. 11, 2006): 85-151.

4. Joseph M. Price, MD, *Coronaries/ Cholesterol/Chlorine* (New York: Jove Books, 1969), p. 37.

5. "Coronary Heart Disease," *MSN Encarta* (http://encarta.msn.com/encyclopedia_1741575718/Coronary_Heart_Disease.html).

6. E. Calva, A. Mujica, R. Nunez, K. Aoki, A. Bisteni and Demetrio Sodi-Pallares, MD, "Mitochondrial biochemical changes and glucose-KClinsulin solution in cardiac infarct," *American Journal of Physiology* 211 (1966): 71-76.

7. "Heart Attack Treatment Considered," Associated Press, *Bucks County Courier* (Nov. 25, 1998).

8. *Ibid*

9. *Ibid.*

10. Lynn Fischer, W. Virgil Brown, *Lowfat Cooking For Dummies,* 1st ed. (Mississauga, Ontario: John Wiley & Sons Canada, Ltd., April 21, 1997), pp. 235-6.

11. Johanna Budwig, MD, *Flax Oil as a True Aid Against Arthritis, Heart Infarction,* *Cancer, and Other Diseases* (Vancouver, BC: Apple Publishing, 1994).

12. Lipitor® package insert, Pfizer Phamaceuticals.

13. *Ibid.*

14. Kash Rizvi, John P. Hampson and John N. Harvey, "Systematic Review: Do lipid-lowering drugs cause erectile dysfunction? A systematic review," *Family Practice* 19 (1) (2002): 95-98.

15. "Heart Disease and Stroke Statistics—2004 Update," American Heart Association (Jan. 1, 2004).

16. "National Diabetes Fact Sheet," Centers for Disease Control and Prevention (www.cdc.gov/diabetes/pubs/estimates.htm).

17. "Type 1 Diabetes," Children's Hospital of Wisconsin (www.chw.org/display/PPF/DocID/22658/router.asp).

18. Ross Horne, *The Health Revolution* (Avalon Beach, NSW, Australia: Happy Landings, Pty. Ltd., 1980), pp. 311-312.

19. Note 1 (*Taber's*), *supra*.

20. H. J. Roberts, MD, *Aspartame Disease: An Ignored Epidemic* (West Palm Beach: Sunshine Sentinel Press, May 1, 2001).

21. *Ibid.*

22. *Ibid.*

23. Harold D. Foster, Ph.D., *What Really Causes AIDS* (Victoria, BC: Trafford Publishing, July 6, 2006).

24. Brazil nuts—50.20 RDA; next highest are mixed nuts—7.14 RDA (no exact measure given).

25. Note 1 (*Taber's*), *supra*.

26. M. A. Krupp and M. J. Chatton, eds., *Current Medical Diagnosis & Treatment 1983* (Los Altos, CA: Lange Medical Publications, 1983); *see also* D. J. McCarty, ed., *Arthritis & allied conditions, a textbook of Rheumatology*, 9th ed. (Philadelphia: Lea & Febiger, 1979) ("Connective tissue disorders are mostly acquired diseases and the underlying causes cannot be determined in most instances.").

27. T. Colin Campbell and Thomas M. Campbell II, *The China Study: Startling Implications for Diet, Weight Loss and Long-term Health* (Dallas: BenBella Books, 2005), p. 184.

28. "Chronic Disease Prevention and Health Promotion." Centers for Disease Control and

Prevention. Aug. 13, 2012 (www.cdc.gov/chronicdisease/overview/index.htm)

29. "Asthma Explained; the Search for Asthma Relief" (www.asthmaexplained.net).

30. Note 1 (*Taber's*), *supra*.

31. "Allergy Facts and Figures," Asthma and Allergy Foundation of America (w w w . a a f a . o r g / d i s p l a y . c f m ? i d = 9 &sub=30#prev).

32. *Ibid.*

33. "Neurology of Attention Deficit Disorder," Neurology and ADHD: Our Attention Deficit Disorder Brain, The ADHD Information Library (www.newideas.net/neurology.htm).

34. Feingold® Association of the United States (www.feingold.org).

35. Bernard Rimland, "The Feingold Diet: An Assessment of the Reviews by Mattes, by Kavale and Forness and Others," *Journal of Learning Disabilities* 16 (6) (June-July 1983): 331-3.

36. Peter R. Breggin, MD, "Report to the plenary session of the NIH consensus conference on ADHD and its treatment" (Nov. 18, 1998).

37. Kelly Patricia O'Meara, "Ritalin Proven More Potent Than Cocaine—Nearly 10 Million Kids Drugged," *Insight* (2001).

38. Simon Gilbody, MD, "What is the evidence on effectiveness of capacity building of primary health care professionals in the detection, management and outcome of depression?" World Health Organization, Regional Office for Europe (December 2004).

39. Carl C. Pfeiffer, MD, *Mental and Elemental Nutrients: A Physician's Guide to Nutrition and Health Care* (New Canaan, CT: Keats Publishing, Inc., 1975), p. 145.

40. *Ibid.*, p. 12.

41. Abram Hoffer, MD, "Megavitamin B-3 therapy for schizophrenia," *Canadian Psychiatric Association Journal* 16 (1971): 499-504.

42. "Death a Risk of Antipsychotics," Associated Press, *Nature* (Oct. 23, 2005), Alliance for Human Research Protection (www.ahrp.org/infomail/05/10/23.php).

43. Note 1 (*Taber's*), *supra*.

44. National Headache Foundation: Educational Resources (www.headaches.org/consumer/topicsheets/migraine.html). The National Headache Foundation reports that more than 29.5 million Americanssuffer with migraines, with women affected three times more than men ages 15 to 55. In addition, 70% to 80% of migrainers have a family history of migraines. Many migraine sufferers are diagnosed as having a tension headache or sinus headache, resulting in more than 50% of migrainers being improperly diagnosed. Goldberg reports that the incidence of migraine has increased by more than 60% in the past 10 years. The National Center for Health Statistics reports that 30 million workdays and $4.5 billion per year is lost due to migraine headaches. Moreover, research has shown that one in five individuals will experience a migraine in his/her lifetime. *See also* Jerry Adler and Adam Rogers, "The new war against migraines," *Newsweek* (Jan. 11, 1999), pp. 46-52. This article stated that, at the time, there were 25 millions Americans who were known migraine sufferers.

45. Topamax® Ortho-McNeil Neurologics, Inc. (www.topamax.com/topamax/index.html).

46. Note 1 (*Taber's*), *supra*, p. 1342.

47. *Ibid.*, p. 642

48. *Ibid.*, p. 641.

49. *Ibid.*

50. "Overweight and Obesity: Introduction," DHHS-Centers for Disease Control and Prevention (www.cdc.gov/nccdphp/dnpa/obesity/index.htm) (page last modified: Aug. 26, 2006): "Since the mid-seventies, the prevalence of overweight and obesity has increased sharply for both adults and children. Data from two NHANES surveys show that among adults aged 20-74 years the prevalence of obesity increased from 15.0% (in the 1976-1980 survey) to 32.9% (in the 2003-2004 survey)."

51. "Obesity in children," *New England Journal of Medicine* 350 (2004): 2362-74.

52. "National diabetes fact sheet: general information and national estimates on diabetes in the United States, 2005," U.S. Department of Health and Human Services, Centers for Disease Control and Prevention (Atlanta, GA) (2005) (www.cdc.gov/diabetes/pubs/pdf/ndfs_2005.pdf).

53. "Heart Disease is the Number One Cause of Death," Centers for Disease Control and

Prevention, Division for Heart Disease and Stroke Prevention (www.cdc.gov/DHDSP/announcements/american_heart_month.htm).

54. "AOA Fact Sheets: Obesity in Youth," American Obesity Association (www.obesity.org/subs/fastfacts/obesity_youth.shtml).

55. Frank Booth (boothf@missouri.edu).

56. "Research finds fatal flaw in industry's food labelling scheme" (Mar. 1, 2007), Sustainweb (www.sustainweb.org/news.php?id=169).

57. "Super Size Me," Academy Award-winning documentary film by Morgan Spurlock, director (release date: May 21, 2004) (Canada).

58. *Ibid.*

59. Note 27 (Campbell), *supra*, pp. 309-10.

60. "Doctor's file complaint over new milk ads," *Nutrition Health Review* (Spring 1995).

61. *Ibid.*

62. *Ibid.*

63. *Ibid.*

64. R. L. Weinsier and C. L. Krumdieck, "Dairy foods and bone health: examination of the evidence," *American Journal of Clinical Nutrition* 72 (2000): 681-689.

65. Note 59 (*NHR*), *supra*.

66. *Ibid.*

67. *Ibid.*

68. John Robbins, *Diet for a New America* (Novato, CA: New World Library, **1998**).

69. John McDougall, MD, *The McDougall Program for Women* (New York: Plume, 2000).

70. Weston Price, *Nutrition and Physical Degeneration*, 15th ed. (New Canaan, CT: Keats Pub., 2003).

71. George Meinig, *The Root Canal Cover-Up* (Ojai, CA: Bion Publishing, 1994).

72. Hal A. Huggins, *It's All in Your Head* (New York: Avery Publishing (Penguin Group), July 1, 1993).

73. "Science Versus Emotion in Dental Filling Debate: Who Should Choose What Goes in Your Mouth?," American Dental Association Media Services press release (Chicago) (July 25, 2002).

74. *Gerson Healing Newsletter*, Vol. 14, No. 5 (September/October 1999), p. 9.

75. National Fibromyalgia Research Association (www.nfra.net).

76. Note 1 (*Taber's*), *supra*, p. 1260.

77. Note 26 (Krupp/Chatton), *supra*.

78. Carmen Wheatley, in Michael Gearin-Tosh, *Living Proof: A Medical Mutiny* (London: Simon & Schuster, 2002), Appendix, p. 267.

79. Carolyn Dean, MD, *Death by Modern Medicine* (Belleville, Ontario: Matrix Vérité, Inc., 2005); Carolyn Dean, MD, and Gary Null, "Death by Medicine" (www.healthe-livingnews.com/articles/death_by_medicine_part_1.html) For their statistics on the number and cost of annual U.S. adverse drug reaction deaths, *see also* J. Lazarou, B. Pomeranz and P. Corey, "Incidence of adverse drug reactions in hospitalized patients." *Journal of the American Medical Association* 279 (1998): 1200-1205; D. C. Suh, B. S. Woodall, S. K. Shin and E. R. Hermes-De Santis, "Clinical and economic impact of adverse drug reactions in hospitalized patients," *Annals of Pharmacotherapy* 34 (12) (December 2000): 1373-9; Abram Hoffer, MD, "Over the counter drugs," *Journal of Orthomolecular Medicine* (Ontario, Canada) (May 2003). It is reprinted in *Death by Modern Medicine* (*supra*), Appendix C, pp. 349-58.

80. "Prednisone," MedicineNet.com (www.medicinenet.com/prednisone/article.htm).

81. Note 1 (*Taber's*), *supra*, p. 510.

82. *Ibid.*, p. 595.

Chapitre 9

1. Freeman Widener Cope, "A medical application of the Ling Association-Induction Hypothesis: the high potassium, low sodium diet of the Gerson cancer therapy," *Physiological Chemistry and Physics* 10 (5) (1978): 465-468.

2. Freeman Widener Cope, "Pathology of structured water and associated cations in cells (the tissue damage syndrome) and its medical treatment," *Physiological Chemistry and Physics* 9 (6) (1977): 547-553.

3. Patricia Spain Ward, "History of the Gerson Therapy" (1988) under contract to the U.S. Office of Technology Assessment.

4. *Ibid.*

5. Robert A. Good, MD, *The Influence of Nutrition on Development of Cancer Immunity and Resistance to Mesenchymal Diseases* (New York: Raben Press, 1982).
6. Harold D. Foster, Ph.D., "Lifestyle Changes and the 'Spontaneous' Regression of Cancer: An Initial Computer Analysis," *International Journal of Biosocial Research* 10 (1) (1988): 17-33.
7. V. L. Sparmins, L. K. T. Lam and L. W. Wattenberg, "Proceedings of the American Association of Cancer Researchers and the American Society of Clinical Oncology," *Abstract* 22 (1981): 114, 453.
8. Peter Lechner, MD, "Experiences with the Use of Dietary Therapy in Surgical Oncology," *Aktuelle Ernaehrungsmedizin* 2 (5) (1990).
9. C. Djerassi, *et al.*, "The Structure of the pentacyclic Diterpene Cafestol," *Journal of the American Chemical Society* 81 (1959): 2386-2398; *see also* P. Kaufmann and A. K. Sengupta, "Zur Kenntnis der Lipoid in der Kaffeebohne. III Die Reindarstellung des Kaweals," *Fette, Seifen und Anstrichmittel* (Berlin) 65 (7) (1963): 529-532.
10. Carmen Wheatley, in Michael Gearin-Tosh, *Living Proof: A Medical Mutiny* (London: Simon & Schuster, 2002), Appendix, pp. 267-308.
11. *Ibid.*
12. *Ibid.*
13. *Ibid.*
14. *Ibid.*
15. *Ibid.*

Chapitre 10

1. Hans Hertel and Bernard H. Blanc, "Microwave Ovens" (Vol. 22, No. 2) and "Microwaves the Best Article Yet," Price-Pottenger Nutrition Foundation, *PPNF Journal* 24 (2) (Summer 2000).
2. *Ibid.*
3. *Ibid.*
4. Virginie Rondeau, Daniel Commenges, Hélene Jacqmin-Gadda and Jean-François Dartigues, "Relation between Aluminum Concentrations in Drinking Water and Alzheimer's Disease: An 8-year Follow-up Study," *American Journal of Epidemiology* 152 (2000): 59-66.
5. Dixie Farley, "Dangers of Lead Still Linger," U.S. Food and Drug Administration, *FDA Consumer* (January-February 1998) (www.cfsan.fda.gov/~dms/fdalead.html).
6. P. Airola, *How To Get Well* (Phoenix: Health Plus Publishers, 1974).
7. Cindy Duehring, "Carpet Concerns, Part Four: Physicians Speak Up As Medical Evidence Mounts," Environmental Access Research Network (Minot, ND) (www.holisticmed.com/carpet/tc4.txt).
8. Fluoride Action Network, Pesticide Project, Class Action Suit-PFOA (www.fluoridealert.org/pesticides/effect.pfos.classaction.htm).
9. G.D.Palmer, "Termites & Freezing Temperatures," eHow home (www.ehow.com/about_6363860_termites-freezing-temperatures.html). Another means of termite control is using orange oil, which can be researched on the Internet.

Chapitre 11

1. M. Gerson, *A Cancer Therapy: Results of Fifty Cases and The Cure of Advanced Cancer by Diet Therapy: A Summary of Thirty Years of Clinical Experimentation,* 6th ed. (San Diego, CA: Gerson Institute, 1999).
2. Aspartame (NutraSweet®) Toxicity Info Center (www.holisticmed.com/aspartame); *see also* H. J. Roberts, MD, "Does Aspartame Cause Human Brain Cancer?," *Journal of Advancement in Medicine* 4 (4) (Winter 1991).
3. Joseph Mercola, MD, "Can Rumsfeld 'Defend' Himself Against Aspartame Lawsuit?" (www.mercola.com/2005/jan/12/rumsfeld_aspartame.htm); *see also* Note 2 (Roberts), *supra*.
4. Freeman Widener Cope, "A medical application of the Ling Association-Induction Hypothesis: the high potassium, low sodium diet of the Gerson cancer therapy," *Physiological Chemistry and Physics* 10 (5) (1978): 465-468.
5. Healthy Eating Adviser: Food Additives (www.healthyeatingadvisor.com/food-additives.html) (updated 2006).
6. "Soy Dangers Summarised," SoyOnlineService (www.soyonlineservice.co.nz/03summary.htm).

7. M. R. Malinow, E. J. Bardana, Jr., B. Pirofsky, S. Craig and P. McLaughlin, "Systemic lupus erythematosus-like syndrome in monkeys fed alfalfa sprouts: role of a non-protein amino acid," *Science* 216 (4544) (Apr. 23, 1982): 415-417.

Chapitre 14

1. M. Gerson, *A Cancer Therapy: Results of Fifty Cases and The Cure of Advanced Cancer by Diet Therapy: A Summary of Thirty Years of Clinical Experimentation,* 6th ed. (San Diego, CA: Gerson Institute, 1999).
2. Peter Lechner, MD, "Dietary Regime to be Used in Oncological Postoperative Care," Proceedings of the Oesterreicher Gesellschaft fur Chirurgie (Jun. 21-23, 1984).
3. "Even Dr. Oz says…'90% of humans will have a problem with parasites in their lifetime'" Jo Jordan and Jesse Hanley, MD, "The Truth about Human Parasites." Puristat ™ Digestive Wellness Center (www.puristat. com/parasites).

Chapitre 15

1. Freeman Widener Cope, *Physiological Chemistry and Physics* 10 (5) (1978).
2. Kathy Page, "Hypothyroidism and Cancer," supplementary memorandum, UK Parliament Select Committee on Science and Technology (June 2000).
3. Joseph M. Price, *Coronaries, cholesterol, chlorine* (Salem, MA: Pyramid Books, 1971).
4. P. M. Galetti and G. Joyet, "Effect of fluorine on thyroidal iodine metabolism in hyperthyroidism," *Journal of Clinical Endocrinology and Metabolism* 18 (10) (October 1958): 1102-10.
5. Personal communication from Dr. Livingston to Charlotte Gerson (February 1977).
6. Johanna Budwig, MD, *Flax Oil As a True Aid Against Arthritis Heart Infarction Cancer and Other Diseases,* 3d ed. (Ferndale, WA: Apple Publishing, December 1994).

Chapitre 16

1. "Drugs and Chemicals of Concern: Summary of Medical Examiner Reports on Oxycodone-Related Deaths," U.S. Department of Justice, Drug Enforcement Administration, Office of Diversion Control (www.deadiversion.usdoj.gov/drugs_concern/ oxycodone/oxycontin7.htm)

Chapitre 17

1. M. Gerson, *A Cancer Therapy: Results of Fifty Cases and The Cure of Advanced Cancer by Diet Therapy: A Summary of Thirty Years of Clinical Experimentation,* 6th ed. (San Diego, CA: Gerson Institute, 1999), pp. 201-202

Chapitre 19

1. M. Gerson, *A Cancer Therapy: Results of Fifty Cases and The Cure of Advanced Cancer by Diet Therapy: A Summary of Thirty Years of Clinical Experimentation,* 6th ed. (San Diego, CA: Gerson Institute, 1999).
2. Ralph W. Moss, *The Cancer Industry: Unraveling the Politics* (revised edition of the original *The Cancer Syndrome*) (New York: Paragon House, 1989).
3. Note 1 (Gerson), *supra.*

Chapitre 21

1. M. Gerson, *A Cancer Therapy: Results of Fifty Cases and The Cure of Advanced Cancer by Diet Therapy: A Summary of Thirty Years of Clinical Experimentation,* 6th ed. (San Diego, CA: Gerson Institute, 1999), p. 295.
2. "Non-Hodgkin Lymphomas," The Merck Manuals, Online Medical Library (www. merck.com/mmpe/sec11/ch143/ch143c.html); *see also* Ralph W. Moss, *The Cancer Industry: Unraveling the Politics* (revised edition of the original *The Cancer Syndrome)* (New York: Paragon House, 1989).
3. Hiromu Muchi, MD, Hiroko Ijima, MD, and Toshio Suda, MD, "The Treatment of Childhood Acute Lymphocytic Leukemia with Prophylactic Intrathecal and Systemic Intermediate-Dose (150 mg/m2) Methotrexate, *Japanese Journal of Clinical Oncology* 12:363-370 (1982); *see also* Note 2 (Moss), *supra.*
4. Lawrence H. Einhorn, "Curing metastatic testicular cancer," *Proceedings of the National Academy of Sciences* 99 (2002): 4592-4595; *see also* Note 2 (Moss), *supra.*

5. Victor Richards, MD, *Cancer—the Wayward Cell: Its Origins, Nature, and Treatment* (Berkeley: University of California Press, 1972).
6. See Note 2 (Moss), *supra*.
7. Ralph W. Moss, *Questioning Chemotherapy* (Brooklyn: Equinox Press, 2000) ("Chemotherapy Can Cause Cancer: The strangest thing about chemotherapy is that many of these drugs themselves are carcinogenic. This may seem astonishing to the average reader, that cancer fighting drugs cause cancer. Yet this is an undeniable fact.")
8. *Ibid.*
9. "Tanning Beds May Increase Skin Cancer Risk," American Cancer Society News Center (May 16, 2005).
10. Rob Edwards, "Sinister side of sunscreens," *New Scientist* (Oct. 7, 2000).
11. "Get the Facts: Acupuncture," National Center for Complementary and Alternative Medicine (http://nccam.nih.gov/health/acupuncture).

Chapitre 22

1. Anna E. O. Fisher and Declan P. Naughton, "Iron supplements: the quick fix with long-term consequences," *Nutrition Journal* 3 (2) (Jan. 16, 2004).

Chapitre 23

1. M. Gerson, *A Cancer Therapy: Results of Fifty Cases and The Cure of Advanced Cancer by Diet Therapy: A Summary of Thirty Years of Clinical Experimentation,* 6th ed. (San Diego, CA: Gerson Institute, 1999), Appendix II, p. 418.
2. G. Matrone, *et al.*, "Effect of Genistin on Growth and Development of the Male Mouse," *Journal of Nutrition* (1956): 235-240.
3. "Tomatoes, Tomato-Based Products, Lycopene, and Cancer: Review of the Epidemiologic Literature," *Journal of the National Cancer Institute* 91 (4) (Feb. 17, 1999): 317-331.
4. Note 1 (Gerson), *supra*, p. 306.
5. *Ibid.*, Appendix II.
6. T. Colin Campbell and Thomas M. Campbell II, *The China Study: Startling Implications for Diet, Weight Loss and Long-term Health* (Dallas: BenBella Books, 2005).

7. "Toxic Household Products," University of California, Santa Barbara Tenants Association (http://orgs.sa.ucsb.edu/tenants/hot_topics_files/safe%20chemicals.pdf).
8. Molly M. Ginty, "FDA Failing to Remove Toxic Chemicals from Cosmetics" (posted Jun. 1, 2004), Health & Environment, Organic Consumers Association (www.organicconsumers.org/bodycare/fda060104.cfm).
9. K. McGrath, "An earlier age of breast cancer diagnosis related to more frequent use of antiperspirants/deodorants and underarm shaving," *European Journal of Cancer Prevention* 12 (6) (December 2003): 479-485.
10. Personal communication from Dr. Gerson to Charlotte Gerson.

Chapitre 24

1. Max Gerson. *A Cancer Therapy: Results of Fifty Cases and The Cure of Advanced Cancer by Diet Therapy: A summary of Thirty Years of Clinical Experimentation,* 6th ed. (San Diego, CA: Gerson Institute, 2002), pp.22-3

Chapitre 25

1. M. Gerson, *A Cancer Therapy: Results of Fifty Cases and The Cure of Advanced Cancer by Diet Therapy: A Summary of Thirty Years of Clinical Experimentation,* 6th ed. (San Diego, CA: Gerson Institute, 1999).
2. Candace Pert, *Molecules of Emotion: The Science Behind Mind-Body Medicine* (New York: Simon & Schuster, Inc., 1997).
3. Ivan Illich, *Medical Nemesis: The Expropriation of Health* (New York: Pantheon Books, 1976).
4. Lawrence LeShan, *Cancer as a Turning Point* (New York: Plume, 1994).
5. Carl Simonton, MD, S. Matthews-Simonton and James L. Creighton, *Getting Well Again* (New York: Bantam Books, 1992).
6. Stephen Greer, "Mind-body research in psycho-oncology," *Advances* 15 (4) (1999).
7. David Spiegel, MD, "Effect of psychosocial treatment on survival of patients with metastasized breast cancer," *The Lancet* (Oct. 14, 1989): 888-891.
8. Bernie Siegel, MD, *Love, Medicine & Miracles* (New York: Harper Perennial, 1998).
9. Note 4 (LeShan), *supra*.

Chapitre 26

1. Carl Simonton, MD, James L. Creighton and Stephanie Matthews-Simonton, *Getting Well Again* (New York: Bantam Books, reissue edition April 1, 1992).

Chapitre 27

1. Guy B. Faguet, MD, *The War on Cancer: An Anatomy of Failure* (New York: Springer, 2006).
2. Charlotte Gerson, *Healing Lymphoma the Gerson Way* (Carmel: Cancer Research Wellness Institute, 2002), p. 18.
3. *Ibid.*, p. 8.
4. M. Gerson, *A Cancer Therapy: Results of Fifty Cases and The Cure of Advanced Cancer by Diet Therapy: A Summary of Thirty Years of Clinical Experimentation,* 6th ed. (San Diego, CA: Gerson Institute, 1999), Case #18, p. 313.
5. *Taber's Cyclopedic Medical Dictionary* (Philadelphia: F. A. Davis Company, 1993).
6. Personal communication to Charlotte Gerson.
7. Letter to Charlotte Gerson from patient.
8. Note 6, *supra.*
9. *Ibid.*
10. *Ibid.*
11. Note 4 (Gerson), *supra.*
12. *Gerson Healing Newsletter* 13 (2) (March/April 1998): 5-6.

Références de matériel additionnel

• *A Cancer Therapy: Results of Fifty Cases and The Cure of Advanced Cancer by Diet Therapy: A Summary of Thirty Years of Clinical Experimentation,* Max Gerson, MD (San Diego: Gerson Institute, 2002). Dr. Gerson's seminal work on his cancer therapy, developed over 35 years of clinical experience.
• *Dr. Max Gerson: Healing the Hopeless,* Howard Straus (Carmel, CA: Totality Books, 2009). The official biography of Dr. Max Gerson, chronicling his life and the intertwined development of his therapy, flight from the Nazi Holocaust, and struggle against American allopathic medicine.
• *Censured for Curing Cancer: The American Experience of Dr. Max Gerson,* S. J. Haught (San Diego: Gerson Institute, 1991). An investigative reporter who set out to expose Dr. Gerson as a cancer quack, but discovered who the quacks really were.
• *The Cancer Industry: Unraveling the Politics,* Ralph W. Moss (New York: Paragon House, 1989). An exposé of the money and power politics, which drives the industry that it treats and victimizes the cancer patient.
• *Questioning Chemotherapy,* Ralph W. Moss (Brooklyn: Equinox Press, 2000). An analysis of the practice and results of chemotherapy, and the reasons behind its widespread use despite its dismal record.
Death by Modern Medicine, Carolyn Dean, MD (Belleville, Ontario: Matrix Vérité, 2005). Dr. Dean painstakingly gathered government statistics and medical journal data, and published information to show that the #1 killer in the United States is ... our medical system.
The China Study: Startling Implications for Diet, Weight Loss and Longterm Health, T. Colin Campbell and Thomas M. Campbell II (Dallas:• BenBella Books, 2005). One of the world's leading nutritionist sets out his tightly reasoned, experimentally proven case for avoiding animal
products, the #1 carcinogen in the world.
• *A Time to Heal,* Beata Bishop (Lydney, Gloucestershire, UK: First Stone Publishing Company, 2005; available from the Gerson Institute, San Diego). Ms. Bishop chronicles her own victory over spreading melanoma using the Gerson Therapy over 25 years ago, in very human terms, with insight and dry humor.
• *Living Proof: A Medical Mutiny,* Michael Gearin-Tosh (London: Simon & Schuster UK, Ltd., 2002). An Oxford Don, faced with certain death from multiple myeloma or its allopathic treatments, chooses instead to use the Gerson Therapy and Chinese meditation, and survives his prognosis by over 10 years. Witty, incisive, and readable.
• *Fats & Oils,* Udo Erasmus (Vancouver, BC: Alive Books, January 1989). The definitive book on fats and oils, and their structures, sources, uses and effects on human health and physiology. Excellent reference.
• *Fluoride: the Aging Factor,* John Yiamouyiannis (Delaware, OH: Health Action Press, 1993). A survey of the suppressed literature on fluoridation of water, vitamins,

toothpaste, and dental treatments. Chilling and vital information to protect your health and that of your loved ones.

• *The Root Canal Cover-Up,* George Meinig (Ojai, CA: Bion Publishing, 1994). Root canal specialist and cofounder of the American Association of Endontists (root canal specialists) writes about the powerful negative effects of root canals on human health. A must read.

• *What Really Causes Schizophrenia,* Harold D. Foster (Victoria, BC: Trafford Publishing, 2003). Professor Foster presents a novel analysis of the sources and cure of schizophrenia, viewing it as a deficiency or nutritional problem rather than a mental defect.

• *What Really Causes AIDS,* Harold D. Foster (Victoria, BC: Trafford Publishing, 2002). Professor Foster shows the true cause of AIDS as a deficiency of selenium and that it is curable with the proper diet plus selenium supplementation.

• Healing booklets by Charlotte Gerson (Carmel, CA: Cancer Research Wellness Institute, 2002; also available from the Gerson Institute, San Diego), 30 pages each. This is a series of nine booklets, eight of which detail the reason why cancer occurs, how and why the Gerson Therapy

heals, a short outline of the Gerson Therapy, and about a dozen stories of recovered patients. The ninth booklet covers "Auto-Immune Diseases."

• *Healing Breast Cancer the Gerson Way*

• *Healing Prostate and Testicular Cancer the Gerson Way*

• *Healing Ovarian and Female Organ Cancer the Gerson Way*

• *Healing Colon, Liver and Pancreas Cancer the Gerson Way*

• *Healing Lung Cancer & Respiratory Diseases the Gerson Way*

• *Healing Lymphoma the Gerson Way*

• *Healing Melanoma the Gerson Way*

• *Healing Brain and Kidney Cancer the Gerson Way*

• *Healing "Auto-immune" Diseases the Gerson Way*

Doctor Max, Giuliano Dego (Barrytown, NY: Station Hill Press, 1997; available from Gerson Institute, San Diego, California). This biographical novel is a broad fictional saga based on the life and times of médical giant Dr. Max Gerson, developer of the Gerson Therapy. One of Italy's leading poets, and winner of the Italian National Paperback Book Prize for this book, Dr. Dego spent decades researching this opus.

DVD :

• *The Gerson Miracle,* Stephen Kroschel (Haines, AK: Kroschel Films, 2004). Winner of the 2004 Golden Palm for "Best Picture," Beverly Hills Film Festival, Beverly Hills, CA.

• *Dying to Have Known,* Stephen Kroschel (Haines, AK: Kroschel Films, 2006). Awarded Honorable Mention, Feature-length documentary category, 2006, New York International Independent Film and Video Festival, New York City, NY.

• *The Beautiful Truth,* Cinematographer Stephen Kroschel's first feature- length documentary. A teen embarks on a cross-country trip to investigate the merits of a natural therapy for cancer based upon diet. He learns that this cure, which boldly contradicts the treatments promoted by the medical establishment, has existed for over half a century.

À PROPOS DU TRADUCTEUR

Gérard Burnel est né à Paris, a fait ses études en France (Paris), puis au Canada (Ottawa). Il a été conseiller en gestion au Gouvernement fédéral canadien. À sa retraite il a ajouté un autre diplôme à sa liste, en nutrition intégrée, et est conseiller holistique certifié en santé et bien-être. Il a offert ses services pour la traduction de ce livre, partageant avec nous le même désir de vouloir aider les gens d'expression française. Vous pouvez le joindre par courriel à l'adresse suivante : gcb1945@gmail.com, ou sur son site Regagnez votre santé (www.regainyourhealth.com).

TABLE DES MATIÈRES

PARTIE II
LE GUIDE PRATIQUE COMPLET DE LA THÉRAPIE GERSON

LISTE DES TABLEAUX

www.ingramcontent.com/pod-product-compliance
Lightning Source LLC
LaVergne TN
LVHW090551140726
843272LV00039B/314